U0213317

编 委 会

主　　编：冼绍祥　顾玉潜　顾颖敏
副主编：吴　辉　何万辉　蒋淑明
编写人员（按姓氏笔画排序）：

王世承　王向培　李钊杨　吴　彬　吴　辉

吴咏妍　何万辉　陈四新　陈翠萍　林浣妹

冼绍祥　段　骄　顾玉潜　顾颖敏　黄宇新

黄锦才　蒋淑明　曾秀娟　潘艳芳

望诊发挥

中西医结合望诊辨证辨病大全

主编

冼绍祥

顾玉潜

顾颖敏

广东高等教育出版社

Guangdong Higher Education Press

·广州·

图书在版编目（CIP）数据

望诊发挥：中西医结合望诊辨证辨病大全／冼绍祥，顾玉潜，顾颖敏主编. —广州：广东高等教育出版社，2020.11

ISBN 978 – 7 – 5361 – 6903 – 6

Ⅰ．①望… Ⅱ．①冼… ②顾… ③顾… Ⅲ．①望诊（中医）Ⅳ．R241.2

中国版本图书馆 CIP 数据核字（2020）第 202033 号

WANGZHEN FAHUI: ZHONGXIYI JIEHE WANGZHEN BIANZHENG BIANBING DAQUAN

出版发行	广东高等教育出版社
	地址：广州市天河区林和西横路
	邮编：510500　营销电话：（020）87553335
	http://www.gdgjs.com.cn
印　　刷	佛山市浩文彩色印刷有限公司
开　　本	787 毫米 ×1 092 毫米　1/16
印　　张	21.5
字　　数	375 千
版　　次	2020 年 11 月第 1 版
印　　次	2020 年 11 月第 1 次印刷
定　　价	80.00 元

（版权所有，翻印必究）

主编简介

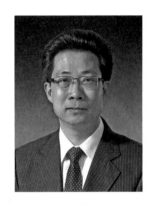

冼绍祥，男，汉族，主任医师，广东省名中医，珠江学者特聘教授，广州中医药大学第一附属医院院长，广州中医药大学教授，中医内科学专业博士生导师，博士后合作导师。全国优秀中医临床人才指导老师，冼绍祥省名中医传承工作室指导老师。享受国务院政府特殊津贴，广东省丁颖科技奖获得者，国家卫生健康委员会有突出贡献中青年专家，全国五一劳动奖章获得者。国家重点学科"中医内科学"学科带头人，国家中医药管理局重点专科心血管内科负责人，国家中医临床研究基地重点研究病种"心衰病"研究负责人，广州中医药大学邓铁涛研究所执行所长，岭南医学流派研究所副所长。国务院、广东省学位委员会评议组成员，国家中医药管理局重点学科建设专家委员会委员，国家自然基金评审专家，广东省中医药学会副会长，内科专业委员会主任委员，世界中医药学会联合会名医传承工作委员会会长等。主持、参与国家自然科学基金等省部级以上课题30余项，取得10余项科研及教学成果。公开发表学术论文200多篇，主、参编专著20余部，申请发明专利3项，获得中华中医药学会科学技术进步一等奖1项，教育部科学技术进步一等奖1项，广东省科技进步二等奖1项，其余厅、局级以上科技成果多项。现已培养博士后、博士、硕士共计50余名，学术继承人6名。

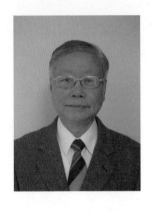

　　顾玉潜，1948年生于广州。先学中医，师从广东杂病医家何继朗6年，后再读西医，医科毕业后先后进修内科、儿科、肺科、眼科、耳鼻喉科、职业病科、皮肤科、神经内科。广州医科大学附属中医医院杂病科中西结合副主任医师，广州中医药大学兼职副教授，香港中医骨伤学院客座教授，广州西关国医馆、十三行国医馆受聘专家，全国优秀中医临床人才指导老师。历任《广东医药研究》编委、责任编辑，《信息时报》养生版特约编辑，上海《职业卫生与应急救援》杂志编委，广州健康教育协会理事，中华医学会广州全科分会常委，中华预防医学会广州劳卫分会常委，香港中医骨伤学会永远荣誉会长，广东廖冰兄人文基金会医学顾问。

　　曾著《医门杂著》《活治中医杂病》，编写整理《肿瘤防治知识》《绿色食物保健食疗手册》等书籍，发表中西医多篇论文，合作主编《中国卫生行政史略》。

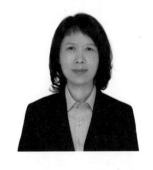

　　顾颖敏，女，汉族，主任中医师，硕士生导师，广州中医药大学教授，广州医科大学附属中医医院五羊门诊部副主任（主持工作），是第三批全国优秀中医临床人才，第二批广州市优秀中医临床人才，师从国医大师孙光荣，省名医冼绍祥、中医名家顾玉潜和彭坚教授。现任广东省中医药学会内科专业委员会常务委员，世界中医药学会联合会名医传承工作委员会常务理事，广东省针灸学会灸法专业委员会常务委员。主持广东省科技厅、广州中医药大学和广州市卫生局科研课题6项，主持国家药物临床试验2项，发表医学论文20余篇，主编医学专著1部，参编医学专著2部。

序

　　望、闻、问、切，是中医诊察病证的基本方法，是获取辨证论治综合信息的基本手段，是中医理论渊源与临床积累的精华之一。

　　望诊，乃四诊之首，故《难经·六十一难》首推之，曰"望而知之谓之神"。然而，欲认知和掌握望诊要领，在接诊患者瞬间即能洞察其神、形、气、质、色、态而悉罗于胸中，并予以明辨其寒热虚实、生死逆顺，此则谈何易事？非精研经典、沉潜临床者莫属！

　　近日，余之弟子、全国优秀中医临床人才、广州医科大学附属中医医院顾颖敏主任医师将参编的新作《望诊发挥——中西医结合望诊辨证辨病大全》书稿送达。初阅之后，深为之感慨、感动。

　　感慨者，《望诊发挥——中西医结合望诊辨证辨病大全》坚守中医理论精髓，结合临床实际，重新发掘望诊的要义，发挥中医望诊的长处，并融合西医诊断注重针对性与客观性的特点，系统地阐述了可学、可知、可用的39项望诊方法，为遵循习近平总书记指引的"传承精华、守正创新"的发展中医药事业方向，弘扬博大精深的中医药学做了有益的尝试。由此足见，只有传承精华，中医药学才能正本清源；只有守正创新，中医药学才能与时俱进！

　　感动者，《望诊发挥——中西医结合望诊辨证辨病大全》的作者并非一人，而是以国家重点学科"中医内科学"学科带头人、广州中医药大学第一附属医院（第一临床医学院）院长冼绍祥教授为首的一批优秀中医人群体的集合，其中有全国中医专病学科带头人，有国家中医优秀临床人才指导老师，有中西医结合专家，有退休名老中医和国家中医重点培训的优秀临床人才，还有不少在各科临床一线的博士、硕士研究人员等。他们代表了不同层次的中医人对继承发扬中医望诊理法的追求和实践，集合智慧、网罗古今、中西结合，务求适应时代需求，全面发展中医的望诊方术，并新编了望诊歌诀，因而有利于中医临床思维的有序深入，不失为一本内容广泛、形式新颖、实用性强的中医临床专业新作。由此足见：前人兴更需后人兴，只有新一代中医人具有了兴中医、强中华的责任、使命和担当，中医药学术才能进步，中医药事业才能发展。

古有薛立斋之《外科发挥》、朱丹溪之《局方发挥》，今有新一代中医人的《望诊发挥——中西医结合望诊辨证辨病大全》，寄望未来，中医人在新时代为促进中医药学术进步、推动中医药事业发展有更多、更新、更好的发挥。

爰为之序。

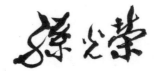

2019 年 12 月 2 日于北京

注：孙光荣，国医大师，中央保健专家组成员，"全国中医药杰出贡献奖"获得者；北京中医药大学主任医师、研究员、教授。

前　言

　　望诊，乃中医四诊之首。中医称人之三宝的精气神，应从望诊开始收集。历代有经验的中医，各自都有通过望诊观形辨色、察识病变的秘而不宣的秘笈。古已有载扁鹊四见桓侯，能以望而知每期病变，准确无误判生死，成为赞誉中医的传世佳话。可惜，现在越来越多的中医病历在望诊中只描述舌诊所见，加之如今门诊医生大多面对电脑操作，从而使望诊空间更为受限。中医诊断学虽历经修改补充，把不少病变体征纳入望诊范围，但是，由于科技日新月异，把中医的望、闻、问、切之首的"望"，和西医的视、触、叩、听之首的"视"融会贯通，注入新知，综合发挥，用以提高中医的辨证辨病，实为必要。望诊是医者的基本功，只有不断充实积累观察病变征象的知识，才能对之后的问诊方向、临床思维和鉴别诊断，提供第一手资料和准确的提示。

　　本书不但全面丰富了中医望诊的内容，印证祖国医学望、闻、问、切诊断过程序列的科学性和必要性，面向临床，注重实用，为现代中医和中西结合医生在望诊中提供更广泛、更有深度的实践指引，还分门别类地为广大的关注保健养生的民众提供了科学的及时发现自身病变的知识。这是我们对医学的发展和普罗大众的健康的真诚奉献。

主编

谨识于 2020 年秋

目 录

上篇　论述与探索

不忘恩师授业　承传诊疗真功

冼绍祥

一、恩师在上——不忘当年教导

在行医道路上，若没有师长多年指引，没有四诊体验积淀，真不敢轻言出道。所幸，我在早年的岐黄之道上，一直有名师指导，尤其他们深厚独特的四诊功夫，使我至今未忘，终身受用。

在有幸师从和侍诊在侧的先师中，时日最长且承传专科的，是欧明老师。他是我国现代中西结合医学的奠基人之一，也是广州中医药大学的开拓元勋之一。他学贯中西，在中西结合治疗心血管疾病的医、教、研中走在全国之先，并肩任此学科的国家"七五"科技攻关项目，成果斐然。还编著了3部让中医走向世界的中医专业翻译词典，出版了不少中医学著的英文版，并曾担任世界卫生组织关于中药有效性和安全性评价的顾问和定稿人。虽然已担任学院领导和国家专业科研攻关带头人的重担，但他从不离开临床，坚持定期在医疗一线，使我在跟随老师学习时期，有甚多机会侍诊其侧。他对每位患者接诊之初，就注重望诊观察，从形态动作、精神气息、说话咳喘，到发绀浮肿，用自己敏锐的观察，获取病变信息。这细致的望诊，教我获取到不少别人忽略的信息，并能在复诊和住院患者中，及时了解病情传变及观察用药疗效。甚至，在心衰死因病例讨论中，他也提示我们要观察患者是呼吸先停还是心搏先停，来判断具体死因。这望诊的造诣，是何等的高深。

我也曾问道于刘亦选先师。刘教授深得近代岭南名医之一的刘赤选父传子继的亲授家传，自幼熟读中医经典，再入读医科，出道后又融汇西医理法，历经多年修炼，得道后在广州中医药大学第一附属医院任大内科主任兼心内科主任，并为广东省中医药学会内科专业委员会主任委员。他指导全院

作者单位：广州中医药大学第一附属医院。

各内科医、教、研，不但卓有成效，还在长期临证内科各病种的多发病和疑难杂病中游刃有余。刘老的望诊功夫广见于他的门诊病历记录和医案资料。他记录的整体望诊，既看面部的五色改变，又看疲倦、乏力、烦躁等神色，还看喘气、咳逆、鼻翼翕动等气息，对眼睑、胫踝、腹部各处肿象更细察不遗。舌诊既观舌苔、舌质，还观舌边齿印、舌底脉络和唇色改变。他深厚的四诊功夫来自早年在农村行医，是在缺少医疗辅助诊断设施的状况下练就的。

我兼任"邓铁涛研究所"的执行所长，有机会跟随国医大师邓铁涛教授左右，邓老是学验俱丰的临床大家，在学术上深谙历代中医各经典，重视脾胃学说，又提出"五脏相关学说"，在医疗中擅治冠心病、重症肌无力、肝硬化、风湿心、硬皮病等重症顽疾。他的四诊真功除了在讲台上和诊室中的传授，也见于多本经验总结的医著中，在病例医案里，尤以舌诊的经验详尽细致，佐证了疾病传变和辨治得效的过程。比如在辨治冠心病的望舌心得：舌苔厚浊或腻，脉弦滑或兼结代者为痰阻，而舌有瘀斑或全舌紫红而润为瘀阻。可见，痰阻与瘀阻之别就赖于望诊观察舌苔舌质的不同改变。邓老被评为首届国师大师之后，还主编过一部《实用中医诊断学》，可见他对中医的诊断是何等的看重和理法功深。邓老的学问和经验，我通过赵立成老师得到更多的体会。赵老在早年就是邓老的高足，师承邓老获教深广，主攻的心血管病更是从邓老门下一脉相承。值得一提的是，邓老的高寿，不但让其积累的临床经验比别人长久，也让他带领我们这些后学回望到更久远的年代，感受更远前辈的四诊真功夫。

二、实践在路——临床不忘基础

老师们在临床中传授的技术，在学术中留下的经验，在科研中打下的基础，让我们在继承中医的事业中有法有道，也令我们在发掘传统和开拓创新的前行中不敢懈慢。就我所在临床和科研领域的团队，通过中西结合方式，经过长期努力，在防治慢性心力衰竭、高血压、冠心病、高脂血症等的研究以及临床、科研、药物研发中，都有新的发现和成果。尤其在学术研究中，我们已经可以运用分子生物学、病理形态学、微循环与血液流变学等现代多学科的方法认识和剖析"证"的实质，并进行证候模型制作。在临床疗效验证方面，我们已逐步走向随机对照研究方法以及量表数据测评等方法，更科学地验证诊断标准和疗效观察。在研发新方剂、新成药方面，我们不但有中药的理化依据筛选，用新技术提取有效成分，又可通过波谱等技术的测定和动物试验等，来检测验证药效。

诚然，中西医结合是一项巨大的系统工程，是应从基础做起，而不是从某阶段插入的临时举措。就临床思维而言，从四诊之始，便从过去的单纯辨证到现在的辨证与辨病结合了。我们不会抛弃辨证，因为只有辨好了证，才能决定下一步的治则治法，再到处方用药。而加上了辨病，诊断就更到位、更明确、更全面了，这也体现中西结合的优势。而辨证辨病，不论中医西医，都是从观察入手的，所以，现在我们中医的望诊，不应只是望舌象，望指纹、眼的五轮、面的五色、皮发的荣枯、疮疡的阴阳了。我们现在看到气喘加上粉红色泡沫痰，就可直接考虑左心衰的可能；看到口腔溃疡加上手足疱疹，就可直接考虑手足口病的可能。也就是说，我们的望诊内涵，可以通过中西结合充实和升华。

三、天职在肩——医教融汇中西

2018年，王陵军、杨忠奇、吴辉主编了《冼绍祥学术思想研究》。在3人合写的前言中，有这么一段，"临证时他善察颜观色，始终将整体观念、辨证论治、三因制宜等中医经典理论及方法贯穿心血管等疾病防治过程……"，段句中把"善察颜观色"放于首。就因有这五个字，使我甚为欣慰，因为这是来自他们与我共同临证四诊的真切感受，也是对我在临证中不忘师授、守护传统的肯定。欣慰之余，也为学弟们对中医望诊真谛的领悟尤感满意。

在望、闻、问、切中，望诊居首，这是任何一本中医经典都不曾有过异议的诊断法则，是历代前辈在实践中不离不变的真功夫。几十年来，我对每一个患者，不管是初诊、复诊，还是门诊、住院，临床印记和思维一开始的感受，就是望诊所得的资料，这是十分重要的基本功。打好中医基本功，一定要从跟诊中领会。所以，我们在临床医学院的教学大纲中，就着眼于让学生"早临床、多临床、反复临床"，重视跟师培训，尤其跟名医出诊，通过多接触岭南名中医，感受各名医扎实深厚的医学功底、高超独特的诊治经验，才能让我院突出"重经典、重实践、重临床"的教改特点，从根本上摆正中医的位置，培养出有真才实学的新中医。

说到教学，不离教材；说到《望诊发挥——中西医结合望诊辨证辨病大全》，就应全面实用。当下，在经过探讨中西结合漫长的实践的今天，既然我们的望诊临床思维已经充实升华，就应有相应的书著面世，因而，我很乐意参与此书的编写，而与编委们一起努力，把中医的望诊发扬光大。

望诊纵横谈

顾玉潜

一、神化与真功

中医中被誉为望诊神人者，首推扁鹊。据司马迁的《史记》记载，扁鹊除为齐桓侯望而知疾，并判不治至为准确外，还另录了他的几则神奇望诊故事。于是，世人便评说他有特异功能，可透视患者五脏六腑，神乎其神。其实，尚有相关记载，扁鹊望诊奇功，全凭自身多年修炼：他行医每到一地，视何病求医者众，发病率高，则钻研主诊该科。于是，除内科外，又任过妇科、儿科、五官科和骨伤科医生。如是者，其跨界的通科、高年资的历练，加上敏锐的悟性与发挥，成就了他望诊判百病的真功。

说到望诊神人，不可漏说医圣张仲景。张先师"生前活人无数，逝后遗著有方"。而著中所列病证，都先有精炼的望诊记载，如面目浮肿、汗出而喘、手足拘急、少腹坚痛、面赤、口烂、黄肿、暴吐、痈疽、昏迷等词语，更见"病暴至者，先形于色"，"色有内外，一望而知者谓之外；推而见之者谓之内"之望诊教义。后人研习望诊，此中满储资源。

我藏有一本广州光汉中医专科学校（广州中医药大学前身）的讲义《四诊撮要》，出书时间不详，应是20世纪三四十年代，著者是梁慕周（湘岩）老师。梁师授男（之子）梁端侪是广东首批名老中医，生前在广州医科大学第三附属医院中医科主诊。书中直言"而善望诊者，则张子和叶天士最优"。循指引，让我们寻回两位前宗的故事。话说叶天士某日在门前下棋，瞅见一难产孕妇正支撑艰步来诊，叶现不悦状，将棋盆掀翻，似怨孕妇冲了其雅兴，还斥道"病来如山倒，病去如抽丝，你急什么，给我把棋子捡起来"。待孕妇捂着粗身将棋子一一拾起，叶师骤笑："好好好！这回自

作者单位：广州医科大学附属中医医院。

然会顺产了。"果然，孕妇回家后就顺利分娩了。一瞬的望诊，加上一个即兴的动作，就完成了诊治难产的全过程。据载，叶师虚心好学，凡知某医有专长，即行弟子礼拜其为师，10年之内，共拜了17位老师，此广采众长之道，与扁鹊多科行医，异曲同工。

说到张子和，总想起他的《儒门事亲》，对书中"治法心要"首篇"扁鹊华佗察声色定死生诀要"的印象尤深，乍看题目，似是转录先师之文，实是自身心得，只是循师之道而已。文中如"病人循衣缝，谵语者，不可活""病人面青目白，五日死""病人面赤目白者，十日死""病人耳目鼻口，有黑色起于口者，必死"等。从历史眼光看，前人面对危重病证，药石难投，能准确判死生，已属超群。而且，从判死不治后由医者挽回生命的，也大有医例。上面提及的《四诊撮要》，就记载有清朝乾隆年间的广东省名医陈其忠医案："有某氏患病3年，屡医弗效，陈以甘草一斤煎服而瘳，盖一望而知为中百药毒也。"书中还记载陈其忠另一望诊奇案："有新婚礼毕回房的夫妇僵直，医者皆不辨其为何，陈以木糠复遍其身，焚至肤痛，其病立起，盖一望而知其为漆迷症也。"漆迷应为漆过敏，但夫妇同时过敏，未知可有中毒之虞，此属另话了。

清朝陈士铎的《辨证玉函》，虽无辨证要诀，但所列之各病辨证，真假分列，亦辨亦治。如辨大吐真假：吐症而兼他症者，吐为真象则他症为假象，吐为假象则他症为真象也。如伤寒之有吐症，伤寒为真，吐乃假象。又辨痈疽之真假：痈疽之初起，身必重而口必渴，及见疮口也，或现高高突而作痛，只有一点黄头露形者，此真象也；或疮口作痒，现无数小头，无高突之形，只现圆圆一线之红影者，此假象也。及其头破出脓，脓出红黄而作痛者，此真象也；脓出而不多，或现紫黑疮口，作黯澹之状，不痛不痒者，此假象也……。真假辨别，不离望诊。

当今科学昌明，医科亦随飞跃，加之资讯发达，政府主导，医经交流畅捷，不少中医大家的望诊真经得以广泛交流。笔者孤陋寡闻，仅就偏好与所知举其一二。出自广东的中医妇科名师罗元恺教授，不但有献方"滋肾育胎丸"以造福民间的善举，还对妇科望诊有独到而系统的经验，认为在中医妇科领域，望诊比切诊更为客观。其望诊内容广泛，包括望神、色、毛发、形态（尤其肥瘦），舌象（尤其舌质），及望经血、带下、乳房乳液、恶露等，强调望诊对辨证辨病甚为重要。

中国中医研究院的沈绍功先师，不但承家学为沈氏女科第19代传人，又专研心血管病和肿瘤病，对中医急症的钻研更独树一帜。他总结中医急诊的四诊，有8个特色：观神色、望形态、审苗窍、验牙龈、察舌象、闻声息、嗅气味和切脉象。乍一算，在 8 个特色中，望诊占了 5 个，尤其认为观神色对急症辨证和预后均是首要环节，不可忽视。又对急症望舌体分有 4 种异象：歪斜为中风先兆或后遗；颤抖为虚风内动；蜷缩为阴阳俱晚；伸出口外、无力回收为疫毒攻心或正气已绝。须知，上述著述是其历任中医急诊科主任的体验总结。

南京中医药大学的周仲瑛国医大师的望诊心得，令人叹服。他认为，现时中医新手上路，重问诊轻望诊，但随着临证的不断积累，当功夫达到一定程度时，才能逐渐发觉望诊的重要性，这正是中医诊法中难以示人的重要技巧之一。他还提出，辨证和辨病相结合不仅是提高疗效的关键，也是中医科研必须重视的思路和方法。

一代接一代的中医人，正是这样，对望诊没有神化，亦没有废弃，而在当今，更在不断发扬，不断发挥。

二、各师各法，望诊为先

我的入门阶段，正是读书无用论盛行之时，我们同期的学医人都未受影响，逆风求学。乱也有可乘之机，其时，去医院进修不用付费。于是，自那时起，我拜了不少名师。老师们各怀高技，在望诊方面，也各有特色。

广州市荔湾区妇幼保健院的陈爱伦老师，是西关一带闻名遐迩的儿科专家，我进修儿科，她是我老师之一。她告诉我，小儿无诈病，也无诈哭，若持续地哭，不管是日哭还是夜啼，总要细找原因，若观察找到原因，比什么检验和服药都管用。曾有一个婴儿长哭不止的例子，最后来求诊于陈老，经视、触、叩、听各项正常，再认真察看，原来是束袜子的橡筋袜箍太紧了，一脱下来就止哭了。陈老每应诊，总是一边亲热地逗小孩，一边从不同角度地观察，时而站立，时而俯身，全无坐堂医生的架势。

收我为徒的广东省中医院何继朗老师，坐诊时一定要光线充足，预约的病历早早看过，依序排好，以便无阻望诊时段。他对初诊的肿瘤患者，除望神望色和察量体表肿物及病灶外，还有一个与众不同之处——望腹。他认为，勿轻视看癌症患者是否有肚腩（腹部脂肪），若有，说明病情发展不急，消耗不大，正气尚存。腹部望诊看若简单，但颇有道理：患病进行性消瘦一般只有问诊，问体重近期减轻多少，但看腹部暴瘦松弛的皱纹已可辨知，明显有别于锻炼减肥。至后来，我另桌开诊，每遇疑难，呈问于师，何老往往阅过病历后，不再切脉，而是须望患者片刻，方给意见。何老对人观察亦有秘籍。他说过，医生既要识病，也要识看人。他曾提醒我要"带眼识人"，我初时仅体会为不要与不宜识的人结交，后来经老师点拨，对暴躁与斯文、傲慢与谦和、固执己见与遵从医嘱的两种对立性情的人，逐渐有了观察和适应的要领。

黎圣本是我参加胸科培训的班主任，退休前是广州市结核病肺部肿瘤防治所所长，广东著名结核病专家。他说，视、触、叩、听的"视"，就包括透视。他对患者的复查存在疑点时，总习惯带其入透视室，自己动手，透视一番，常有收获。1987年，漫画大师廖冰兄因夫人罗姨在某院体检发现疑似肺癌，急召我来，我即想起找黎老师。老师看过胸片后，即带罗姨入透视室，经转轴透视后，判断肯定不是癌症，只不过是来自老人特有的心影。廖老闻之大喜，当晚即为黎老师画一幅钟馗驱鬼图，以赞老师慧眼辨魔，此事在美术界一时传为佳话。

广东省名老中医胡肇基是我在中医课堂学习中，所见唯一带着古版线装医书上堂授课的老师。每次听课，恍如跟随前辈回到古代的杏林橘井。胡师为我们讲中医儿科，说儿科是"哑诊"，即便是能言孩童，表达亦不全，父母家人也不尽知，而小儿病情变化转归快，医者问诊所欠，应在望诊观察中加以补够。胡师有不少医案是喉蛾，望诊细致，病历记录详细，四诊结合，能把简单的化脓性扁桃体炎，辨证分出是肺胃热毒，还是肝火上炎。对新生儿黄疸，亦分辨出阴黄与阳黄，然后依证施治，疗效显著。

韩玉玲主任是我在广州市第二人民医院眼科进修的老师。她安排我第一次上台的手术是眼球摘除术。这是一个晚期青光眼患者，患眼已失明，连光感也没有，但还会导致头痛、失眠、血压升高，符合眼球摘除术指征。从分离眼肌，到用弯剪切断球后视神经，过程很快，但当看到一只活体的眼球从自己的刀下废弃，心情很复杂。老师提醒我，应借此观察眼球的全部，平时，你只能看到前半部分的表面。眼科的许多检查，与其他科室要求的光线充足相反，要在暗室进行，如检查眼底、玻璃体、晶体、前房角、角膜等。眼科的望诊，其实是相当消耗医者的眼神的，但是，不少其他科的医生又想掌握看眼底的技术，因为可以即时看到视神经是否苍白萎缩，尤其看眼底血管，能分清动、静脉的形态、比例和压迹，可直观动脉硬化程度。

吴伟忠主任是我在广州市第二人民医院耳鼻喉科进修的老师，他首先要我习惯用额镜观察检查。头戴额镜是耳鼻喉科或头颈外科医生的特征。额镜能聚光而又不挡视线，是耳鼻喉望诊检查不可缺的工具。在医院西医各科中，较少开影像检查申请单的就是此科，因为通过鼻窥、耳窥、喉镜及纤维镜就能直接观察到患处。吴主任对中医也有兴趣，有一次与我专谈观察鼻涕的颜色。他说鼻涕最初的颜色其实都是清稀的，只不过潴留的时间长了，就逐渐变黄，但中医就把这两种颜色分寒和热。吴主任把简单的鼻涕观察得如此深入，不愧为学长。鼻涕的潴留变色过程，也让我领会了中医五气化火、上焦蕴热之病变过程。

我没向中医肿瘤名家周岱翰国医大师行过拜师之礼，但曾多次附旁"偷师"，后来，又有幸随大师一起担任香港执业中医持续进修的中医肿瘤提高班的课程，也算缘分。他诊证时对患者客套话不多，总是专注地看，聚神地听，常使我想起周师在其主编的《中医肿瘤学》里关于望神所言："对于肿瘤病人而言，望神非常重要。就临床来看，初诊时，望之患者尚有'神'，病虽重，只要医患密切配合，措施得当，仍有九死一生之机会；若望之神色已去，神已失，即便是中早期癌瘤，也须千万小心，此为难治之证。"

田时雨老师是南方医科大学附属珠江医院神经内科将军级专家，我乘该院聘我为医疗服务监督员的机会，争取到每周跟田老专家门诊的机会。自田老以专家之身参加了"广东省西学中班"之后，不但诊证用药都中西结合，还研发了中药方剂和中成药。我特别佩服田老的神经系统徒手诊检法，如指测视野、指测眼压、指测动眼神经、指测听力、指叩膝反射和手指及足底巴氏征等，以及通过仔细观察患者的神态、步态、僵态、稳态、震态、抽动等态，许多神经内科病的初步诊断就可以做出了。我曾陪同田老为香港的执业中医讲授此类不用叩诊锤和听诊器的徒手诊检法，大受欢迎。

我曾参加过省市和全国组织的职业病防治培训。职业因素致伤残和危害分为急性和慢性，在有毒有害作业环境下，公卫医生既要看职业危害因素的量度，更要看从业人员的个体健康表现。这时候，现场对个体观察十分重要。比如一个高温中暑事故（老师提醒不应看作为一般病例），在中暑先兆阶段及时发现和到了中暑出现高热抽搐甚至休克才抢救，哪怕就是差了一分钟，其病理损害程度和后遗症状的可逆程度已大不相同。现场观察，就是认真专业的望诊，这比背诵诊断要点重要得多。

曾凡钦是广东省皮肤病学会的老会长，全国皮肤病专科首席专家。他与我同岁，也是先学中医再读西医的医路，而他后来在中山大学孙逸仙纪念医院皮肤科获公派出国留学，归来后成名成家。然而，他从未放弃中医药，在他的书著中的治疗部分，总有中医药的治疗方法。在诊病时，他对皮损的观察，中西互补，亦按中医皮肤科特有的皮损辨证望诊切脉开方。我理解的皮损辨证就是对皮肤患处的局部望诊。20世纪90年代，我有缘多次与他一起被邀在信息时报社出席健康专家咨询活动，因而他成了我的皮肤科老师。但说起我最早的皮肤科老师，应是20世纪散居在广州各区的生草药店的店主。他们亲自上山或涉水挖掘草药，采集后在店中鲜摆鲜卖，有客光顾，在售后会教人如何外敷、煎汤或食疗，药费便宜，无须挂号，在现代城市中保留了原始的诊疗方式。他们最有特色的是皮肤科，看过皮损情况后，不用切脉，就可随手选用几种草药，外敷疮疖，外洗湿疹疮疡。当年我常驻足此类药铺，受教不少，可惜现已式微。

被广誉为"铁杆中医"的湖南中医药大学教授彭坚，坚守岐黄之道，又深研国医经史，作为全国优秀中医临床人才指导老师，又受邀传道于海内外，实属同道高人。学长与我恰又同岁，乃幸结缘于为我同顾颖敏合著的《活治中医杂病——一位医门怪杰的衷中参西之道》赠予长篇序言，及后又在其新作《坎坷与复兴——中医药文化论丛》中对学弟的拙作再赠"圆机活法，衷中参西"的题语。在亦师亦友的彭师赠书活动中，发现其望诊功夫也有独到之处，尤其在咽部望诊，发挥得令人折服，兹悉录如下："舌诊既客观，又直观，可以看到形象、色泽，应该是准确无疑的，但也有假象……因而'舌之有假'，这时，可以通过望咽喉来进一步鉴别。咽喉为'至阴之地'，对于阴虚、阳虚、实火、虚火、真寒假热、真热假寒的鉴别，确有重要参考价值。例如，咽喉红肿，为有实火；红而干瘦，为阴虚；不红不肿，为阳虚；咽喉剧痛而不红不肿，为真寒假热；咽喉红肿疼痛却全身表现为寒证，则为真热假寒等。但咽喉望诊也有局限性，并且可能出现假象。"彭坚教授总结此望诊咽喉经验，客观而实用，可立论也。

与大众医生一样，医道中总能遇到不少良师贵人。当然，我几十年来遇见的也不止上述这些老师，他们虽中西有别，专科不同，但都十分重视诊疗的第一道功，都磨练出从书中看不到、学不来的真本事。

三、道无取巧，望有宽途

《难经》云："望而知之谓之神。"望诊如何"知之"，其实主要是知识和经验的积累。当然，这种积累若只靠自己用时日去积淀，那是不得悟的。要发挥望诊之作用，就要领悟望诊之真谛。不过，医门并非佛门，没有顿悟，只有渐悟。我们应该广泛学习前人和老师的经验，学习身边各位中西医同道的特长和优点，为我所用，充实望诊。

道上有新人曾问，望诊有无窍门？其实，每望首诊，都是从形从神入眼，进一步能望到什么，就靠自己的观察能力，由此及彼，寻找和综合到什么有关病和证的表象，那就凭实力，各施各法了。在望诊中，并无黄金分割点，亦无取巧之法。如果没有专业知识做基础储备，看到异常也会漏掉，也不会去联想寻找相应的其他表现。如看到口腔溃疡和眼前房积脓，你会想到是狐惑病；看到手足皮肤疱疹和口疮，你会想到手足口病；看到肛周顽固性湿疹，你会警惕帕哲病而问乳腺情况；看到腹部肿块和疼痛状，你会排除肾癌三联征而察查血尿。诚然，望诊的法子虽多，而必备的规矩和条件是相同的，应具备以下四点。

一是养足神。医者出诊前要有充足的睡眠和休息，若全天开诊，应有午睡。这样，诊病时才有充沛精神，才可言聚精会神，才可"以神会神"。

二是平下心。医者应情绪平稳，脑无杂念，望诊才可专注而不受干扰。正如孙思邈所言："凡大医治病，必当安神定志，无欲无求。"

三是时间保证。毫无疑问，望诊只是四诊的开始，况且，在患者眼里，望诊是没有感觉，没有特定时段给医生的，他坐下来主诉的时候，已是闻诊时段了。当然，我们还可以继续望，即使是到了切脉过程，相信绝大部分医者是不会闭目的。所谓时间保证，就是当自己看到患者的时候，就要不受其他干扰和阻挡，必要时，还要腾出时间，又或者请患者或家属提供协助。

四是环境保证。望诊须光线充足，尤其是自然光或相仿自然光，才能分辨患者的到常色与病色；还须安静的环境，因为噪声既影响医者，也影响患者。

此外，我自己又加了以下两点。

一是借助手电筒。我在对港澳和国外的中医生讲课时常说，手电筒是没有分中西医的，不妨使用。有了手电筒，就能增加望诊的范围和深度。我喜欢用笔形电筒，电筒管腔不大，不阻视线，而且光线均匀并能聚光。笔形医用电筒还标有大小瞳孔或测量用的圆形尺寸或标尺，对眼耳口鼻的观察相当实用。我还备有一支如同 15 厘米探针大的 LED 小探灯，对耳鼻和口腔深部的观察更清楚。如检查耳部，只要把耳朵向后上牵，就可看到外耳道有否异物或耵聍、鼓膜光锥有无珍珠光泽了。小聚光看眼更能辨角膜异物、瞳孔大小、对光反应、虹膜纹理，前房深浅和积脓积血。

二是借助拍摄。如今的手机都有摄影功能，望诊时见有特别的征象可即时拍下，留做复诊比较；有不便暴露处，又可请患者即时到卫生间拍摄查看；还有些短暂出现的征象和排泄物，又可嘱患者或家属随时拍下照片或视频带来复诊。这样，就可把以前只能通过闻、问诊得到的间接信息变为望诊就知的信息。

若问我在望诊时，目光有无常注之处？我想，每位同道都各有心得。我就习惯细看两处：一是望舌兼齿，二是外感看鼻。

在舌诊同时，我常兼看牙齿。口中牙齿，是仅可望及的"露骨"之处，会知不少信息：小儿乳齿萌出迟缓，便属发育"五迟"之一；成人若是四环素牙或牙釉质病损，应更要关注既往病史；齿黑有渍为烟酒浓茶过多；若牙齿残缺不镶，或咬合不齐，既影响咀嚼消化，又可知其对自己健康的一向忽视；若牙龈暗瘀萎缩，属肺胃蕴热伤津；若牙龈肿胀，是肺胃久热失治；若兼牙龈溢脓，除局部病变外，或可能是其他病变的感染源；智齿冠周肿胀，更是虚火上炎的表现；若残留的牙齿锋利，还要看有否伤及舌体，须知，有的舌癌的诱因，就是长期被残齿咬伤刺激而恶变。

对患者初步印象为外感证或鼻病时，我常用笔形电筒窥视鼻腔：看鼻腔有无引流，来自何处鼻道，若见中上鼻道浓涕引流，便是鼻窦炎，中医称为脑漏，十分形象；看鼻衄出血点或血渍来自何处；看鼻甲有否肥厚肿胀，黏膜有否充血或苍白水肿，有否影响通气；看中隔有否偏曲，鼻腔有否堵塞；看鼻甲有否萎缩，鼻腔有否焦痂。须知，鼻部通过鼻泪管连眼，通过耳咽管连耳，通过后鼻孔连鼻咽、口咽达气管食道。总之，鼻居五官的中枢，流泪、眼眵、耳堵、耳脓、耳痛、咽嗌干咳、抽吸性痰甚至血痰，都可能源于鼻。照窥小儿和女性的鼻腔易见，男性鼻毛粗浓，拿棉棒分开，便可望及。

我在国外中医界讲望诊心得时，喜欢以某些动物的眼神特征来比拟人的心情和性格。例如鹿眼，其眼神懒散，漫不经心，有此类眼神的人其执行力较差，联系医事，若有重要医嘱，应再三交待落实；羊眼经常翻白，黑眼珠常不居中，有此类眼神的人会多疑，交流应谨慎，勿产生误会；丹凤眼有优越感，有这类眼形的人善良单纯而易受误导；狗眼朝上，因而有"狗眼看人低"的俗语，有这类眼神的人可能不善交流，不易接受别人意见；鼠眼频转而有神，有此类眼神的人着眼点多，主意常易改变；马和猪的眼神显得有恒心和耐力，有此类眼神的人忍受力强，在医疗方面，常忽略自己的痛觉或其他症状，医者更应细致诊检；兔眼灵活而诚恳，但眼科称的"兔眼"则是下睑外翻之征；牛眼虽大，但常不聚焦，有此类眼神的人，其性格看似大智若愚或难得糊涂，但医学看就有肝肾亏虚之虞；又如虎眼，成语就有"虎视眈眈"之说。老虎眼神的特点是直视，瞪哪个方向头就朝向哪个方向，因而显得威严和暴躁，但从医学来看，有此类眼神的人就要注意排除视野狭窄甚至是管状视野的可能；猴子眼神则相反，要望哪个方向，只由眼珠转动而头项无须随动，显得狡猾和轻视之态，但从医学来看，对此类眼神的人就要排除颈肌或颈椎病的可能；还有鹰眼的凶残，易流泪的海龟眼的悲忧等，临证望诊时各种眼神的指代可以积累体会。

谈到自己望诊识病的例子，仅能抛砖几个。

1982年某日门诊，一位年近六旬的伍姓男患者自行来诊。我见他步履缓慢，伸颈仰头，张口呼吸，目光失神，面色灰暗，坐下良久才拿出病历。

诉知昨起胸翳胀，不够气，今天加重，要我开中药补气。我细看便见有肺气不降之肺胀之征，不似气虚气滞，亦不似痰凝不宣，又见其面容痛苦焦急，是新发病变之象。于是，我想起"有气入无气出"的俗语，联想到气胸，随即陪同他去放射科拍正侧位胸片，果然是闭合性气胸，肺部压缩20%，还另有一个肺大泡。气胸应属中医辨证的胸痹、肺胀、喘证，但没见专一的中医病名。我想，若不是中西结合，只辨证不辨病，何以施治！

1998年某日门诊，供职于某某研究所的黎姓男青年来诊，见其面唇苍白，双睑浮肿，两眼低垂，怠倦懒言，一副重病虚弱之状。问诊只答腹胀头晕两天，今早见面部和双足水肿，再无其他不适，一向体健，无既往大病慢病史，而且前天还在上班。我再细看，双踝也浮肿了，先考虑水肿原因，于是，思维中出现水胀、五水、实肿、虚肿等名称，归类虚肿应无疑，但病情急骤又无以解释。随即换一种思考，把面色苍白、怠倦头晕、虚肿合在一起，这不是脱证吗？而且，腹胀似乎提示了病位，消化道出血？就问大便情况，答复是两天无大便。有进食加上出血，大便应该增多才是？再问无外伤史，怪了。不服气，我请患者卧在诊床，用棉棒插肛门取大便看颜色：浅插，硬实的黑便，原来他有习惯性便秘，再深插，果然是柏油样便。一切好解释了，幸好相信自己的望诊。

2013年某日，我在广州市中医医院（现更名为广州医科大学附属中医医院）杂病科门诊时，儿科名家徐副院长嘱我诊某某中年男性。看他面色无华，眼睑沉暗，一副强打的笑容与我会神之后，手机又响了，匆匆对话几句后主诉：咽干口苦，饭后腹胀胸闷，胃口差，嗳气便溏，心悸疲倦。曾在外院按胃炎治，服中、西药几周未效。除血脂高外，该年体检无异常，前一年曾做胃镜检查示：慢性浅表性胃炎。舌苔白腻，舌质淡红，脉象弦数。查腹平软，无包块及固定压痛点，无黄疸，无腹水征。切脉按诊之后，我回念，他给我的印象最突出的不是胃，是全身的疲惫。于是想起参苓白术散临证之外候：形体羸乏，四肢无力，胸膈不宽，脉虚而缓。就是脉象不符。但我又想起一种西医称为神经性胃炎的症状，有心悸失眠和神经过敏等症状。对了，这种胃炎是在胃镜报告中不可能看到的。于是，我舍脉从症，以参苓白术散加减主之，果然得效。回顾此例，归功于望诊留神，没只盯着腹部思考。

说完上面的病例，又使我想起此前的另一个胃病的案例。某日下午，我在广州市中医医院五羊门诊部接诊一位少妇，但见其身材苗条，涂唇艳装打扮，步态既似轻盈，更像小心翼翼，坐定便诉，担心腹部长了肿瘤，想服中药予以"化瘤"。细问，缘于近两年来，每于餐后或步行劳累，脐部就有一包块凸起，已行妇科、腹部B超和胃镜检查，皆无异常发现。她随即显露中腹，在其瘦薄的脐区果然见一男性拳头大小的圆形肿物凸出，无明显压痛。再卧位检查：腹平软，未见肠形及蠕动波，无腹水征，坐位时所见之肿物亦隐没了。在确认了饭后症状加重的情况后，我告知患者，很有可能是胃下垂。对方拿出胃镜报告辩解，我说，胃镜只是看胃的内里，不是看形态，况且，胃镜是卧位做的，更不知下垂状况。她半信半疑，我再嘱其即时饮水，饮下小半瓶矿泉水后，中腹肿物更坠于脐下，她开始相信了，不急于服药了。两周后，这位少妇笑着来复诊，说是再诊过西医外科，胃肠钡餐果然诊断胃下垂，幸得我的初诊及时发现，还是希望以中药调治。我笑言，现今中医也知利用西医各种辅助检查的，再者，西医的辅助诊断报告往往在最后也常加上一句"请结合临床"，也就是说，不管中医或西医，临床望诊整体观察诊断是相当重要的。

2013年某日下班后，西关国医馆麦馆长约我去广东省中医院诊看一位同事家属，想听我的诊断意见。听说是皮肤科住院患者，该科名家高手众多，我自然不敢懈怠。甫入男病房，但见年逾六旬的患者时卧时坐，手不停搔，近看其全身泛发红色扁平丘疹，交集少许糠疹，部分脱屑，部分又有渗出。病史已半年，逐渐加重，在省外原籍几间医院未明诊断，遂于近日转院到此。望察一番后，我按"皮损辨证"分辨，既有红斑，又有鳞屑和溃疡渗出思考，是几种病损的混合，处于既用药治疗而又未能控制的亚急性期，按西医病名，我说应是"类银屑病"，属风热传里与内毒蕴热之证。几天后，该院活检的病理报告出来了，同我的诊断一致：类银屑病。回顾此例，想到当今医管部门对中医的处方填写医疗诊断，须既有证名，又有病名，这不是过分要求，因为这既可清晰治则治法，又可西为中用，况且，患者和家属看病后也有此愿。这就要求我们从望诊开始，就要有这种思维准备。这也是我们要编此具有中西结合望诊素材的《望诊发挥》的初心和动力。

四、中西结合，发挥望诊

历来，医患双方都将诊疗医事称为"看病"。无疑，医病是离不开看的，中医诊检的望、闻、问、切，西医诊检的视、触、叩、听，双方第一个程序是相同的——用眼去看。不管是中医的针灸或西医的手术，也不论是门诊或病房，都需要用眼去看。即使是远程会诊，也要通过视频一看，否则，比纸上谈兵更谬。

中西医之看病，异多于同。西医视、触、叩、听，听是用听诊器进行听诊，而中医的闻和问诊，西医则将这些贯穿其间，因而，中医是四诊，西医其实是六诊。况且，西医的视诊，除直观的望以外，从 X 线透视开始，视像方面如超声、红外线、同位素、磁共振、CT、PET 等成像扫描及显微镜、电子纤维镜等不断研发的新科技，更是成了西医视诊的得力助手、坚强后盾。反观中医望诊，除了望神、色、体形、姿态、头面五官、皮肤、小儿指纹和排泄物等外，舌诊是有别于西医视诊的一大特色，而所有望诊，其背后并无影像、显微、生化、病理学等支持。然而，通过短暂的、单一凭眼的诊法，却可以产出比西医多一倍的半成品甚至成品——为辨病辨证打下基础。可见，中医望诊功夫，非寻常悟性与耐力能练就，中医亦非一般人能造就。

将中医望诊与西医视诊一比较，就能发觉中医望诊的责任沉重、技法深奥，以致一些初出道的医生宁愿先问诊闻诊，再行望诊，或疏于望诊，忘却望诊。于是，某些现代中医诊断书籍也把四诊顺序改为问闻望切了。望诊不仅没有现代诊断仪器的支持，而且其技法在历代医学经典中又只见提纲，乏见要领，甚至秘而不宣，以致要磨练几十载才方晓真谛，如此，何言医技？实乃与科学脱节之神功。把一种神秘的功夫化为有共识又通用的诊断科技，让中医承传者及早掌握，服务于更广更多的患者，正是我们当代中医人之责任。

将中医望诊随科技发展而充实发挥，现亦正逢其时，实因有西医可以借助结合。中西医结合早已获党和政府大力提倡、持续支持，因而已非初级阶段，早已形成系统工程。工程必定从理论与实践两方面基础做起。医疗实践当然始于四诊，且是从望诊开始。理论亦应涵盖诊断学理论，望诊理法更是需要好好充实开阔，把历代中医前辈的望诊经验进行整理并结合现代解剖认识与科学发现，加以融合发挥。

谈及中医望诊发挥，以愚之浅见，应先行如下三步：一是衷中参西，认识中西医病名与定义；二是望诊辨证，先选八纲，从表及里，深察寒热，细辨虚实；三是西为中用，通过"三结合"以提高中医望诊技法。

先说病名。中医望诊时，是先看到证，还是先看出病，不可能有硬性规定，只由医者发现，亦因于不同病患之个体表现。问题在于，必先识病，才可望到病。中医的已知病名太少，所以现代中医不得不借用西医的病名，如各型肝病，各种癌病；有的是相当于某某病，但不贴切，如鼓胀、水肿、眩晕；有的病是要检测才知的，如血液病、高血压病；有的病名在中西医里，又各表一病，如牛皮癣，西医是指银屑病，中医却指神经性皮炎；有的更是以证名代替病名。而西医的病名病位确切，定义清晰，并根据新知共识随时更新。现代中医一定要认识中西医两方面的病名与定义，否则，当你看到手足口的病变时，却不知有手足口病，亦如侦察兵到了敌军探营，看到敌人的肩章却不知是什么军衔，更遑论去刺探军情了。

再说望诊辨证，与西医视诊不同之处在于多一项辨证，活化此点，则画龙点睛，并且有助中医不被西化。望诊切忌填表式的应付和思维僵化的作业程序，不能如同走过场一样。总之，望诊的临床思维过程一定要经过辨证这一环节，不管前面望诊是否已知了病名，或经过了皮损辨证，在施治之前，还是应以辨证为要。望诊时的辨证选择，最宜用八纲辨证。先辨阴阳，其后表里、寒热、虚实，其实亦是三对阴阳，甚合望诊循序过程。从表及里，察判病位，再辨寒热，在某些寒热交杂之征中，再辨真寒假热或真热假寒，然后综合闻诊、问诊，感知虚实，再结合切诊，四诊合参，思辨鉴判，便可对疾患的诊断做出裁决了。此外，病因辨证也在望诊中甚为适用，若望诊已初步识病，临床思维可引入病因辨证。当然，还是四诊合参较为稳妥。

说到第三点，就是西为中用，提高望诊技法。我建议采用如下"三结合"的办法，试述如下。

首先是望诊与触叩按诊相结合。当今中医，都基本明晓人体解剖学，在望诊时，应结合触诊和按诊，以及徒手叩诊，这对病变的深浅、肿物的性质和表面可能出现的假象，都能有进一步的明了。强调徒手检查，既可免中医西化之嫌，又能适应海内外中医推广。须知，我国港澳台地区和散布世界各国的中医，都还未被允许使用西医诊械的。

其次是全面与局部相结合。望诊对形、神和可见的表面望察之后，应对已发现的病变之局部或可疑之处再行细察。本文上段曾提及，用手电筒帮助望口咽，望眼、耳、鼻，可由浅入深，发现更多病状，对头皮和其他局部病灶的观察，亦因增加的光线而明晰许多。

最后是望诊与闻诊问诊相结合。望诊虽始于四诊，但并无规定在闻、问诊前结束。在整个诊察过程，望诊应交替反复进行，尤其首诊，不可草率。望法亦含相法，往往在闻问交谈和自然举动中，发现更为真实之一面。

总而言之，中医望诊，大有学问，不可忽略，应予扩充发挥，却又不应赋予太多期待。与其做一位望诊神医，不如当一名四诊辨证辨病皆通、施治得效之现代中医。

参考文献

[1] 张子和. 儒门事亲 [M]. 上海：第二军医大学出版社，2008.

[2] 陈士铎. 辨证玉涵 附脉诀阐微 [M]. 北京：中国医药科技出版社，2011.

[3] 邓铁涛. 碥石集：第五集 [M]. 广州：广东人民出版社，2003.

［4］沈绍功. 沈绍功中医方略论［M］. 北京：科技出版社，2004.

［5］周岱翰. 中医肿瘤学［M］. 北京：中国中医药出版社，2011.

［6］彭坚. 我是铁杆中医［M］. 2版. 北京：人民卫生出版社，2014.

［7］罗颂平. 罗元恺教授临证望诊之经验述要［J］. 环球中医药，2015（7）：
772-773.

新编望诊之我见

顾颖敏

中医望诊最难，难在分辨阴阳，但也是最容易获得健康与疾病信息的手段，在深入发掘其内涵方面，历代医家做了许多有益的探索和总结。我结合学习心得和临证经验，对望诊的认识分述如下。

一、恩师点拨，前辈领航

回顾学习中医 30 年，我经历过怀疑、迷茫、懈怠、奋起，到今天的执着，成才之路可谓艰辛。当西方医学在中国逐渐壮大，中医药却遭遇质疑，直到中华人民共和国成立后才得到了重视。在习近平新时代中国特色社会主义思想指导下，国家制定了多项有力政策，中医药事业迎来了春天。正是国家、广州市优秀中医临床人才培训计划的实施，令我成了受益者之一。

国家优秀中医临床人才培训班被称为中医界的"黄埔军校"，由国医大师孙光荣亲任班主任，他制定了严格的考试、考勤和考核制度，采取每期全脱产 1 周、共 6 期的集中培训形式，邀请全国最知名的中医大家，包括国医大师亲临现场授课，规定学员必须正式拜师 3 名以上，并撰写跟师心得和临证医案。在广州市卫生健康委员会中医处和中医前辈的推荐下，我有幸跟国医大师孙光荣、广东省名医冼绍祥、中医大家顾玉潜、彭坚教授拜师学艺，翻开了研读中医经典和践行中医临证的新篇章。

前辈们在中医药事业的成才事迹和杰出贡献，时刻鞭策着我，不断坚定中医自信。我跟随着老师们前进的足迹，深刻地体会到中医药蕴藏着的无穷魅力。在时代的需求和老师的教导下，我决心肩负起组织一班年轻有为的临床中医骨干编写有关望诊的新书的重任。

作者单位：广州医科大学附属中医医院。

在新书完成之际，喜得我的指导老师、国医大师孙光荣教授亲自作序，甚为振奋。

二、博及医源，方可察机

如《素问·气交变大论》所言："夫道者，上知天文，下知地理，中知人事，可以长久。"这告诉我们精通医道者涉及甚为广泛，大至整个社会政治、经济文化及地域习俗等，次则涉及患者身份地位、经济状况、个人经历及处境遭遇，小则与人情事宜、文化修养等个体因素有关。

重视医德的唐代孙思邈在《备急千金要方·大医精诚》里指出："病有内同外异，亦有内异而外同，故五脏六腑之盈虚，血脉营卫之通塞，固非耳目所察，必先诊候以审之。"这告诉我们诊病不应为外部现象所迷惑，要透过现象看清本质。

清代林佩琴在《类证治裁·自序》曾说："学者研经，旁及诸家，泛览沉酣，深造自得，久之源流条贯，自然胸有主宰。第学不博，无以通其变；思不精，无以烛其微。惟博也，故腕妙于应，而生面别开；惟精也，故悟彻于玄，而重关直辟。"

彭坚教授是我的另一位指导老师，经常给我们讲他自己上的最后一课。那是 1978 年 1 月 17 日，春寒料峭，二伯病危，等我赶到他身边时，二伯经过他的学生们的抢救，能坐起来了，面色潮红，精神尚好，大家松了一口气。二伯一会儿嚷着肚子饿，要吃荷包蛋下面，一会儿喊我接尿，我刚把尿壶凑上去，忽然抓住我的手，叫我摸他背上的汗，连声问："摸到没有？摸到没有？这就是绝汗，绝汗如油啊！"话音刚落，气绝而亡。二伯用他生命迸发的最后一闪火花，为我上了最后一堂课。

三、易学难精，以简驭繁

中医望诊渊源往上可求索于《内经》《难经》，往下可求解于儒释道，内涵丰富、雅俗共赏，尤其在舌诊、面诊、手诊等方面论著较多，受到大众的喜爱。

但是，由于中医理论来源于古代的阴阳五行学说，具有哲学性和丰富的文化内涵，对于现代人来说，难以深刻准确地领悟，为此，现代医家会从不同角度来阐发经典古籍的要义。

从研读第一部中医望诊专著《望诊遵经》到《形色外诊简摩》，再到

《中华医学望诊大全》《中西医结合望诊启迪》等现代专著后，反复对照分析，我的指导老师顾玉潜教授认为我们的新书《望诊发挥——中西医结合望诊辨证辨病大全》的内容框架结构更加科学合理，从医经概述、局部病变、关联疾患三方面归纳总结，以部位为纬、疾病为纲，构建出新的望诊结构，结合临床实际所需和临证所得，把常见的中、西医望诊内容和疾病网罗在内。新书的特点在于简明扼要而不失文献的考据，为了便于学习记诵，还编写了《新编望诊歌诀》。

四、望诊第一要务在于望神

中医通过望、闻、问、切收集临证资料时，必须先望神，以判断疾病轻、重、顺、逆，正如《灵枢·天年》所言："失神者死，得神者生。"

中医的"望神"的概念在邓铁涛主编《中医诊断学》里论述得最为精要。如书中所言：神是人体生命活动的总称。其概念有广义、狭义之分。广义的神，是指整个人体的生命活动的外在表现，可以说神就是生命；狭义的神，是指人体的精神活动，可以说神就是精神。望神应包括这两方面内容。

"神"在《黄帝内经》(简称《内经》)的多个篇章之中出现，在论述养生、阴阳五行、藏象、精气神、病因病机、病证、诊法和治则治法时，均有关于"神"的论述。①养生：《素问·上古天真论》曰"上古之人，其知道者……故能形与神俱，而尽终其天年……"，"精神内守，病安从来"。②阴阳五行：《素问·阴阳应象大论》曰"阴阳者，天地之道也……神明之府也"。③藏象：《素问·灵兰秘典论》曰"心者，君主之官也，神明出焉"；《素问·六节藏象论》曰"心者，生之本，神之变也"。④精气神：《素问·至真要大论》曰"天地之大纪，人神之通应也"；《灵枢·本神》曰"凡刺之法，先必本于神。血脉营气精神，此五藏之藏也""两精相搏谓之神，随神往来者谓之魂""心藏脉，脉舍神"；《灵枢·营卫生会》曰"血者，神气也"；《灵枢·本藏》曰"人之血气精神者，所以奉生而周于性命者也"；"志意者，所以御精神……者也"；"志意和则精神专直"；"五藏者，所以藏精神血气魂魄者也"。⑤病因病机：《灵枢·本神》曰"是故怵惕思虑者则伤神，神伤则恐惧流淫而不止"。《素问·生气通天论》曰"故圣人传精神，服天气，而通神明"；"阳气者，精则养神，柔则养筋"；"阴平阳秘，精神乃治"。《素问·六微旨大论》曰"出入废，则神机化灭"。⑥病证：《素问·痹论》曰"阴气者，静则神藏，躁则消亡"。⑦诊法：《素问·脉要精微论》曰"头者，精明之府，头倾视深，精神将夺矣"。《素问·移精变气论》曰"得神者昌，失神者亡"。⑧治则治法：《灵枢·本神》曰"是故用针者，察观病人之态，以知精神魂魄之存亡得失之意，五者已伤，针不可以治之也"。可见"神"在中医理论的重要性是不言而喻的。

因此，在医患互动时，强调了医生要守神、患者要宁神，才能很好地达到条畅精神、安定五脏的效果，这也是同一种治疗手段，不同的施术者，产生不同效果的根本原因。

五、知常达变，不可拘泥

《辨舌指南》指出："无病之舌，形色各有不同，有常清洁者，有稍生苔层者，有鲜红者，有淡白色者，或为紧而尖，或为松而软，并有牙印者……此因无病时各有禀体之不同，故舌质亦异也。"所以，医者必须以同理心对待每一个患者，不可只抓住片麟半爪，就妄下结论；切忌不察言观色，信口雌黄，徒增患者顾虑，造成医源性伤害。重读《中医诊断学》的望诊篇，也多处点明必须四诊合参，全面分析，不可机械拘泥。

临床病例举偶：曾遇见一例患者近半年来因为胸闷、头晕辗转数家三甲医院心血管专科求诊，症状不能缓解。刻下症见患者精神不振，目光无神，面色淡暗，喜叹息，胸闷，头晕，心悸，不敢出门活动，睡眠差，胃脘痞满，纳呆，大便难、质软，小便调，舌质黯有裂纹，舌下络脉瘀黯，苔白腻脉弦细。四诊合参，辨证为气阴不足，痰瘀互结，辨病为"胸痹"，运用汤药内服及耳穴治疗以宽胸豁痰、疏肝活血、补气养阴、安神定悸，症状明显缓解。探究以往疗效不显之因，在于医者没有望神，缺少了同理心，只着眼检查、检验结果，只重局部不顾整体，疗效自然大打折扣。

本人的课题组开展了上百例高血压合并失眠患者的临床观察，通过内服外治的中医药手段，疗效比纯西药组明显提高。可见，通过综合措施调理患者的精神状态，促进患者恢复阴阳平衡，血压才能恢复平稳和正常。

六、中西互补，精准诊断

中医望诊着重在神、色、形、态，而望舌和望面色是最具独特性和可操作性的，由外揣内，可鉴别阴阳、寒热、表里、虚实，为探求病位、病性、病因、病机、病势及预后转归提供证据，进而确立治法、方药。中医望诊的最大优势在于通过望神以调神，体现了人文关怀的内核，但由于重视功能和整体性，而疏于结构和可重复性，缺乏定量的手段，往往难于理解执行。

西医望诊的优点在于通过不同的疾病诊断对应不同的体查结果，具有高度的对应性和可复制性。西医望诊从人体结构来观察，每个部位的体查异常都能对应上病名，能详细描述组织、器官结构变化，具有客观性和可重复性，便于临床和科研。新的西医诊断技术，如各种超声检查、电子计算机断层扫描和核磁共振体层显像、内镜检查、经皮活组织检查、高度选择性的心血管造影、放射性核素显像、心脏电生理检查等，大大扩展了望诊的视野和手段。

但是，随着现代科技的发展，用先进的仪器设备代替了医生望诊，却成为医患关系紧张的根源之一，因为科技的进步加深了群众对健康长寿的期待，但遇到治疗效果不如人意的时候，则把怨气发泄到医务人员身上。中医望诊的理念，正是解开当今医患矛盾的金钥匙。"失神者死，得神者生"，中医望诊首重望神，中医治疗首重调神，医者临证首要守神，得神则得气，患者疑虑尽释，才能阴平阳秘，调动身体自愈力，促进身心健康。

中西医结合是时代的需要，为了使中西医在望诊中互补不足，近现代医家做出了很多的尝试。高利的《中西医结合望诊启迪》把中医、西医的望诊做了较为详细的对照分析，尤其在舌诊和面诊方面积累了数以千计的病历资料，做了较为深入的探讨，值得我们借鉴。陈灏珠主编的《实用内科学》绪论篇中，指出："内科医师也要认识到医学已不是一门纯自然科学，它的边缘学科已经深入到心理学、社会学、人类学甚至经济学和文化传统之中。疾病可能来源于基因组编码的变异，也可能是贫困和无知的结果。医学研究不仅要重视病人异常的分子和细胞，也要注意病人曾有过的艰辛经历。"可见西医教育也要求把医患关系回归到人文关怀之中。

但是，西医的治疗手段仍然有限，而且偏重于化学药物和手术干预，不可避免会出现不良反应，并且在病因不明，缺乏检查和检验客观依据的疾病面前束手无策。此时，在中医理论指导下运用传统手段，如汤药、膏、丹、丸、散、针刺、推拿、拔罐、贴敷、足浴、熏蒸、食疗等，则可调理身体阴阳，扶正祛邪，促进康复。

国家大力提倡中西医结合，我们以望诊为切入点探索诊断学方面的中西交融，互补不足，为临床治疗提供更多的依据。

七、触类旁通，探索提高

有关诊法的古今书籍汗牛充栋，中医理论的继承和发展是历代医家呕心沥血的共同成果。麻仲学在《中国医学诊法大全》里收集了经络诊法、腧穴诊法、时辰诊法、相术诊法、八卦诊法、试探诊法、释梦诊法以及气功诊法，其中的望诊内容相当丰富，虽不为一般诊断学专著所介绍，但确属中医学诊法之重要内容，至今不少仍在应用，其临床意义不可低估。

望诊内容散见于历代医学书籍的病案之中，大多为医家经验，难以全部收集总结，有待读者用心体悟和临床实践。现代医家和科研工作者，在中医诊法现代化的进程中做出了多种探索，运用声学、光学、磁学、电子学以及信息论、控制论、系统论、生物医学工程等多学科进行综合研究，获得了新的发现与成就。

我的指导老师冼绍祥教授带领的科研团队近几年在心衰中医证候分型方面做了深入的探讨，通过标准化、量化四诊资料，促使中医证候分型的客观化、标准化，其中精神状态、面色、气短、乏力、面肢浮肿、自汗、气喘、腹胀、口唇发绀、端坐不能平卧、舌象等均属望诊所得。

八、大道至简

他山之石，可以攻玉。《中医望诊彩色图谱》从望眼、舌、手、耳等四大部分内容入手，由原理、疾病信号、相关常见疾病进行详细分析和描述，均附上清晰图片和 VCD 光盘，可使读者更好地掌握中医望诊方法，实用性强，大道至简，得到广大读者的欢迎。

我们新书则方便广大医者和普罗大众的查阅，既具备文献参考价值，也具有科普的功能，专业而不失生动，把深奥的医学知识条分缕析，以简驭繁，把中西医的望诊知识有机融合。

医理深奥而难懂，需要医者博学深研，在临床实践中抱着科学家的态度去不断探索，寻求真理。同时，医者也应当是一名教师，要诲人不倦，把临床所得传授给下级医师，这样才能薪火相传，守正创新。我的指导老师顾玉潜愿意把从医数十载的临证望诊心得分享出来，并亲自起草了新书的内容提要及目录，引导后辈深研古今中西文献资料，竭力发掘望诊相关的局部病变和关联疾患，希望开启望诊的一扇窗口，让读者窥见中西医各自的精妙，从阅读中得到预防、养生、保健的启发。

中国医学博大精深，涉猎广泛，散落民间的望诊手段、中医望诊的研究新成果、古今著名医家运用望诊的典型临床病例等，均有待我们继续发掘整理。

参考文献

［1］邓铁涛. 中医诊断学［M］. 上海：上海科学技术出版社，1984.

［2］顾颖敏. 从"治神"的角度重新思考原发性高血压病的防治［J］. 中国中医药现代远程教育，2013，11（11）：1-3.

［3］高利. 中西医结合望诊启迪［M］. 北京：人民卫生出版社，2018.

［4］陈灏珠. 实用内科学［M］. 北京：人民卫生出版社，2001.

［5］《中医望诊色彩图谱》编委会. 中医望诊色彩图谱［M］. 沈阳：辽宁科学技术出版社，2008.

［6］王永炎，严世芸. 实用中医内科学［M］. 2版. 上海：上海科学技术出版社，2009.

［7］汪宏. 望诊遵经［M］. 北京：中国医药科技出版社，2018.

［8］麻仲学. 中国医学诊法大全［M］. 济南：山东科学技术出版社，1989.

［9］冼绍祥. 心力衰竭中西医结合研究基础与临床［M］. 上海：上海科学技术出版社，2011.

［10］彭坚. 坎坷与复兴：中医药文化论丛［M］. 北京：人民卫生出版社，2018.

心血管疾病的中医望诊

吴辉[1] 王向培[2]

望诊被列为中医望、闻、问、切四诊之首,《黄帝内经》将医生诊治疾病的能力分为神、圣、工、巧四个级别,其中"望而知之谓之神",将望诊列为诊断的最高境界。当前心血管疾病在我国人群中广泛流行,对人群健康构成了严重威胁,因此充分发挥中医药优势,加强中医药防治心血管疾病的研究,显得尤其重要。在长期临床实践过程中,心血管疾病的防治在中医诊断学领域积累了非常丰富的经验,而望诊作为传统中医诊断方法也取得了不小的发展。本文试将传统中医望诊在心血管疾病的应用简要概述如下。

一、心血管疾病中医望诊的内容

(一)主要望诊内容

1. 望神

中医认为,神(又称神明)是以精气为物质基础的一种机能体现,由五脏精气所化生,是五脏精气的外在表现,而统摄于心,如《灵枢·卫气》云:"神生于五脏,舍于五脏,主导于心。"五脏之中,心与神的关系最为密切,如《灵枢·邪客》云:"心者,五脏六腑之大主也,精神之所舍也,其脏坚固,邪弗能容也。容之则心伤,心伤则神去,神去则死矣。"《素问·灵兰秘典论》云:"心者君主之官,神明出焉。"这说明心不仅是"君主之官",而且是"藏神"和"主神明"的器官。《素问·宣明五气》说"心藏神",《灵枢·本神》中云"所以任物者谓之心",皆说明神明由心所主,由

作者单位:1 广州中医药大学第一附属医院。2 广州中医药大学第三附属医院。

心所藏。"神明"包括人的感觉、认知、意识思维、情绪、行为活动等多方面的内容。心主神明，指人的精神、意识、思维活动为心所主，因此神与心的关系是非常密切的，望神可以帮助了解心的功能状态与精气、气血之盛衰。

2. 望面色

中医认为人体是一个有机的整体，《黄帝内经》中早就提出，五脏各有外候，与形体诸窍之间各有特定联系。《灵枢·外揣》云"故远者司外揣内，近者司内揣外也"，《丹溪心法·能合脉色可以万全》提出"有诸内者，必形诸外"，即内在脏腑精气的盛衰及其机能的强弱，可显露于外在相应的体表组织器官，称为"荣华外露"。五脏各有其华，《素问·六节脏象论篇》云"心者，生之本，神之变也，其华在面"，说明心之华在面，面部色泽改变受心血的濡养，面为心之外候，因而望面部色泽有助于我们了解心的气血功能状态。

3. 望舌

舌诊是中医望诊中重要的诊疗手段之一，已从传统望诊（头颅五官）中独立出来。望舌在中医内科心系疾病领域也有着很高的诊断价值。《素问·阴阳应象大论》谓"心主舌……在窍为舌"。《灵枢·经脉》谓"手少阴之别……系舌本"。《灵枢·五阅五使》云"舌者，心之官也"。《灵枢·脉度》曰"心气通于舌，心和则舌能知五味矣"。《千金要方》亦云"舌者心之官，故心气通于舌"，这都说明舌与心在解剖和功能上有着密切关系，后世因有"舌为心之苗"之说。望舌包括望舌质和望舌苔两部分，前者包括舌的神、色、形、态，后者包括望舌苔的苔质与苔色。

4. 望血脉

除了"心主神明"外，"心主血脉"是心的另一个重要功能，如《素问·五脏生成论》云"心之合脉也""诸血者，皆归于心"。《素问·痿论》云"心主身之血脉"。《素问·六节脏象论》云"心其充在血脉"。人体水谷精微通过脾胃的运化后"化赤为血"而入于心，依赖"心主血脉"的功能使血液运行周身并循环不已，从而使人体各个脏腑器官及四肢百骸受到血液的濡养，其中保证"心主血脉"的功能正常尤为关键。心主血脉包括心的功能、血脉的功能及两者的协调。因此，通过血脉运行的功能状态，可以推断心的功能状态。虽然人体血脉多位于身体内部，但通过体表血脉（脉络）的望诊，仍然有助于我们了解"心主血脉"的功能状态。体表血脉主要有头面部血脉、颈部血脉、胸腹壁血脉、四肢浅表血脉、唇甲络脉等。此外，舌的脉络丰富，心血通过舌之脉络上荣于舌，故舌底脉络既是望舌的内容，又属于望血脉的内容，通过舌的脉络望诊有助于判断"心主血脉"功能及气血运行状态。

（二）其他望诊内容

1. 望目

望目属于局部望诊的内容，包括望目神、目色、目形、目态等。心主神明，望神的重点在于望目。《素问·解精微论》有云"夫心者，五脏之专精也，目者其窍也"，指出目为肝窍，也为心窍。因眼之所以能视，除受心血营养之外，还受心神的支配，故《灵枢·大惑论》曰"目者心之使也，心者神之舍也"。因此，望目有助于了解"神"的功能状态。另外，望目色、目形、目态有助于了解脏腑阴阳气血功能状态，如目眦赤为心火上炎之征；睑微肿状如卧蚕，为水肿初起，提示心肾阳虚；目睛上视、不能转动，则多为痉厥、惊风、中风之征。

2. 望爪甲

人体手足的指（趾）和甲，古人统称为"爪甲"，《内经》最早论述四肢爪甲在人身整体中的作用。《素问·五脏生成》说"肝之合筋也，其荣爪也""指受血而能摄"。《素问·六节藏象论》曰"肝者，罢极之本，……其华在爪，其充在筋，以生气血"，阐明脏腑输布精华则四肢爪甲得以滋荣，说明爪甲的功能需要血的濡养，而心主血脉，因此，望爪甲的情况可了解心的功能及气血运行状态。

3. 望虚里

虚里是与心脏关系密切的络脉，如《素问·平人气象论》所述："胃之大络，名曰虚里，贯鬲络肺，出于左乳下，其动应衣。"心位于胸中，隔胸壁与虚里相对应，故虚里与心的解剖及功能密切相关，望虚里的范围大小、搏动情况等可推测心气之盛衰强弱。

4. 望体表

心为阳脏，《素问·六节藏象论》曰："心者……为阳中之太阳，通于夏气。"《素问·阴阳应象大论》曰："南方生热，热生火，火生苦，苦生心……在地为火，……在脏为心。"火性炎上，取类比象，心气有向外布散的趋势，从而推动气血运行温煦体表，以维持体表的正常生理功能，同样也可以熏肤泽毛，润泽体表皮肤。虽然体表状态由各个脏腑经脉所调节，但均受君主之官——"心"所主宰、统领和部署，因而望体表状态可了解心的功能状态。望体表的范围很大，包括头颅五官、颈项、躯体四肢、皮肤等。

应当注意的是，以上所述是中医望诊的部位及其用于指导临床的理论依据，而对于心血管疾病而言，气血阴阳亏虚（或阴阳失调）、瘀血内阻、痰湿水饮内停等是最常见最基本的病机，因此对于心血管疾病的望诊还应重点望气血阴阳盛衰、瘀血、痰饮等，这些病机所反映出来的外在表现，属于心血管疾病"特征性"望诊内容。当然，这些"特征性"望诊需与人体各部位的望诊相结合，才能有助于心血管疾病的病证诊断及病情轻重和预后转归的判断。

二、中医望诊在心血管疾病中的应用

（一）应用价值

中医学认为，"有诸内者，必形诸外"，这是中医诊断学的原理和理论依据。内在脏腑精气的盛衰及其机能的强弱，可显露于外在相应的体表组织器官，通过外在形体诸窍的状况可以推测体内五脏的精气盛衰，这种"从外知内""司外揣内"的诊察方法是中医诊断学的重要方法。

1. 望诊与心血管疾病的中医诊断

对于心血管疾病，传统中医望诊可帮助疾病的中医诊断。例如，心悸病发作时望诊多可见神情不安，表情紧张，甚或恐慌，有时可望及虚里或颈脉（人迎脉）的异常搏动；心痛病（冠心病心绞痛）发作时，常可望及患者表情痛苦，神情紧张或惊恐，动作停顿，被迫制动休息，甚至以手捂心；真心痛（急性心肌梗死）发作时，则可望及其异常痛苦表情，精神烦躁或躁扰不宁，四肢妄动，甚至大汗淋漓，呼吸急促，面唇爪甲发绀等；心衰病（心力衰竭）发作时，可见动辄气促、活动受限，严重时活动明显受限，甚至静息时亦有喘促，不能平卧，被动半坐卧或端坐位，同时伴有神情不安、精神疲惫等，病久者常可望及面目、肢体浮肿，面色晦暗，舌及唇甲紫暗，颈部青筋暴露（颈静脉充盈）等；眩晕病（高血压病）患者，常可望及形体肥胖、神情急躁、行走步态不稳、面红目赤等。在上述望诊信息的基础上，结合问诊、闻诊、切诊信息，辅以现代医学诊断信息，有助于明确心血管疾病的中医诊断。

2. 望诊与心血管疾病的中医辨证

除疾病诊断外，中医望诊还可提供有价值的辨证信息，从而帮助指导中医辨证，并通过审"证"求"机"，进而推断出疾病的病因病机，这是中医望诊的重点和精华。

例如对于眩晕病（高血压病），如望诊见精神亢奋，行走摇晃，面红目赤，舌质红或暗红、舌下脉络迂曲扩张，舌苔黄，则多属肝阳上亢证。对于心悸病，如望诊见精神不振、困倦乏力、动作迟缓、形体不充、面色苍白或萎黄少有光泽、唇甲淡白、舌质淡嫩边有齿痕等，多属心脾气血两亏。对于心痛病（冠心病心绞痛），如望诊见形体肥胖、面色暗红、唇甲紫暗、舌暗红或有瘀点瘀斑、舌舌下脉络迂紫、苔厚腻或厚浊等，多属久病痰瘀互结、心脉受阻。对于心衰病（心力衰竭），如望诊见呼吸急促，精神疲惫，倦怠乏力，形体蜷卧，面色㿠白，肢体水肿，舌质淡胖苔白滑、舌色暗或紫或青有瘀点瘀斑、舌下脉络迂紫、唇甲紫暗等，则多属阳气亏虚、心血瘀阻、水饮内停证。

3. 望诊与病情轻重及预后转归的判别

如前所述，望诊可帮助指导中医辨证，通过审证求机，可帮助推断疾病的中医病机内容，包括病位、病性及正气、邪气之强弱，因此望诊对判别心血管疾病的病情轻重及预后转归有很高的参考价值。

如在望神方面，得神则虽病而正气未伤，是病轻的表现，预后良好；少神则正气已伤，病情较重，预后欠佳；失神则病已属重笃，预后不良。在疾病治疗过程中，如"神"从少神发展为得神，则病情由重转轻，预后较佳，反之则病情恶化，预后不良。舌神之有无，亦可预测疾病的吉凶，如舌的运动灵活，舌色红润、鲜明光泽、富有生气，是谓有神，虽病亦属善候；若舌的运动不灵，舌质干枯、晦暗无光，是谓无神，属凶险恶候，短缩舌亦属危重征候。舌苔由薄而增厚，多为正不胜邪，病邪由表传里，病情由轻转重，为病势发展的表现；舌苔由厚变薄，多为正气来复，内郁之邪得以消散外达，病情由重转轻，是病势退却的表现。舌苔润燥变化、有根苔与无根苔变化，也表明胃气之盛衰转变。

以真心痛（急性心肌梗死）为例，若精神烦躁、躁扰不宁、双目少神或无神、表情异常痛苦、面色苍白或紫暗甚至紫黑无泽、舌体僵硬甚或短缩、舌质紫暗有瘀斑、舌苔厚腻或腐浊、唇甲发绀等，则为病情危重，为逆；若经过及时救治后患者由精神烦躁转为安静而神志清楚（无神情淡漠和神志昏蒙），望目从少神变为有神、痛苦表情消失，面色由苍白或紫暗逐渐转为红润，舌体由僵硬变为活动灵活，舌质紫暗、唇甲发绀减轻，舌苔由厚腻腐浊变为薄苔，则说明病情好转，为顺，预后较好。

（二）心血管疾病的望诊精要

中医学的"心"与西医解剖学的心脏不同，中医的"心"包含了现代医学的循环和神经系统的部分功能。心脏虽居于胸腔内部，不能被直接望诊，但通过外在形体诸窍的状况可以推测体内五脏的精气盛衰，通过望诊可以对心血管系统的功能活动进行初步判断。

1. 高血压病的中医望诊

（1）中医诊断及辨证。高血压病属于中医"眩晕""头痛"等病范畴，高血压病患者在中医望诊中常见有形体肥胖、体格偏壮实、精神亢奋、步态不稳、面红目赤等证候，有时还可望及人迎脉（颈动脉）或虚里的明显搏动，严重时可见头晕目眩、目睁难开、精神疲乏、倦卧不动等，根据血压测量的结果，不难诊断。

在辨证方面，早期高血压尤其青中年高血压患者望诊多可见精神亢奋、反应过度、烦躁易怒、面色潮红、双目红赤、皮肤暗红、舌红苔黄等外候，中医证候多属肝阳上亢；病程较久患者可望及瘀血之征，如精神不振、目光少神、反应迟钝、面唇紫暗、肌肤甲错、舌暗红或有瘀点瘀斑，舌下脉络多青紫迂曲、扩张、侧枝增加，提示已合并有血瘀病机。若出现形体肥胖、精神倦怠、双目少神、少气懒言、面黄或白而少光泽、舌质淡胖舌苔厚腻，则提示有痰浊内阻病机。老年高血压患者病机多为本虚标实，虚以肝肾阴虚及脾肾阳虚多见，实则多夹痰夹瘀。其中肝肾阴虚患者，可见精神不振或稍显亢奋，面红如妆或两颧潮红，唇甲皮肤干枯，舌体瘦小而干、舌质红或暗红，舌苔少或无；脾肾阳虚者，多可见精神疲惫、表情呆滞、双目无神、反应迟钝，困倦乏力，形体蜷缩或蜷卧，少气懒言、面色㿠白无光泽甚或面目浮肿、唇甲皮肤苍白、舌质淡舌体胖大有齿痕、舌苔白滑或白厚腻等。老年高血压患者也常见精神不振、倦怠乏力、两目无神、面色苍白、口唇淡白、爪甲不荣、舌质淡嫩苔薄白等气血两虚证候。

（2）病情轻重及预后的评估。通过舌苔的变化，可评估高血压患者病情轻重及预后，如舌苔薄白或薄黄，多为早期较单纯的肝阳上亢证，此类患者病位尚浅、病情较轻；若苔白腻或黄腻，并舌红或暗红舌边有齿痕，此类患者多病情缠绵日久；若苔黄厚腻或白厚腻，或少苔无苔，多提示患者病情较重，预后较差[1]。另外，若病程较久或老年高血压患者出现明显瘀血的证候，且舌苔厚浊，则提示痰瘀互结，缠绵难解，容易出现中风、真心痛等并发症，预后不良。肝肾亏虚或脾肾亏虚证候明显者，提示病程较长，病情较重，预后欠佳。

2. 冠心病的中医望诊

（1）中医诊断及辨证。冠心病相当于中医"胸痹""心痛""厥心痛""真心痛"等病范畴，如前所述，冠心病患者发生心绞痛或急性心肌梗死时，会有相应的神、面色、形体姿态、舌、血脉及体表相应的外在表现，有助于"胸痹心痛""真心痛"的诊断。冠心病心绞痛缓解期的患者，其临床表现多与正常人无异，有研究提示[2-6]望耳垂冠状沟、望下极对本病的发病有一定的相关性，可作为疾病诊断的参考。

在中医辨证方面，冠心病患者如出现精神不振、两目少神、倦怠乏力、面色无华、形体肥胖、舌苔厚腻等，提示痰浊内阻证；精神疲乏，双目无神，面色晦暗，口唇紫暗，舌质暗红或紫暗、有瘀斑，舌下脉络紫暗则提示瘀血痹阻。面色望诊如面色淡白，提示心气不足；面色萎黄无华，提示心血虚；面色㿠白，提示心阳不足；面色发青，提示寒凝心脉。在望舌方面，心气不足或心血不足则舌色偏淡；而心脉痹阻、血液瘀滞脉络则舌色偏深。研究发现[7]：冠心病血瘀证的患者舌色多由淡色变为青紫色或暗色；冠心病痰瘀互阻证候较为常见，而且舌质以舌黯多见。舌形的变化对辨证分型也有帮助，研究发现[8-10]：冠心病患者多见齿痕舌。如舌质暗红，舌边有瘀点瘀斑、有齿痕，舌苔厚腻，为痰浊和瘀血阻滞心脉。舌下脉络与冠心病血瘀证有密切关系，近几年观察表明，舌下脉络外观改变、颜色发暗可提示冠心病发病风险。高秀娟等[11]观察发现：冠心病患者的舌下脉络均有不同程度的扩张，或见扭曲、瘀点、瘀斑。舌下脉络扩张的人数比例占总调查人数的100%，舌下脉络扭曲的人数比例占总调查人数的86.40%。因此，舌下脉络形态和颜色的望诊，既有助于冠心病的诊断，又对血瘀证候及血瘀严重程度的辨别有重要参考价值。

（2）病情轻重及预后的评估。瘀血病机是冠心病的基本病机，因而瘀血的严重程度能反映冠心病病情的轻重及其预后。总结舌色的变化，有助于了解血液的循环状况，判断冠心病病情轻重及其演变过程。如杨红等[12]观察发现：舌体微循环的变化可引起舌质的变化，舌质能够反映冠心病发生发展中的内在病理改变及疾病严重程度。陈朝辉等[13]观察发现：暗红舌、紫红舌、紫暗舌三者相对而言，紫暗舌痰瘀程度最重，其次为紫红舌、暗红舌。舌色由淡红到淡白，或淡红到紫暗，或舌苔由薄白到厚腻，则提示病情进展，预后不良。而初诊舌色为紫暗、紫红、淡紫的患者，向暗红舌转变最为常见，说明如果经过恰当治疗，患者病情改善，瘀血程度由重转轻。

望舌苔也有助于判断疾病邪气进退的情况，如陈岩等[14]发现舌苔在病情发作期间，以黄厚燥苔为主，少苔所占比重不足30%；经治疗缓解后，厚苔逐渐变薄，颜色变白，燥苔也有不同程度改善，少苔患者舌苔也逐渐生长。这些都提示随着病情好转，气阴得复，故舌苔得以逐渐生长恢复。

望舌下络脉的变化，有助于判断病情的变化。王颖等[15]观察发现：舌下脉络增粗，舌根部静脉呈树冠状改变，提示有无症状心肌缺血，或容易出现心绞痛，或既往有缺血性心绞痛病史。舌下脉络呈树冠状、枝杈变长变粗，色泽变暗变重，提示稳定心绞痛将要恶化为不稳定心绞痛。

冠心病患者在发作时多有精神紧张、惊恐不安甚或烦躁等神明异常表现，合并厥脱时则神志淡漠或不清，甚或昏迷、面色苍白、大汗淋漓等，反映不同程度的正气耗伤病机，因而对病情及预后的判断很有帮助。发作时如果望及明显的瘀血证候如面色青紫、唇甲发绀、四肢紫暗（手足青至节），提示邪气深重，容易发生内闭外脱之重证。

3. 心力衰竭的中医望诊

（1）中医诊断及辨证。心力衰竭相当于中医"心悸""心水""心喘"等病范畴，近年来多以"心衰病"为其病名。心力衰竭的中医望诊，除了望神、面色、舌、血脉外，还应重点望气息（喘息）、望体表（重点为颜面，腹部，四肢皮肤形态、颜色、光泽及水肿情况）、望虚里等。

心主血脉，心力衰竭患者运血乏力、形神失养则会出现神志受损，临床可见精神疲惫、少神倦怠、心神不宁甚至神志异常等表现。"心者，其华在面"，面部色泽也反映心脏功能的盛衰，若心脏功能正常，面部血液循环旺盛，则皮肤色泽红润而有光彩，反之则面部皮肤黯淡、枯槁、无光泽。望舌可见舌质多为暗或暗红或紫暗，常见舌面瘀点瘀斑。望血脉主要可见颈部或腹部青筋暴露，下肢静脉迂曲扩张、舌下脉络迂曲紫暗等。望体表常见颜面四肢水肿、皮肤颜色光亮或紫暗干燥、唇甲暗紫或青紫，严重者可见腹部膨隆甚至腹胀如鼓。望虚里可见虚里搏动减弱或弥散，明显移位，搏动过疾、过缓等。望气息方面可见患者动辄气促，甚至静息时也气促不能平卧，须半坐卧位或端坐位。

中医望诊还有助于心衰的辨证，如望及颜面浮肿、面色无华、双目半睁、无神、眼神呆滞、表情目讷、精神疲惫、神怯气弱，多为心气虚或心阳虚；面色㿠白、腹胀大、下肢浮肿、爪甲色白无光泽、舌质淡，提示心阳不足、水饮内停；面色晦暗，口唇紫暗，颈部或腹壁青筋暴露，爪甲紫暗，舌紫黯或有瘀点瘀斑，舌下络脉扩张、青紫，提示心气不足、血脉瘀阻；面色苍白无华、唇甲淡白、舌质淡嫩，提示心血不足。

（2）病情轻重及预后的评估。心力衰竭的基本病机以心气虚为本，瘀血水饮为标，通过望诊可以推测正气亏虚或瘀血水饮的严重程度，从而有助于判断病情轻重及其预后转归。若心衰望及精神疲惫、双目乏神、反应迟钝甚至淡漠、活动明显受限、面色苍白或萎黄无光泽者，说明正气亏虚明显，病情较重，预后不佳；若精神尚可、双目尚有神、反应较积极、形体动作尚未明显受限、面色未完全失去光泽者，说明正气亏虚尚不严重，病情相对较轻，积极治疗，预后相对较好。若望及面色紫黯或青紫、口唇发绀、爪甲淡黯无光泽、舌暗红或黯紫或青紫、舌面瘀点瘀斑、舌下脉络迂曲紫黯、颈部或腹部青筋暴露、颜面四肢水肿者，说明瘀血、水饮等邪气内盛且深伏，病情较重，预后较差，反之如口唇淡红或稍暗红而无发绀，爪甲尚有光泽，舌质淡暗未见青紫、无明显瘀点瘀斑，舌下脉络无明显迂曲紫黯，颜面四肢皮肤尚有光泽而水肿不甚者，说明瘀血、水饮等邪气尚不盛，病情相对较轻，预后相对较好。

另外，舌苔的变化对病情及预后的判断也有帮助。一般而言，对于心衰患者，白苔多见于心衰初病、轻病，预后较好；黄苔主要见于心衰伴有急性热病，邪气较盛阶段。薄苔说明心衰病邪轻浅，厚苔说明病邪深重。舌苔由薄变厚为病进，由厚变薄为病退。如有苔突然变为无苔则胃气伤，而无苔逐渐变为有苔则表明胃气渐复，病情向好。故望舌苔厚薄变化可了解心衰病邪的深浅和病情的进退。

三、中医望诊与现代医学诊断技术

（一）传统中医望诊的优点与局限

如前所述，传统中医望诊的方法多种多样，其内容也十分丰富，具有简单易行、快速便捷、信息丰富的特点，充分体现了中医的整体观、动态观和个体化的优势和特点，和问诊、闻诊、切诊等结合，可以提供丰富而有价值的诊断信息，因此至今仍在临床实践中被广泛应用。

当然，传统中医望诊也有其局限性。中医望诊的理论依据是"有诸内必形诸外"，故而可以通过望诊"司外揣内"，但疾病发生发展受多种因素影响，有时候"有诸内不一定形诸外"，或者"有诸内不一定即时形诸外"，尤其是现代医学诊断技术的日益快速发展和更新，使我们对疾病病理生理的认识更加深入，传统望诊的局限性变得越来越明显。例如动脉粥样硬化类疾病，在疾病的早、中期已有血管（血脉）管壁粥样斑块形成、管腔狭窄的病理改变，但临床上多无相应的外在表现；再如部分慢性心力衰竭患者，在疾病发生的早期，虽然心脏超声等检查已发现心功能指数（如射血分数）的下降，但患者此时亦无相应的外在临床表现，甚至四诊合参也不能提供早期的诊断信息。究其原因，主要还是"司外揣内"之"内"与"外"之间在时间和空间上的表现有一定误差，并非绝对一致和同步。因而在追求"精准医学""精准诊断"的今天，传统望诊的局限性也应当受到关注。

在心血管疾病方面，传统望诊也存在着局限性。从解剖部位来看，心脏位居胸腔部，血管也大部分循行于身体深部，体表肌肤的血管只是循环系统的很小一部分，心脏和大部分血管并不能直接望诊。在这方面，现代医学诊断技术具有优势，可弥补传统中医望诊的不足。尤其在疾病发生的早期，由于起病隐匿，无临床症状，亦无"外在"表现，单纯传统望诊无法获取疾病信息。如早期冠心病或隐匿型冠心病，冠状动脉已发生粥样硬化病理改变，但病变相对较轻或已有较好的侧支循环，或由于个体化差异的原因，患者并无相应的外在表现，此时传统望诊下患者属"正常"，但现代诊断技术却可发现形态结构和功能的异常，如心电学检查可发现心肌缺血，心脏超声可发现心脏扩大、心室壁节段性运动异常、心功能障碍等，冠脉 CT 或冠脉造影可发现冠脉血管重构等。

因此，在传统中医望诊的基础上，充分利用现代医学诊断技术，从宽度和深度上拓展我们望诊的范围，中西医结合，发展现代中医望诊技术，显得尤为必要。

（二）现代医学诊断技术作为传统望诊的延伸

现代医学诊断技术快速发展，在心血管领域，诸如心电学、超声心动图、X 线及多层螺旋 CT、核磁共振（MR）、同位素扫描（ECT）、正电子发射断层成像（PET）等无创性诊断技术应用越来越多，有创性诊断技术如冠状动脉造影、血管腔内成像技术等应用也逐渐普及，这些现代医学诊断技术在心血管疾病之"病"的早期诊断和精确诊断方面具有较显著的优势，可作为传统中医望诊学的"延伸"，使"望诊"深入到机体内部，既往不可见的征象得以显现，达到微观与宏观相结合，从而更好地做出疾病的早期诊断和精确诊断。

除了心血管疾病的诊断外，在中医辨证方面，现代诊断技术也可以被认为是传统中医望诊的补充，如心力衰竭时可在 X 线下直接看到心脏增大和搏动减弱、肺淤血、肺水肿、胸腔积液等病理改变，这有助于我们对"水凌心肺"病机及证候的理解和判断；冠状动脉 CT 检查、冠状动脉造影可清晰显示冠状动脉壁的粥样硬化斑块和血管狭窄、闭塞、血栓等病变，这有助于我们对血脉内"痰浊内结""痰瘀互结""瘀血内阻"等病机及证候的认识，同时，其斑块负荷、血栓负荷、管腔阻塞程度的观察也有助于我们对痰浊、瘀血等"邪气"严重程度的认识和判断，有助于对病情轻重的判断和预后转归的评估。心脏超声、左心室造影等可以动态显示心脏收缩舒张运动状况，可以让我们直接深入"望"到心力衰竭患者的"心气虚"征象。另外，当我们通过心电图"望"到严重心动过缓或传导阻滞时，往往提示是心气不足、心阳亏虚或气滞血瘀等中医病机，同时也在一定程度上反映出其病情轻重及预后。

因此，在中西医结合的背景下，现代医学诊断技术可以作为传统中医望诊的"延伸"和"补充"，可以弥补传统中医望诊的不足与局限，二者有机结合，实现中西医病证、宏观与微观相结合，有助于在传统中医望诊的基础上发展现代中西医望诊技术，从而更加高效、更加精准、更加量化和客观化地获取诊断信息，更好地指导心血管疾病的中西医诊断和治疗。

四、结语

综上所述，长期以来，传统中医望诊作为基础的中医诊断方法在心血管疾病诊治领域得以广泛的应用，积累了较丰富和较成熟的经验。尽管现代医学诊断技术日新月异，但中医望诊的价值仍然不容忽视。传统望诊在心血管疾病的中医辨证及中医病机和病性的判断、病情轻重和预后的评估等方面有着独特优势。当然，传统望诊也有其局限和不足，现代医学诊断技术可视为传统中医望诊的"延伸"和"补充"。充分结合并应用现代医学诊断技术，有助于发展现代中医、中西医结合"望诊学"，丰富和完善中医望诊的内涵和外延，既传承传统中医望诊的精华，同时又创新性地发展现代望诊技术，包括利用人工智能技术研发的自动化中医诊断系统，将可能是中医望诊未来的重要发展方向。

参考文献

［1］陈丽青，谢胜伟，陈美华. 浅谈舌诊在老年高血压病诊治中的应用［J］. 中西医结合心脑血管病杂志，2010，8（8）：994-995.

［2］唐雅琴，杨忠奇，赵立诚．耳垂冠状沟在冠心病望诊中的应用进展［J］．中西医结合心脑血管病杂志，2018，16（4）：428-431．

［3］林桂永．老年心脏病与耳垂皱折征的关系探讨［J］．辽宁中医药大学学报，2010，12（3）：61-63．

［4］曾新宇．耳部冠状沟与心电图关系的临床相关性研究［J］．心电图杂志（电子版），2016，5（3）：61-64．

［5］罗陆一，徐翀．《内经》心病面部望诊理论与临床实践［J］．中华中医药学刊，2011，29（11）：2392-2394．

［6］孙京，陈守强，郭伟星．多元望诊体系与冠心病诊察［J］．实用中医内科杂志，2015，29（2），112-114．

［7］王萍，杨海燕，王丽萍，等．冠心病血瘀证症状体征的异质性及与遗传的关系［J］．中华中医药杂志，2014，29（9）：2913-2915．

［8］王建华，张哲，肖蕾，等．舌脉指标在心病、脑病、心脑合病痰瘀互结证中的分布研究［J］．2013，31（11）：2400-2403．

［9］孙德昭，张哲，王洋，等．运用德尔菲法对《冠心病稳定型心绞痛脾虚痰浊证·中医证候计分表》条目筛选的研究［J］．辽宁中医杂志，2014，41（5）：841-844．

［10］张剑，陈智慧，张哲，等．982例心脑合病患者舌象、脉象分析［J］．辽宁中医药大学学报，2013，15（6）：61-64．

［11］高秀娟，韩晓华，江春花．冠心病患者舌象变化规律探讨［J］．甘肃中医，2011，24（5）：25-26．

［12］杨红，池黯，周萍．冠心病不同治法对舌质和舌体微循环的影响［J］．河北中医，2012，34（5）：661-662，679．

［13］陈朝晖，张宏生，薛广．从9种舌诊浅谈对冠心病诊治的意义［J］．中国医药指南，2009，7（19）：110-112．

［14］陈岩，杨关林，张会永，等．136例胸痹（气阴两虚兼血瘀证）患者舌象观察［J］．中华中医药学刊，2009，27（3）：478-480．

［15］王颖，高原，崔德成．辨舌下脉络诊治心脑血管病经验总结［C］//第8届国际络病学大会论文集，2012：302-304．

岐黄之道，辨证为要；辨证之源，来自四诊；四诊大法，望诊为先

何万辉

《增广贤文》载"入门休问荣枯事，且看容颜便得知"。在过去，即使不是从事医学工作的黎民大众都会通过察言观色来了解他人的情况。对于医者而言，有无细致地观察患者的情况，往往决定着诊疗措施的成败。无论是传统中医的望、闻、问、切还是现代医学的视、触、叩、听，都将用眼观察患者放在了诊察措施中的第一位。由此可见，望诊在医学实践中的地位是何等重要。

一、视诊是现代医学的重要诊察方法

在科学技术高度发达的今天，先进的诊疗技术日新月异，协助判断患者病情的各种检验检查项目多得犹如天上繁星。科技发展一方面引领我们进入精准医疗的医学新时代，另一方面也让临床医生更多地注重辅助检查的开展及其结果的判读。有些时候，医生难免受到"只看验单不看人"的诟病。抛开患者实际病史、症状和体征不顾而"大包围"式进行各种辅助检查，不但大幅增加患者和社会医疗经济负担，也让临床医生自己在面对各种辅助检查结果时难免感到眼花缭乱甚至不知所措。而且，即使再先进的辅助检查方法，也免存在时间滞后性，往往难以在接诊患者或患者出现病情变化的第一时间给临床诊治提供依据。因而，视诊仍然是医生获取第一手临床资料的最重要方法。在临床诊疗实践时，让更多的目光从辅助检查回归到患者的临床特征上，这不仅是医生对患者的医学人文关怀，还可能让我们在诊疗过程中

作者单位：广州医科大学附属中医医院。

少走一些弯路。因为对于不少疾病，患者的外部特征是可以准确反映其病情的。以笔者所从事的内分泌和代谢疾病为例，通过视诊可以做出初步诊断或获得重要诊断线索的疾病有以下几种。

（一）巨人症

特征：儿童或青少年生长迅速，身高和体重远远超出同龄人水平。

（二）肢端肥大症

特征：面貌粗陋（头部和脸部皮肤增粗增厚，额部多皱折，嘴唇增厚，耳鼻长大；脸部增长，下颌增大，眼眶上嵴、前额骨、颧骨、颧骨弓均增大、突出），手足厚大（指趾粗短、手掌和足背厚宽），脊柱骨增宽（可导致背部佝偻后凸、腰部前凸畸形）。

（三）侏儒症

特征：生长缓慢，身材比例停留在儿童期（上半身与下半身比例接近1：1.7）；头较大而圆，下颌骨短小，毛发少、质地软，皮肤细腻，手足形态如小孩，胸较窄、腹较圆，躯体脂肪多，肌肉不发达；患者智力与年龄相称，有部分患者第二性征缺乏。

（四）甲状腺功能亢进症

特征：眼突、颈前肿大；精神亢奋、急躁易怒、多言好动；怕热多汗、手震、消瘦。

（五）成年人甲状腺功能减退症（成人黏液性水肿）

特征：表情淡漠、精神萎靡、动作缓慢、反应迟钝、言语缓慢且音调低，毛发干燥、稀疏、脱落。伴随怕冷，食欲下降，大便秘结，记忆力、理解力下降，肌肉无力，心动过缓等，严重者可呼吸浅慢，陷入昏迷。

（六）呆小病（胎儿或新生儿期甲状腺功能减退）

特征：皮肤苍白、增厚、多皱褶、多鳞屑；嘴唇厚，舌大且常外伸，口常张开而多流涎；面色苍白或蜡黄，鼻短且上翘，鼻梁塌陷，身材矮小、四肢粗短。生长发育均慢于同龄人，智力亦低于同龄人。

（七）腺垂体功能减退症

特征：疲劳，怕冷，乏力，毛发脱落，反应迟钝；肌肉减少、腹型肥胖；（成年人）性欲丧失、阴毛脱落，男子阳痿，女子闭经。

（八）原发性慢性肾上腺皮质功能减退症

原发性慢性肾上腺皮质功能减退症（艾迪生病，Addison disease），其特征：皮肤和黏膜色素沉着，全身皮肤颜色加深，面部和四肢等暴露部分、关节伸侧面等易受摩擦处，以及乳头、乳晕、外生殖器、肩腋部、腰臀皱褶、下腹中线、趾（指）甲根部等尤其明显。其色深如焦煤，浅为棕色或古铜色。色素沉着不均匀，呈大小不等的点状或片状。

（九）皮质醇增多症

特征：向心性肥胖，满月脸，面部多血质，水牛背，皮肤紫纹。

（十）糖尿病酮症酸中毒

特征：皮肤干燥、弹性下降，呼吸深、大、快（Kussmaul 呼吸），口干多饮、多尿加重，或伴腹痛、呕吐，严重者出现意识障碍甚至昏迷。

（十一）痛风性关节炎

特征：急性发作时表现为突发关节（最典型者表现为单侧第一跖趾关节）红、肿、热、痛，程度严重会影响日常生活与睡眠；慢性发作者病变可逐渐累及足背、踝、膝、腕、肘等多处关节；迁延日久者可形成痛风石，表现为局部有类圆形肿起，质地坚硬、表面光滑、固定不移、大小不一（小如芝麻、大如鸡蛋），可自行溃破，可形成窦道或瘘管，有白色豆腐渣样排出物（尿酸盐结晶）。

除此之外，急性左心衰竭、癫痫、类风湿性关节炎、红斑狼疮等疾病均有特征性表现，可通过视诊观察而知。

二、望诊为中医四诊之首

（一）古代中医望诊经验积累、理论形成和发展

《难经》云"望而知之谓之神，闻而知之谓之圣，问而知之谓之工，切而知之谓之巧"。《素问·阴阳应象大论》云"善诊者，察色按脉，先别阴

阳；审清浊，而知部分"。由此可见望诊是诊断的第一要务。《黄帝内经》的多个篇章均有关于望诊的论述为中医望诊奠定理论基础，如《素问·举痛论》载"五脏六腑，固尽有部，视其五色，黄赤为热，白为寒，青黑为痛"；《灵枢·五色》载"沉浊为内，浮泽为外；黄赤为风，青黑为痛，白为寒，黄膏润为脓，赤甚者为血"等。汉代张仲景在《金匮要略·脏腑经络先后病脉证第一》中指出"鼻头色青，腹中痛，苦冷者死。鼻头色微黑者，有水气；色黄者，胸上有寒；色白色，亡血也"，此乃首次提出通过鼻头望色辨别病情。晋代王叔和的《脉经》不单是中医脉诊重要著作，还有关于望诊的丰富内容，例如在《脉经·诊五脏六腑气绝症候》中指出"患者肾绝，四日死，何以知之？齿为暴枯，面为色黑，目中黄色，腰中欲折，自汗出如流水"。晋代皇甫谧在《针灸甲乙经·内外形诊老壮肥瘦病旦慧夜甚大论第六》中提出通过望色及其所在部位来判断病位，其文载"何以知其皮肉血气筋骨之病也？曰：色起两眉间薄泽者，病在皮。唇色青黄赤白黑者，病在肌肉。营气濡然者，病在血气。目色青黄赤白黑者，病在筋。耳焦枯受尘垢者，病在骨"。唐代孙思邈重视通过望色来判断患者病情，其《千金翼方》载"所以善为医者，必须明于五色，乃可决死生，定狐疑"，又云"病人目无精光及齿黑者，不治；病人面失精光如土色，不饮食者，四日死"。元代朱丹溪在诊法上重视望诊与脉诊相结合，其《丹溪心法·能合色脉可以万全》中指出"望其五色，以青、黄、赤、白、黑，以合于五脏之脉，穷其应与不应；切其五脉，急、大、缓、涩、沉，以合其五脏之色，顺与不顺。诚能察其精微之色，诊其微妙之脉，内外相参以治之，则万举万全之功"。清代汪宏著成第一部望诊专著《望诊遵经》，在归纳总结前人经验和理论基础上，对望诊的内涵做出进一步丰富和完善，其"相气十法"理论时至今日仍有着重要指导意义。"相气十法"即浮、沉、清、浊、微、甚、散、抟、泽、夭。《望诊遵经》云"参以浮沉之法，则知其病之表里；参与清浊之法，则知病之阴阳；参以微甚之法，则知其病之虚实；参以散抟之法，则知其病之远近；参以泽夭之法，则知其病之成败"。

（二）现代中医望诊应用和内涵扩充

现代著名中医学家罗元恺教授临证诊治妇科疾病时通过望患者之神色以辨病情之轻重，望舌以辨脏腑虚实寒热，望形态与经带辨妇科病征。例如神志淡漠、反应迟钝，提示大量失血，每多见于崩漏、宫外孕破裂等；双目无神、眼眶下陷、肌肤甲错为气阴两亏之征，可见于产后发热或盆腔炎之热入营血等；面色晦暗者多有生殖功能低下之痼疾；舌体瘦小，是热病伤阴之象，妇科久病血虚可见舌体瘦；舌黯红甚可有瘀点瘀斑为血瘀；舌淡黯无润泽之色而非紫暗，则为肾气不足、精血不能上荣；形体消瘦者，阳有余而阴不足，多属阴虚内热，往往虚不受补，忌用温燥；形体肥胖者，有余于形而不足于气，脾气虚则运化失司、肾气虚则开合不利，水湿停聚而成痰，属本虚标实，须温肾健脾、燥湿化痰，不宜滥用清利寒凉；女子体毛浓密，甚至唇口脐下有粗大毛孔，有如须眉之象，为冲任当泄不泄，常因痰湿或痰瘀互结，壅滞于冲任、胞脉，以致气血不得下注胞宫而为经血，经候不调甚至闭经、不孕。

广东省中医药学会内分泌专业委员会主任委员范冠杰教授运用纯中药疗法治疗糖尿病、痛风性关节炎等多种内分泌及代谢性疾病获得显著疗效。范冠杰教授创立"动—定序贯范氏八法"的辨证论治学术思想，以"脉症—核心病机—主证—治法—药串"为诊治特点，对中医辨证论治糖尿病有重要指导意义。笔者在攻读博士学位期间有幸跟从范冠杰教授门诊学习，其间见范教授接诊患者时往往"料事如神"，未等患者开口，已知其所苦，每每让求诊患者惊讶不已。究其原因，乃范教授坐诊时，从患者进入诊室一刹那开始就在仔细地观察患者的神色、表情、仪态，再查看患者舌象尤其舌下络脉，配合脉诊、问诊，已能找出患者的诸多证候特点，从而掌握患者的核心病机。范教授指出，舌下络脉粗大曲张多提示血脉瘀阻，临证时多配合活血化瘀法治之；性情急躁易怒或郁郁寡欢者多为肝气郁滞证之候，临证见此，需配以疏肝理气法治之。例如，范教授接诊患者时常出现类似的对话——范教授："你最近的负面情绪太多了，估计身边的人都被你传染了吧？"患者："呀？医生，我还没说话，您怎么知道的？"范教授："忧国忧民这四个字都写在你的脸上啦。"如此种种，受篇幅所限，不能一一详述，总而言之，范冠杰教授通过细致的望诊，往往明察秋毫，从而准确地把握患者病情，采取最佳治疗方法，在最短时间内帮助患者解决问题。

由此可见，望诊不但是中医四诊之首，更是临证施治之基石。古往今来，诸多名医名家都在望诊上拥有一番造诣。

三、笔者个人心得体会

笔者曾收治一例老年糖尿病患者，运用中西医结合治疗后，收到颇佳疗效，现试述之，供读者参考。

患者郭某，女性，82岁，因"突发眩晕半天"于2019年10月4日23时30分由家人送至广州市中医医院（现更名为广州医科大学附属中医医院）急诊科就诊，当时测得血压为 190/90 mmHg，随机指尖血糖为 18.3 mmol/L，遂收入糖尿病科住院做进一步治疗。该患者有 2 型糖尿病病史 20 多年、高血压病史 30 多年、冠状动脉粥样硬化性心脏病病史约 8 年，一直在该院随诊，日常定期复诊、服药，血压、血糖等情况皆稳定。当晚住院部值班医生接诊后为其完善一系列相关检查后，排除急性冠脉综合征、急性心力衰竭、急性脑血管意外等危急情况。经调整降压药物、胰岛素泵持续皮下注射胰岛素强化控制血糖治疗后，患者血糖、血压受到控制，逐步下降并稳定在正常范围。笔者于 10 月 8 日接管此患者，当时患者血压、心率、血糖情况均控制良好，但仍感口干不解、眩晕未止、动辄加重，疲倦乏力、胸闷阵作，食欲较差，大便少、夜尿频。查体可见患者精神疲倦，少动，常闭目，懒言，舌淡略黯、边有齿痕，苔薄白，脉细缓无力；心、肺、腹部、神经系统查体未发现阳性体征。根据患者神疲倦怠，少动懒言，舌淡黯有齿痕、苔薄白，脉细缓之特点，笔者认为其眩晕、胸闷、口干，看似三症，实同属一证，即脾气虚损、中气下陷。究其病机，此患者年老久病，正气亏虚，脾气虚损、运化失司，不能升清降浊。水谷之清气不能上输于肺、肺不布津则口干；清气不能上荣，清空失养，则神疲倦怠、眩晕阵作；水谷之浊气不能下降，则胸闷、纳呆、大便少；由其舌淡黯齿痕可知阳气虚损、水湿不能运化；由脉细缓可知其气血不足。故笔者选用补中益气汤加入茯苓、葛根治之，服药 3 剂后患者精神明显好转，眩晕胸闷口干诸症大减。

本例患者为临床上常见的老年消渴患者。传统观点认为消渴病为肺、脾、肾三脏受损、阴虚燥热所致，治法多取清热生津、益气养阴、滋阴补肾或阴阳并补等。笔者接诊本例患者时，通过观察患者神情、姿态、言语、舌脉可发现，丝毫没有阴虚、火旺、津伤之象，反可见脾虚湿困、中气下陷的表现，故采取补中益气之法而收到良好效果。由此可见，中医临证，望诊为先，更应四诊合参，全面搜集患者病例证候特点，加以分析、综合判断，抓住核心病机，随证施治，切忌毫不变通地固守古训。

参考文献

［1］林果为，王吉耀，葛均波. 实用内科学［M］. 北京：人民卫生出版社，2017.

［2］高尿酸血症相关疾病诊疗多学科共识专家组. 中国高尿酸血症相关疾病诊疗多学科专家共识［J］. 中华内科杂志，2017，56（3）：235-248.

［3］刘大胜，韩学杰. 中医望诊的理论渊源与临证应用［J］. 中国中医急症，2013，22（8）：1345-1347.

［4］周雪梅，陆翔，陈雪功，等. 中医望诊"相气"理论源流概述［J］. 中华医

史杂志，2018，48（3）：153-157.

　　［5］张红梅，陈雪功，胡建鹏，等. 汪宏"相气十法"对中医五色望诊的贡献［J］. 北京中医药大学学报，2015，38（2）：81-82.

　　［6］罗颂平. 罗元恺教授临证望诊之经验述要［J］. 环球中医药，2015，8（7）：772-773.

　　［7］魏华，卢绮韵，黄皓月，等. "动—定序贯范氏八法"辨治糖尿病学术思想研究［J］. 新中医，2011，43（7）：6-7.

　　［8］许力夫，肖萍. 不能解决问题的段子手　不是好医生［EB/OL］.［2018-08-01］. http：//epaper.xkb.com.cn/view/1116270.

浅谈中医皮肤科的望诊

蒋淑明

一、循经守道，临证中重视望诊

祖国医学源远流长，中医皮肤科也早就被国人认识，纳入中医外科，并在外科占重要位置。而皮肤科的分工出现，早就见于周秦时代，当时《周礼·天官篇》就有疡医的名称和掌管肿疡、溃疡、折疡、金疡等医事分工的记载，在《黄帝内经》和《金匮要略》中也有对皮肤病的针法和中药治法。皮肤科如此被重视和被专事，道理很简单，因为全身外在表面基本都是由皮肤覆盖，而全身疾病大多会在表面有所反映，所以皮肤科在中医的地位也显得甚为重要。皮肤病变是可以直接由医者用眼来观察得到信息的，因而望诊在皮肤科中就显得必不可少。若皮肤科医生在望诊这一关轻易放过，那么在往后的闻、问、切、诊中都无法进行补充和完善。其实，望诊观察皮肤不仅是受皮肤专科医生重视，其他专科也会在望诊皮肤中得到不少信息。我们在古代的多部医学经典的外科部分里，都找到了大量的皮肤科辨证论治的记载，并随时代递进而逐渐丰富。而在中医其他科目中，也记载了大量观察皮肤病变的著述。在明朝陈实功《外科正宗》的全书四卷里，从第一卷的"痈疽门"起，就编载了大量皮肤科的病种，在第四卷的《杂疮毒门》中，更论述有100多种皮肤病变，而且每一种病变中，都有通过望诊观察所见的病变特征。在清朝吴谦等编著的《医宗金鉴·外科心法要诀》里，除介绍大量的皮肤病患资料外，对病名的认识也逐步明晰，对外治提出消、腐、收三大法则。中华人民共和国成立后，中医药事业得到全面发展，中医皮肤科正式建立，中医皮肤病专著也陆续出版，皮肤病的中医诊断和治疗得到全面发展和提高。

作者单位：广州医科大学附属中医医院。

二、望诊辨察，皮肤科辨证特色

随着中医皮肤科的建立和专业特点的显示与发展，以望诊观察皮肤病变的"皮损辨证"得到更广泛的认同和推广。广东省皮肤科的国医大师禤国维老师认为"皮损辨证"是临床上对皮肤病进行诊断、辨证的主要客观依据。禤老还详细介绍了皮损辨证中所含的13种皮损病变认识：斑疹、丘疹、疱疹、风团、结节、鳞屑、结痂、糜烂、溃疡、抓痕、皲裂、萎缩、瘢痕。这些皮损病变基本涵盖了皮肤病的所有表现。当然，我们还可以再细分出更多皮损病变。笔者在临床实践中，也觉得可以再增加"增厚"（包括淀粉样变）和"出血"（包括紫癜）的皮损项目。而这种种皮损病变，都是通过望诊获得的，当然，还可附加触诊和按诊加以认识，以及用聚光电筒、放大镜甚至显微镜加以鉴别，但所用这些，都是离不开肉眼观察的，所以，望诊是中医皮肤科必不可少的诊断环节和需要不断磨练的诊断功夫。

辨证施治是中医治病的完整过程，在诊断后的治则治法，我们还应结合多种辨证方式，如八纲辨证、六经辨证、病因辨证、脏腑辨证、三焦辨证、卫气营血辨证、气血津液辨证，这才能体现中医的特色和优势，以取得更佳的治疗效果。

三、中西结合，望诊宜辨病辨证

现代中医的发展，必定走中西结合的道路，这是党和政府对医疗事业的一贯的方针政策，是时代对我们的要求。其实，这也是我们在医疗实践中的切身感受和需求。中医皮肤科更不例外。皮肤科临床中的中西结合，应该从诊断开始，具体地说，是从望诊开始。望诊皮损辨病辨证，既可辨证，又可辨病。辨证方面，已有前述，我们从不忽视，而辨病的要求，就涉及病名的使用。在这方面，我们在临床实践中早已中西结合。有的病名，如隐疹、疥癣、丹毒、湿疮等，我们继续沿用中医病名，但有些已有新认识的皮肤病患，如结节病、硬皮病、毛周角化、帕哲病等，还有一些较形象及早已通用的如带状疱疹、斑秃、汗疱疹、丘疹性荨麻疹等，都西为中用了。病名的中西结合，首先就有利于在望诊环节的临床认识，也扩展了对皮肤病种的了解和诊断。当然，我们不能抛弃中医皮肤病的病名，这不利于学习和发掘前人宝贵的医学遗产，也不利于与世界各地的中医和民族传统医学的交流。

皮肤科望诊的中西结合，一方面，可以把望诊的发现通过加入西医的各项辅助检查，进一步对中医皮肤病的诊断加以诊察、印证和鉴别；另一方面，也可把西医的诊断结果作为中医望诊时的参考加以认识，这将利于对病患进一步诊断和治疗。

四、立足中医，望表皮不离整体

中医学理论的基本特点，就是整体观念和辨证论治。整体观念提示我们：看局部，还应望整体；看表皮，还应察内在。这方面，在临床望诊中，笔者是深有体会的。比如，看到皮肤有银屑病病变，还应望诊指甲、掌跖和头部是否有病损，了解关节情况；看到了急性过敏所致的皮肤血管神经性水肿，还应望诊呼吸以排除更致命的喉头水肿；看到唇、甲发绀，还应看全身的缺氧状况，鉴别病变的脏腑。此外，在临床中，患者给我们的资讯往往是集中在皮肤科方面的，而我们的望诊，却不能局限在皮肤，还要整体收集望诊资料，在临床思维中运用中医各种辨证方法，全面判断和考虑治则治法，必要时还应有木桶效应的思维以判断短板所在，辨别轻重缓急，以挽救生命为主要目的，及时转科或急救。总之，皮肤科的望诊不应该只看局部的皮肤表面的改变，还应以点到面，从表及里，以便进一步地诊断和治疗。当然，这就要求中医皮肤科医生的基础要扎实，知识面要宽阔，临床思维要灵活。

五、发挥望诊，承传应紧随时代

医学总是随着时代的进步而发展的。中华人民共和国成立以来，皮肤科从稚嫩走向成熟，并发展派生出许多专科，如医学美容科、性病科、皮肤外科等，中医皮肤科在中西结合的道路上不断发展。与此同时，人民也对医学服务提出新的要求。例如，人们对皮肤的要求，已从没有疾病提高到要求光彩润泽美丽，多汗的要求少汗，多毛的要脱毛，油性皮肤的要调至中性，粗糙的要调至细腻，肤色偏深的要变美白，以往毛周角化不被重视，现在求治的不少，连粉刺或疮疖的治疗也要考虑防止疤痕的增生，如此等等，给我们在诊断和治疗上都提出了更新更高的要求。我们必须从开始就注重望诊，观察治疗效果也离不开望诊。这些在古籍医籍中，在前人的经验里，还可能没太多的记载。总之，望诊在中医的辨证论治中，一直承担着重要的责任，今后也将会给我们带来更多的发现和挑战。

参考文献

[1] 陈实功. 外科正宗 [M]. 北京：人民卫生出版社，1964.

[2] 禤国维. 皮肤性病中医治疗全书 [M]. 广州：广东科技出版社，1996.

[3] 邓铁涛. 碥石集：第五集 [M]. 广州：广东人民出版社，2003.

中篇　临床望诊察要

第一部分 望 体 态

一、望形态

主编按语

望形态，应是望诊的第一环节，因为远望便见，更体现了"望"的含义。有的形态异常的疾病，相关专科的医生一望就知，尤其是这类患者又大多是通过转诊介绍到此专科的。当然，还有部分患者是疑似的，须进行鉴别诊断，所以，我们又要防止先入为主。本篇把望形态再分作望形体和望姿态分别论述，相信更能帮助读者通过静动结合来观察形态。在此提醒一句，无论是在门诊、病房还是外出诊疗，当你见到患者的第一眼时，望诊形态就开始了。

（一）望形体

1. 医经概说

望形体，就是审察我们观察对象的体质的强弱、胖瘦。内盛则外强，内衰则外弱，内部决定了外（部），从外可以测内，内部决定了体表。

《素问·三部九候论》："必先度其形之肥瘦，以调其气之虚实。"

《素问·经脉别论》："诊病之道，观人勇怯，骨肉皮肤，能知其情，以为诊法也。"

《四诊抉微》："形之所充者气，形胜气者夭，气胜形者寿。"这指出：无论胖瘦，凡无气力者，即形胜气，皆为气不充之故，因而主夭；有气力者，皆气胜形，故主寿。

《证治准绳》："凡病人身轻，自能转侧者，易治；若身体沉重，不能转侧者，则难治也。盖阴证则身重，必足冷倦卧，恶寒，常好向壁卧，闭目不欲向明，懒见人也。又阴毒身如被杖之疼，身重如山，而不能转侧也。又中湿、风湿，皆主身重疼痛，不可转侧，要当辨之。大抵阳证身轻而手足和暖，开目而欲见人，为可治。若头重视深，此天柱骨倒，而元气败也。凡伤寒传变，循衣摸床，两手撮空，此神去而魄乱也。凡病人皮肤润泽者生，而枯燥者死。经曰：'脉浮而洪，身汗如油，喘而不休，形体不仁，乍静乍乱，此为命绝也。'"

2. 正态常色

正常形体表现为骨骼粗状，胸廓宽厚，肌肉充实，皮肤润泽，表示内脏坚实、气血旺盛。

3. 局部病变

（1）弱。弱指身体虚弱。即骨骼细小、胸廓狭窄、肌肉瘦削、皮肤枯燥，表示内脏脆弱、气血不足、体弱多病，患病一般预后较差。

（2）胖。胖指形体肥胖，即体胖而肤白无华、精神气振、乏力气短，属形盛气虚，多因阳气不足、痰湿内盛所致。

（3）瘦。瘦指身体瘦弱。即面色苍黄、胸廓狭窄、皮肤干焦，属阴虚，多因阴血不足、内有虚火所致。如患者骨瘦如柴、肌肉削脱枯槁者，为精气衰竭的危重表现。

4. 关联疾患

（1）侏儒症与呆小症。表现为短小的身材和骨骼不成比例地生长。智力正常者为侏儒症；智力低下者为呆小症。

（2）巨人症。表现为儿童或青少年生长迅速，身高和体重远远超出同龄人水平。

（3）肢端肥大症。表现为成年人头部和脸部皮肤增粗增厚，额部多皱褶，嘴唇增厚，耳鼻长大；脸部增长，下颌增大，眼眶上嵴、前额骨、颧骨、颧骨弓均增大、突出，手足厚大，脊柱骨增宽。

（4）肝硬化腹水。腹部肿大，四肢消瘦，为肝硬化腹水的表现之一。

（5）马方综合征。四肢、手指、脚趾细长不匀称，身高明显超出常人，如伴有心血管系统异常，可能是马方综合征。

（6）小儿佝偻病。小儿出现方颅、佝偻病串珠、鸡胸、漏斗胸、"O"形腿，为小儿佝偻病的表现。

（7）皮质醇增多症。向心性肥胖、满月脸、面部多血质、水牛背、皮肤紫纹，这些是皮质醇增多症的典型表现。

（8）多囊卵巢综合征。女性出现肥胖、多毛、痤疮，若伴有月经紊乱、不孕，可能为多囊卵巢综合征。

（二）望姿态

1. 医经概说

正常人动作协调，体态自然。若病及脑神经，或筋骨经脉发生病变，常可使肢体动静失调，或不能运动，或处于强迫、被动、护持等特殊姿态。

《望诊遵经》说："体态异焉，总而言之，其要有八：曰动、曰静、曰强、曰弱、曰俯、曰仰、曰屈、曰伸。八法交参，则虽行住坐卧之际，作止语默之间，不外乎此。"此即所谓"望诊八法"，其辨证意义一般是：动者、强者、仰者、伸者，多属阳证、热证、实证；静者、弱者、俯者、屈者，多属阴证、寒证、虚证。可作为望动静姿态的要点。

2. 正态常色

健康成人能随意运动而躯干端正，肢体活动灵活适度。

3. 局部病变

（1）斜颈，风寒之邪克于颈部筋脉，或由于肝肾不足、阴虚而筋脉失养，致一侧颈部筋脉挛急。分先天性和后天性两大类，又分肌性、神经性、骨性、继发性和代偿性五型。

（2）驼背是一种较为常见的脊柱变形，是胸椎后突所引起的形态改变，多见于年老脊椎变形、坐立姿势不正或佝偻病等。

（3）颤动，在外感热病中多是发痉的先兆；在内伤杂病中，多属血虚、阴亏、经脉失养。

（4）局限性抽搐，以身体某一局部连续性肌肉收缩为主要表现，多见于口角、眼睑、手足等部位，多与代谢障碍有关，如低钙血症等。

（5）角弓反张伴有四肢抽搐或拘挛、颈项强直使身体仰曲如弓，属于痉病。

（6）猝然跌倒、不省人事、口眼㖞斜、半身不遂，属于中风病。

（7）软弱无力，不能随意运动，伴有肌肉萎缩，属于痿证。

（8）关节僵硬、活动受限，多属痹病。

（9）站立不稳，如醉状，伴有天旋地转、恶心呕吐，多属于肝风内动或脑有病变。

（10）不耐久立，欲有外物支撑，多属气血亏虚。

（11）恶寒战栗，见于疟疾发作，或为伤寒温病邪正相争欲作战汗之时。

（12）癫病以精神抑郁、表情淡漠、沉默痴呆、语无伦次、静而多喜为特征；狂病以精神亢奋、狂躁不宁、喧扰不定、骂人毁物、动而多怒为特征。

（13）癫痫是突然意识丧失，甚则仆倒，不省人事，强直抽搐，口吐涎沫，两目上视或口中怪叫，移时苏醒，一如常人的病证，俗称"羊癫风"。

（14）癔症发作，患者表现为受刺激后出现大哭大笑、大喊大叫、蹬足捶胸、倒地翻滚、手舞足蹈、撕衣咬物、乱唱乱骂，常有装模作样的戏曲样表演，以夸张的表情、动作博取注意和同情。在人多的时候发作尤甚。发作历时数分钟至数小时不等，但易反复发作。有的表现为暴发性倒地、屏气闭目、全身僵直，颇似癫痫发作，但首先要排除其他器质性病变。

4. 关联疾患

（1）儿童及青少年链球菌感染后出现不自主的舞蹈样动作，肌张力、肌力下降，为小舞蹈病。

（2）小腿深部于休息时出现难以忍受的不适，运动、按摩可暂时缓解，为不宁腿综合征。

（3）中老年人出现静止性震颤、运动迟缓、肌强直和姿势平衡障碍，为帕金森病。

（4）儿童及青少年出现表情肌、颈肌、上肢肌肉迅速、反复、不规则抽动，同时伴有一种或多种暴发性发声和秽语，为抽动秽语综合征。

（5）反复发作的骨骼肌弛缓性瘫痪，为周期性瘫痪，多与低钾血症有关。

（6）蹒跚步态：走路时身体左右摇摆，见于佝偻病、进行性肌营养不良、大骨节病、先天性双髋关节脱位。

（7）共济失调步态：起步时一脚高抬，骤然垂落，且双目向下注视，两脚间距很宽，以防身体倾斜，闭目时则不能保持平衡，可见于小脑病变、脑外伤、脑肿瘤以及药物和酒精中毒等。

（8）跨阈步态：由于踝部肌腱、肌肉弛缓，患足下垂，行走时必须抬高下肢才能起步，见于腓总神经麻痹。

（9）间歇性跛行：步行中，因下肢突发性酸痛乏力，患者被迫停止行进，需稍休息后方能继续行进，见于下肢动脉硬化闭塞症或下肢血栓闭塞性脉管炎患者。

（10）戒断综合征：也称脱瘾综合征，是在停药或减少某些类型的药物的情况下出现的一组临床表现。多表现为失眠、烦躁、忧虑、抑郁、情绪不稳等精神症状，同时伴有恶心、呕吐、流泪、流涕、腹痛、腹泻、全身疼痛、震颤、抽搐等具体症状，严重的患者可能还会出现意识障碍发作，部分患者可能死亡。

附录：

表 1-1　痿证、痹证的鉴别诊断

中医病名	痿证	痹证
病因、病机	各种原因致使五脏受损，精津不足，气血亏耗，肌肉筋脉失养，而发为痿证；病位在筋脉肌肉，根在五脏虚损	由风、寒、湿、热之邪流注肌膜经络，痹阻筋脉关节而致
症状、体征	肢体力弱，无力运动，无疼痛症状；部分痿证病初即有肌肉萎缩	以关节疼痛为主，因痛而影响活动；由于疼痛甚或关节僵直不能活动，日久废而不用导致肌肉萎缩

表 1-2　颤证、痉证、癫痫、中风病的鉴别诊断

中医病名	颤证	痉证	癫痫	中风病
病因、病机	年老、情志、饮食、劳逸等各种原因导致肝风内动、筋脉失养，肢体拘急颤动	邪气壅盛或脏腑虚损致阴血不得濡养筋脉，发而为痉	七情失调、先天不足、脑部外伤、饮食不节等原因，造成脏腑失调、痰浊阻滞、蒙蔽清窍而发病	在内伤积损的基础上，复因劳逸、饮食、情志或外邪等，引起脏腑阴阳失调、气血逆乱、蒙蔽神窍，从而得病
症状、体征	以头颈、手足不自主颤动、震摇为主要症状，颤抖动作幅度小、频率快，无肢体抽搐牵引和发热、神昏等症状	项背强直、四肢抽搐，甚则口噤、角弓反张；抽搐、痉挛发作多呈持续性，幅度大，不经治疗难以自行恢复，多有发热、头痛、神昏等并发症，无偏瘫症状	突然意识丧失，甚则仆倒，不省人事，强直抽搐，口吐涎沫，两目上视或口中怪叫，醒后如常人，会反复发作，无半身不遂、口舌歪斜等症	猝然仆倒，不省人事，半身不遂，口眼歪斜，语言不利。病轻者可无昏仆，病重者起病时即有神昏，持续时间长，难以自行苏醒，而后出现短时抽搐

表1-3　巨人症、马方综合征的鉴别诊断

西医病名	巨人症	马方综合征
病因	腺垂体生长激素细胞腺瘤或增生，分泌生长激素过多，引起软组织、骨骼及内脏的增生肥大及内分泌代谢紊乱。95%的本症患者存在垂体生长激素腺瘤	由于FBN1基因缺陷导致一种累及多个系统的常染色体显性遗传性疾病
症状、体征	以面貌粗陋、手足厚大、皮肤粗厚、头痛眩晕、显著乏力等为特征。发病在青春期前，骺部未闭合者为巨人症。巨人症患者有时在骨骺闭合后持续受生长激素过度刺激，可发展为肢端肥大性巨人症	身材瘦高、关节松弛、肌肉萎缩和晶状体脱位，可出现主动脉根部扩张和破裂

表1-4　侏儒症、呆小症、特纳综合征的鉴别诊断

西医病名	侏儒症	呆小症	特纳综合征
病因	为青春期前因生长激素释放激素（GHRH）不足、GHRH受体灭活突变、GH结构和GH受体缺陷、胰岛素样生长因子（IGF）受体不敏感等导致儿童期线性生长停滞，成年后最终高度不超过130 cm的矮小症	始于胎儿期或出生不久的新生儿，由于甲状腺激素的合成、分泌或生物效应不足所致的甲状腺功能减退症	X染色体单体或X染色体结构异常所致的先天性卵巢发育不全症，约半数为X单体型（45，XO），20%~30%为嵌合型（45，XO/46，XX），其余多为X染色体结构异常

续上表

西医病名	侏儒症	呆小症	特纳综合征
症状、体征	1. 躯体生长迟缓，身材比例停留于儿童期，上半身与下半身之比接近 1：1.7，头较大而圆，下颌骨短小，毛发少而质软，皮肤细腻，音容常比实际年龄幼稚（如小老人）。 2. 骨骼发育不全，一般长骨较短小，身高大多不满 130 cm（可作为侏儒的标准）。 3. 性器官不发育及第二性征缺乏。 4. 智力与年龄相称	1. 一般表现为皮肤苍白、增厚，多皱褶，多鳞屑。口唇厚，舌大且常外伸，口常张开多流涎，外貌丑陋，面色苍白或蜡黄，鼻短且上翘，鼻梁塌陷，前额多皱纹，身材矮小，四肢粗短，手常成铲形，脐疝多见，心率缓慢，体温偏低。 2. 生长发育均低于同年龄者，成年后身材矮小。 3. 大脑发育不全，不及时治疗可造成永久性智力发育缺陷	1. 生长发育不良，典型表现有身材矮小，呈幼稚状，成年后身高平均为 143 cm。 2. 多种躯体方面的异常，患者具有特殊的面容，低发际线，耳低位或畸形，角形嘴，高腭弓，短第四掌骨，上睑下垂，常伴不同程度的斜视。短而宽的颈部，胸宽而扁成盾状等各种骨骼的畸形。其他异常有颈蹼、心脏异常、肘外翻等。智商较正常儿童低。 3. 性器官不发育，生殖器官发育不全，第二性征不完整。 4. 变异型的 Turner 综合征
辅助检查	1. 生长激素测定。 2. 激发试验：胰岛素低血糖试验、精氨酸激发试验、左旋多巴激发试验、可乐定激发试验。两个以上激发试验方可有助于诊断。 3. X 线测定骨龄	1. 血清 TSH 升高、T4 降低、T3 正常或降低。 2. X 线测定骨龄，有助早期诊断。 3. 甲状腺吸 ^{131}I 率明显低于正常。 4. TSH 兴奋试验 5. TRH 兴奋试验	1. 染色体检查可确诊。 2. 雌激素、黄体酮水平低，FSH、LH 增高。 3. LHRH 兴奋试验呈正常或活跃反应。 4. B 超或盆腔 CT 示子宫和卵巢发育不良

表 1-5　小舞蹈病、亨廷顿病、肝豆状核变性的鉴别诊断

西医病名	小舞蹈病	亨廷顿病	肝豆状核变性
病因	由 A 组 β 溶血性链球菌感染引起的自身免疫反应所致。多见于儿童和青少年	由于 IT15 基因上三核苷酸重复序列拷贝数异常增多所致的一种常染色体显性遗传的基底节和大脑皮质变性疾病。好发于 30～50 岁人群	一种遗传性铜代谢障碍所致的肝硬化和以基底节为主的脑部变性疾病。发病年龄 4～50 岁，多于青少年期起病
症状、体征	1. 舞蹈症主要累及面部及肢体远端。 2. 可有明显的肌张力减低和肌无力。检查时可发现患儿有挤奶妇手法或盈亏征。 3. 患儿常伴有焦虑、抑郁、情绪不稳、激惹、注意力下降、偏执强迫行为等精神症状。 4. 约 1/3 患儿可伴其他急性风湿热表现	1. 以全身性舞蹈样不自主运动最常见、最具特征性，典型表现为手指弹钢琴样动作和面部怪异表情，累及躯干可产生舞蹈样步态，可合并手足徐动及投掷症。 2. 伴有情感、性格、人格改变及行为异常等精神障碍和痴呆的表现。 3. 快速眼球运动（扫视）常受损。可伴癫痫发作，常见睡眠和（或）性功能障碍。晚期出现构音障碍和吞咽困难	1. 锥体外系病征，表现为肢体舞蹈样及手足徐动样动作、肌张力障碍、震颤等。 2. 约 80% 患者发生肝脏症状。大多数表现非特异性慢性肝病症状，如倦怠、肝区疼痛、脾大及脾亢、黄疸、蜘蛛痣、食道静脉曲张破裂出血及肝性脑病等。 3. K-F 环（角膜内一圈绿褐色环）是本病最重要的体征，95%～98% 患者有 K-F 环，绝大多数见于双眼，个别见于单眼。 4. 大部分患者有皮肤色素沉着，还会出现肾性糖尿、蛋白尿、氨基酸尿等
辅助检查	1. 白细胞增多，血沉加快，C 反应蛋白升高，抗链球菌溶血素 "O" 滴度增加。 2. 咽拭子培养可检出 A 组溶血性链球菌。 3. 多数患儿的头颅 CT 显示尾状核区低密度灶及水肿，MRI 显示尾状核、壳核、苍白球增大	1. 基因检测示 IT15 基因 5' 端编码区内的三核苷酸（CAG）重复序列拷贝数增加，大于 40 具有诊断价值。 2. CT 及 MRI 显示大脑皮质和尾状核萎缩，脑室扩大	1. 血清铜蓝蛋白降低是重要诊断依据之一。 2. 肝铜量是诊断此病的金标准之一，绝大多数患者肝铜量在 250 μg/g 干重以上。 3. CT 显示双侧豆状核区低密度灶，大脑皮质萎缩。 4. 基因检测

参考文献

［1］张树生，肖相如. 中华医学望诊大全［M］. 3版. 太原：山西科学技术出版社，2014.

［2］万学红，卢雪峰. 诊断学［M］. 8版. 北京：人民卫生出版社，2013.

［3］罗武. 中医诊治精要［M］. 青岛：青岛出版社，1998.

［4］周仲瑛. 中医内科学［M］. 北京：中国中医药出版社，2017.

［5］中华医学会. 临床诊疗指南：精神病学分册［M］. 北京：人民卫生出版社，2006.

［6］贾建平，陈生弟. 神经病学［M］. 7版. 北京：人民卫生出版社，2013.

［7］朱文峰. 中医诊断学［M］. 北京：中国中医药出版社，2008.

［8］刘新民. 实用内分泌学［M］. 3版. 北京：人民军医出版社，2004.

［9］陈灏珠，林果为，王吉耀. 实用内科学［M］. 14版. 北京：人民卫生出版社，2013.

（陈翠萍）

二、望神

> **主编按语**
>
> 望神是中医对人的观察中既不易又不可忽略的望诊内容，历代中医经典中的望诊要领都将其放在首位。
>
> 如何望神，当然不能把视线作为机械的摄像头，而应加以重点观察和综合分析，并加上一定时日的体验和积累。至于望诊重点和关联疾患，本篇则会给读者选录较广泛的"医经概说"和提供详细的分门别类的资料。

（一）医经概说

《素问·六节脏象论》："天食人以五气，地食人以五味，五气入鼻，藏于心肺，上使五色修明，……以养五气，气和而生，津液相成，神乃自生。"这指出神也是五脏所生之外荣。

《灵枢·本神》："生之来谓之精，两精相搏谓之神。"这指出神来自于先天。

《灵枢·平人绝谷》：“五脏安定，血脉和利，精神乃居。故神者，水谷之精气也。”这指出神、五脏、血脉关系，即神必须依赖后天水谷精气的不断充养。

《素问·移精变气论》“得神者昌，失神者亡”，《灵枢·天年》“失神者死，得神者生也”，《石室秘录·六论气色》“色暗而神存，虽重病亦生；色明而神夺，虽无病亦死”，均指出望神可了解精气的盛衰，推断病情的轻重，判断病变预后。

《医门法律·望色论》：“人之五官百骸，赅而存者，神居之耳。色者神之旗也，神旺则色旺；神衰则色衰；神藏则色藏；神露则色露。”这指出望诊神、色的关系。

《医原·望病须察神气论》：“夫人之神气，栖于二目，而历乎百体，尤必统百体察之。察其清浊，以辨燥湿；察其动静，以辨阴阳；察其有无，以决死生。如是而望始备，而望始神。春山先生曰：人之神气，在有意无意间流露最真，医者清心凝神，一会即觉，不宜过泥，泥则私意一起，医者与病者神气相混，反觉疑似，难于捉摸。此又以神会神之妙理也。试以色论。经谓五色内应五脏，青属肝木，红属心火，黄属脾土，白属肺金，黑属肾水。此道其常也。而病则有变，甚有五色不应五脏者，此又变中之变。总之，不论何色，均要有神气。神气云者，有光、有体是也。光者，外面明朗；体者，里面润泽。光无形，主阳、主气；体有象，主阴、主血。气血无乖，阴阳不争，自然光、体俱备。经云：生于心，如以缟裹朱；生于肺，如以缟裹红；生于肝，如以缟裹绀；生于脾，如以缟裹栝蒌实；生于肾，如以缟裹紫。盖以平人五脏既和，其色禀胃气，而出于皮毛之间，胃气色黄，皮毛色白，精气内含，宝光外发，既不浮露，又不混蒙，故曰如缟裹。又云：精明五色者，气之华也。赤欲如白裹朱，不欲如赭；白欲如鹅羽，不欲如盐；青欲如苍碧之泽，不欲如蓝；黄欲如罗裹雄黄，不欲如黄土；黑欲如重漆色，不欲如地苍。重言以申明之，即重有神气之义。盖有神气者，有胃气者也。”

《素问·脉要精微论》：“衣被不敛，言语善恶，不避亲疏者，此神明之乱也。”这指出精神分裂症的临床症状。

《素问·阳明脉解》：“病甚则弃衣而走，登高而歌，或至不食数日，逾垣上屋，所上之处，皆非其素所能也。”这指出精神分裂症症状、虚实病机表现。

《素问·阴阳应象大论》：“心在志为喜，肝在志为怒，脾在志为思，肺在志为悲，肾在志为恐。”神志的清晰与迷乱、情志活动有无异常、精神的饱满与委顿，反映了脏腑功能的强弱和精气血的盛衰。

（二）正态常色

1. 神机旺盛

精力充沛，形体健壮，目光有神，表情丰富，动作灵活，反应敏捷，生机勃勃。说明阴阳气血尚充，邪气不甚；脏腑功能无严重损伤。

2. 神光充足

神志不乱，精神饱满，语音有力，呼吸匀调，思路清晰，反应敏捷。提示气血未衰，脏腑充盛，邪气不甚，病情较轻。

3. 神采飞扬

面色红润有光泽，两目清灵，奕奕有神，毛发润泽发亮，面部表情丰富，神情欢愉，皮肤润泽，富有弹性。提示脏腑功能健旺，气血充盛，虽病易治，预后良好。

（三）局部病变

神志异常指神乱、精神错乱或神志失常。常表现为焦虑恐惧、狂躁不安、淡漠痴呆或猝然昏倒等。多见于癫、狂、痫、脏躁或热扰心神等患者。

1. 焦虑恐惧

望诊可见：患者焦虑不安，表情紧张，唉声叹气，心神不定，时时恐惧，心悸气促，坐卧不安，搓手顿足，注意力无法集中，惊慌失措，全身紧张，面部绷紧，眉头紧皱，不敢独处一室。

意义：多由久病损耗，心胆气虚，心神失养，或大惊卒恐，惊扰心神所致，多属气虚、血虚、痰火、气郁证。

2. 忧愁不解

望诊可见：患者无忧愁之事，却神情忧郁，沉默寡言，愁容满面，思虑绵绵，唉声叹气，终日心不在焉，失眠多梦，纳呆食少，面容憔悴，面色萎黄。

意义：多由情志不畅，忧思郁结，损伤心脾，心神失养，或忧郁化火，灼津为痰，痰浊蒙蔽心窍所致。病多涉及肺、肝、脾、心等脏，证多为气滞、气虚。

3. 思虑过度

望诊可见：终日沉默寡语，心事重重，即便是琐碎小事，亦反复考虑，思虑绵绵，饮食睡眠，无得安时，面容憔悴，面色萎黄。

意义：以思虑过度为特征的精神情志改变，其病因多与精神过度刺激、长期思考过度有关，病位常涉及心、脾两脏，多属气血两虚、气机郁滞证。

4. 淡漠

望诊可见：表情淡漠，面色无华，目光黯淡，对周围事物缺乏兴趣，言语低微，少言寡语，喜静恶动，有时伴有举止行为失常，神志呆滞，语言错乱，被动体位等表现。

意义：表情淡漠，多见于癫证、痴呆，或脏腑阴阳气血严重虚损者，病因多与忧思气郁等情志刺激、久病耗损脏腑气血、头部外伤瘀血阻滞等有关，其病位常涉及心、肝、脾、肺、肾等脏腑，证候性质多为痰湿、血瘀、气滞、气血阴阳虚损。

5. 神呆

望诊可见：神情呆滞，精神恍惚，沉默寡言，多静少动，状如木偶，反应迟钝，智力低下，语音低怯，或喃喃独语，语言重复错乱，举止行为失常。

意义：多属于气虚、气郁、血虚、血瘀、痰阻气滞证。多由心神失养，肝肾不足、脑髓不充或先天禀赋不足所致。

6. 神昏

望诊可见：神志昏乱，不省人事，呼之不应，沉睡不醒，或伴抽搐动风，牙关紧闭，或伴有谵语发热，斑疹，便秘，或伴有言语謇涩，半身不遂，手撒遗尿，目闭口开等症。

意义：多见于中风、热病、热入血室等病过程中，病情多较严重，病因多与热邪侵袭、阴虚阳亢、气血上逆、闭塞心窍等有关。病位多与心、肾、脾、胃等脏腑有关，证候多为热入心包，或痰热、痰湿闭窍，或为肝肾阴虚、肝阳上亢、气血痰火内闭心窍，或为瘀血乘心，或为腑热积滞、熏蒸神明。

7. 躁扰

望诊可见：神情不安，急躁易怒，手足躁扰，坐卧不宁，难以安静，或面赤气粗，身热苔黄，或有面色㿠白，颧赤如妆，浮游不定，舌淡而青，或见形体消瘦，舌红而小，舌苔剥脱。

意义：躁扰既可见于急性热病，也能出现在内伤杂病过程中。其病因多为邪气扰乱心神。病位涉及心、肾、肺、肝、胃等脏腑，证为火热、阴虚、痰热、瘀血、虚阳外越等。

8. 狂躁不安

望诊可见：狂躁妄动，烦躁不宁，登高而歌，弃衣而行，打人骂人，不避亲疏。言语高涨、思维敏捷、言语动作增多为躁狂三联征。

意义：多由精神刺激、郁怒化火，或火热邪气侵袭，灼津炼液为痰，痰火相煽，扰乱心神，或头部外伤，瘀血阻络，损及清阳，神明失养所致。证多属火热、痰热、气滞、血瘀等。

9. 终日歌吟

望诊可见：神志异常，表情呆滞，终日歌吟，东游西荡，不能自持，衣履不整，不知自理，面色多萎黄而垢。

意义：其神志异常病变，病位主要与心、脾两脏有关，证多属痰湿气滞、血瘀等。

10. 喜哭善悲

望诊可见：无哀痛之事，却面容凄惨，神情悲哀，时常悲伤欲哭，眼泪汪汪，难以自制，语言低怯，短气叹息。

意义：多见于癫证、脏燥等，常因脏器虚损或心灵过度创伤引起，病位以肺、心、肝脏为主，多表现为气虚、血虚之证。

11. 谵妄

望诊可见：壮热烦躁，神昏谵语，四肢抽搐，或卒然神昏，两手握固，牙关紧闭，角弓反张。

意义：提示邪气亢盛，热扰神明，邪陷心包，或肝风夹痰蒙蔽清窍，阻闭经络所致。

12. 猝然昏倒

望诊可见：患者突然昏倒，口吐白沫，两目上翻，醒后如常人；或半身不遂，口角歪斜。

意义：多见于癫病、中风等病过程中。每因脏器失调，肝风挟痰上逆，阻闭清窍所致。

（四）关联疾患

1. 觉醒度改变

（1）嗜睡。持续性睡眠，轻刺激可被唤醒，醒来后意识基本正常，醒后可回答简单问题，或做简单活动，但反应迟钝，停止刺激后迅速入睡，属意识障碍的早期表现，是最轻的意识障碍。

（2）昏睡。患者近乎不省人事，处于熟睡状态，不易唤醒，一般外界刺激不能被唤醒，不能对答，较强烈刺激（压迫眶上神经）可有短时意识清醒，醒后不能回答问题或答非所问，当刺激减弱后很快进入睡眠状态。

（3）昏迷。意识活动完全丧失，对外界各种刺激或自身内部的需要不能感知。可有无意识的活动，任何刺激均不能被唤醒。按刺激反应及反射活动等可分以下三度。

①浅昏迷：随意活动消失，对疼痛刺激有痛苦表情及躲避反应，吞咽反射、咳嗽反射、角膜反射、瞳孔对光反射、眼球运动等各种生理反射存在。

②中度昏迷：对外界一般刺激无反应，强烈疼痛刺激可见防御反射活动，角膜反射减弱或消失，呼吸节律紊乱，可见周期性呼吸或中枢神经性过度换气。

③深昏迷：随意活动完全消失，对各种刺激皆无反应，各种生理反射消失，可有呼吸不规则、血压下降、大小便失禁、全身肌肉松弛、去大脑强直等。

2. 意识内容改变

（1）意识模糊。意识障碍程度较嗜睡重，有简单的精神活动，患者的时间、空间及人物定向明显障碍，思维不连贯，常答非所问，错觉可为突出表现，情感淡漠。

（2）谵妄状态。意识模糊，定向力障碍，伴错觉、幻觉、躁动不安、谵语。

3. 类昏迷状态

（1）去皮质综合征。意识丧失，觉醒—睡眠周期保持（脑干上行网状激活系统未受损），能无意识睁闭眼，光反射、角膜反射存在，可无意识咀嚼和吞咽，貌似清醒，但对外界刺激无意识反应，无自发言语及有目的动作，呈上肢屈曲、下肢伸直的去皮质强直姿势，常有病理征。常见病因为脑外伤、脑炎、脑出血、一氧化碳中毒、缺氧等。

（2）无动性缄默症。缄默不语或偶可用单语小声答话，四肢不能运动，"意识内容"丧失，双眼睁开，能注视周围，存在"睡眠—觉醒"周期，全身肌肉松弛，病理反射消失。见于脑干上部或间脑的上行网状激活系统损伤。

（3）持续性植物状态。持续性植物状态即"植物人"。

4. 需与昏迷鉴别的情况

昏迷的诊断主要与闭锁综合征、持续性植物状态、无动性缄默症、意志缺乏症、紧张症及假昏迷进行鉴别。

（1）闭锁综合征。闭锁综合征又称去传出状态。患者保持警觉，意识到自己的处境，但四肢瘫痪和眼球运动神经以下的脑神经麻痹，系双侧脑桥腹侧病变引起，累及皮质脊髓束、皮质脑桥束及皮质延髓束，患者意识清醒，但只能用眼的垂直运动及眨眼来示意。

（2）持续性植物状态。持续性植物状态患者丧失认知神经功能，但保留自主功能诸如心脏活动、呼吸及维持血压。此状态在昏迷之后出现，特点为对周围事物无意识或认知功能缺失，但保持睡眠—觉醒周期。自发动作可出现，对外界刺激会睁眼，但不会说话、不会服从命令。

（3）无动性缄默症。无动性缄默症患者不说话、无自发活动，激励下也不动，能睁眼注视周围，对疼痛刺激无反应或仅有局部反应，大小便失禁，存在睡眠觉醒周期，因而也称"醒状昏迷"。

（4）意志缺乏症。意志缺乏症是一种严重的淡漠，此时患者的感觉、驱动力、心理活动都很迟钝，行为上表现为不讲话、无自主活动。严重病例类似无动性缄默症，但患者能保持警觉并意识到自己的处境。

（5）紧张症。紧张症患者缄默不语，运动明显减少，卧床不动，能保持站或坐的能力，但固定一个姿势而极少变动，见于精神分裂症。应与器质性病变引起的木僵区别。

（6）假昏迷。假昏迷表现类似昏迷，不睁眼、不言、不动，对疼痛不躲避，但检查均无异常。这是逃避责任而假装的"昏迷"，并非癔症性昏睡，二者有时不易区别。

许多不同的行为状态可以表现出类似昏迷或与昏迷相混淆，而且，起初是昏迷的患者，在经过长短不一的时间后，可逐渐发展为这些状态中的某一种。这些行为状态主要包括闭锁综合征、持续性植物状态、无动性缄默症、意志缺乏症、紧张症、假昏迷。一旦患者出现睡眠—觉醒周期，真正的昏迷就不再存在。这些状态与真性昏迷的鉴别，对使用恰当的治疗及判定预后是重要的。

附录：

表 1-6　厥证、中风、痫病的鉴别诊断

中医病名	厥证	中风	痫病
病因	多见于素体亏虚者、老年人、女性，在饥饿、劳累、空气不流通、长时间站立等情况下诱发	在脏腑功能失调、气血亏虚的基础上，由于忧思恼怒，或饮食不节，或房事所伤，或劳累过度，或气候骤变等诱因所导致	多有先天因素或家族史，外伤史和脑部手术史
症状、体征	突然昏倒，不省人事，或伴有四肢逆冷，一般常在短时间内苏醒，醒后无偏瘫、失语、口舌歪斜等后遗症	神志昏蒙，半身不遂，口舌歪斜，言语謇涩或不语，偏身麻木	仆地有声，神昏片刻即醒，醒后如常，且多伴有肢体抽搐、口吐白沫、四肢僵直、两手握固、双目上视、小便失禁等，并有多次发作病史可寻

表 1-7　意识障碍伴随症状或体征的病因鉴别

伴随症状或体征	可能病因
头痛	脑炎、脑膜炎、蛛网膜下腔出血、脑外伤
视盘水肿	高血压脑病、颅内占位病变
瞳孔散大	脑疝、脑外伤、乙醇中毒或抗胆碱能与拟交感神经药物中毒
肌震颤	乙醇或镇静药过量、拟交感神经药物中毒
偏瘫	脑梗死、脑出血、脑外伤
脑膜刺激征	脑膜炎、脑炎、蛛网膜下腔出血
肌强直	低钙血症、破伤风、弥漫性脑病
痫性发作	脑炎、脑出血、脑外伤、颅内占位病变、低血糖
发热	脑炎、脑膜炎、败血症
体温过低	低血糖、肝性脑病、甲状腺功能减退
血压升高	脑梗死、脑出血、蛛网膜下腔出血、高血压脑病
心动过缓	甲状腺功能减退、心脏疾病
呼吸缓慢	吗啡、巴比妥类、有机磷杀虫药中毒，银环蛇咬伤

表1-8　得神、少神、失神、假神鉴别表

临床表现	得神	少神	失神	假神
目光	两目灵活、明亮有神	两目晦滞、目光乏神	两目晦暗、目光无彩	虽目似有光，但浮光暴露
面色	面色荣润、含蓄不露	面色少华、暗淡不荣	面色无华、晦暗暴露	虽面色有华，但泛红如妆
神情	神志清晰、表情自然	精神不振、思维迟钝	精神萎靡、意识模糊	虽神识似清，但烦躁不安
体态	肌肉不削、反应灵敏	肌肉松软、动作迟缓	形体羸瘦、反应迟钝	虽思欲活，但不能自转
言语呼吸	言语清晰、呼吸平稳	少气懒言、声低气怯	言语不清，谵语，气微喘促	突然言语不休
饮食	食欲正常	纳呆食少	厌食	突然食欲增进

参考文献

［1］朱文峰. 中医诊断学［M］. 北京：中国中医药出版社，2002.

［2］欧阳兵. 中医诊法学［M］. 北京：中国医药科技出版社，2002.

［3］戴万亨. 诊断学基础［M］. 北京：中国中医药出版社，2003.

（王世承）

三、望眼神

主编按语　本望诊书本着既有握纲提领、一览无遗的效果，又有突出重点的分类考虑，于是，在望神方面，也专分出"望眼神"之篇。眉目传神、顾盼生辉、炯炯有神、目光呆滞、眼神空洞、明眸皓齿等词，都说明了眼神的丰富。作为医生，在望诊眼神中，更能体察出中医的"精""气""神"三宝之奥妙。

（一）医经概说

《景岳全书·传忠录·神气存亡论》："善乎神之为义，此死生之本，不可不察也。……以形证言之，则目光精彩，言语清亮，神思不乱，肌肉不削，气息如常，大小便不脱，若此者，虽其脉有可疑，尚无足虑，以其形之神在也。若目暗睛迷，形羸色败，喘急异常，泄泻不止，或通身大肉已脱，或两手寻衣摸床，或无邪而言语失伦，或无病而虚空见鬼，……或忽然暴病，即沉迷烦躁，昏不知人，或一时卒倒，即眼闭口开，手撒遗尿。若此者，虽其脉无凶候，必死无疑，以其形之神去也。……甚矣，神之难言也，能知神之缓急者，其即医之神者乎。"这里指出神之正常表现及判断病重预后恶候之神的表现。

（二）正态常色

得神是精充气足神旺的表现，也是正常人的神气，即使在病中也正气未伤，是病轻的表现，预后良好。

（三）局部病变

1. 失神

失神是精损气亏神衰的表现，在病中提示为病情严重的阶段。

表现：神志昏迷，或精神萎靡，目光无彩，言语不清，面色晦暗，表情淡漠或呆板，反应迟钝，动作失灵，强迫体位，呼吸异常等。

2. 假神

假神是垂危患者出现的精神暂时"好转"的假象，是临终前的预兆，并非佳兆。

表现：久病、重病之人，本已失神，但突然精神转佳，目光转亮，言语不休，想见亲人；或病至语声低微断续，忽而响亮起来；或原来面色晦暗，突然颧赤如妆；或本来毫无食欲，忽然食欲增强。

3. 神气不足

神气不足常见于虚证患者，是正气不足的缘故。

表现：精神不振，目光晦暗，健忘嗜睡，声低懒言，怠惰乏力，动作迟缓等。

（四）关联疾患

1. 眼神左顾右盼

眼神左顾右盼可见于精神状态不稳定或说谎。

2. 眼神呆滞

眼神呆滞多发生于疲劳、抑郁症、受惊吓后，亦可发生在甲状腺功能减退症、老年痴呆及智力障碍等疾病。

3. 眼神涣散

眼神涣散提示视疲劳、压力大，亦可见于危重患者。

4. 眼神闪避

眼神闪避可见于自闭症，表现出与别人无目光对视或眼神闪避，语言与交流障碍，兴趣狭窄和行为方式刻板，大部分患者伴有明显的精神发育迟滞。

5. 愤怒眼神

愤怒眼神指当愿望不能实现或为达到目的的行动受到挫折时引起的一种紧张而不愉快的情绪的眼神表现。

6. 恐惧眼神

恐惧眼神指当惊慌害怕、惶惶不安时的眼神表现。

7. 悲伤眼神

悲伤眼神指由分离、丧失和失败引起的情绪的眼神反应。

8. 双眼凝视

双眼凝视可见于癫痫，发作时突发意识丧失、全身强直、抽搐、双目凝视、叫之不应，发作持续时间一般小于 5 分钟。

9. 斜视

斜视是指两眼不能同时注视目标，属眼肌疾病，大部分斜视患者会出现立体视觉减弱或丧失。

10. 眯眼

眯眼常见于近视、双眼炎症、上睑下垂等。

11. 眨眼速度频繁

在说谎或处在压力状态下时，眨眼速度增快；干眼症亦可见。

12. 多动症眼神

多动症眼神表现为与年龄不相称的明显的注意力集中困难和注意持续时间短暂、活动过度和冲动，常伴有学习困难、品行障碍和适应不良。

13. 昏迷

昏迷是完全意识丧失的一种类型，是临床上的危重症。主要表现为完全意识丧失，随意运动消失，对外界的刺激反应迟钝或丧失，但患者还有呼吸和心跳。

附录：

表1-9　甲状腺功能减退症、老年性痴呆、智力障碍的鉴别诊断

西医病名	甲状腺功能减退症	老年性痴呆	智力障碍
病因	由于甲状腺激素合成及分泌减少，或其生理效应不足所致机体代谢降低的一种疾病	该病可能与家族史、女性、头部外伤、低教育水平、甲状腺病、母育龄过高或过低、病毒感染等有关	由于遗传变异、感染、中毒、头部受伤、颅脑畸形或内分泌异常等有害因素造成胎儿或婴幼儿的大脑不能正常发育或发育不完全，使智力活动的发育停留在某个比较低的阶段中
症状、体征	可见眼神呆滞、表情淡漠、记忆力下降、心动过缓、厌食、便秘、肌肉软弱无力等，病情严重时可引起黏液性水肿昏迷或称"甲减危象"	可见眼神呆滞、记忆力减退，简单结构的视空间能力下降，时间、地点定向障碍；严重者可引起严重记忆力丧失，仅存片段的记忆；日常生活不能自理	可有眼神呆滞，注意力严重分散，记忆力差，言语能力及思维能力低，缺乏抽象思考能力、想象力和概括力，社交能力差，难以学会人际间交往
辅助检查	甲状腺功能、胸片、心电图、血脂等提示异常	神经心理学测验、血液学检查、神经影像学检查、脑电图等提示异常	血、尿、脑脊液生化检查，头颅 X 线及 CT 检查，脑血管造影，脑电图，诱发电位，听力测定，染色体分析，垂体、甲状腺、性腺、肾上腺功能测定，病毒（如巨细胞病毒、风疹病毒）、原虫（如弓形体）及抗体检查等

参考文献

[1] 邓铁涛，陈群，郭振球. 中医诊断学 [M]. 修订版. 上海：上海科学技术出版社，2013.

[2] 陆再英，钟南山. 内科学 [M]. 北京：人民卫生出版社，2010.

（吴咏妍）

四、望面色

> **主编按语**
>
> 历代医家在望诊中大都十分注重望面色，依五色入五脏五行的理论一直指导我们的临床思维。本篇的望面色分类，既有五色，又在辨病中增加了新的颜色。此外，作为新的尝试，在望面色的同时增加了望面容，因为面色与面容常常是相互依存的。
>
> 在实践中，我们也发觉，人的面色既与种族有关，又与地理气候有关，还与光线、患者的衣服颜色映衬有关，甚至与涂不同色号的口红也有关系，谨此温馨提示。

（一）医经概说

《灵枢·邪气脏腑病形》云"十二经脉，三百六十五络，其血气皆上于面而走空窍"，说明面色与内脏具有内在联系。

《素问·阴阳应象大论》云"善诊者，察色按脉，先别阴阳"，指出善于诊病的医生，诊察患者的面部色泽和切按脉搏，先辨别病症属阴属阳。

《素问·五脏生成》描述有神之色为"青如翠羽者生，赤如鸡冠者生，黄如蟹腹者生，白如豕膏者生，黑如乌羽者生"。又指出五色、五味与五脏的对应关系："色味当五脏，白当肺、辛，赤当心、苦，青当肝、酸，黄当脾、甘，黑当肾、咸。故白当皮，赤当脉，青当筋，黄当肉，黑当骨。"

《望诊遵经》云："大凡望诊，先分部位，后观气色，欲识五色之精微，当知十法之纲领。十法者，浮、沉、清、浊、微、甚、散、抟、泽、夭是也。何谓浮沉？色显于皮肤间者，谓之浮；隐于皮肤内者，谓之沉。浮者病在表，沉者病在里……此以浮沉分表里也。何谓清浊？清者清明，其色舒也；浊者浊暗，其色惨也。清者病在阳，浊者病在阴……此以清浊分阴阳也。何谓微甚？色浅淡者谓之微，色深浓者谓之甚。微者正气虚，甚者邪气实……此以微甚分虚实也。何谓散抟？散者疏离，其色开也；抟者壅滞，其色闭也。散者病近将解，抟者病久渐聚……此以散抟分久近也。何谓泽夭？气色滋润谓之泽，气色枯槁谓之夭。泽者主生，夭者主死，将夭而渐泽者，精神复盛……此以泽夭分成败也。"

《四诊抉微》云："内含则气藏，外露则气泄。"这里指出失去生气，不论何色，都属病重。

古人把颜色分为五种，即青、赤、黄、白、黑，称为五色诊。五色诊的部位既有面部，又包括全身，所以把面部五色诊和全身五色诊称为望色。但由于五色的变化在面部表现最明显，因此，常以望面色来阐述五色诊的内容。

（二）正态常色

健康人面色红黄隐隐，明润有光泽，红黄隐藏于光泽之间、皮肤之内。常色又有主色与客色之分。主色是人生来就有的基本面色，属个体素质。人的体质根据五行可分为木、火、土、金、水五种类型，木形人脸色稍青、火形人脸色稍红、土形人脸色稍黄、金形人脸色稍白、水形人脸色稍黑。客色是受非疾病因素影响，面部发生正常范围内的色泽变化。这些引起客色变化的因素有季节、昼夜、情绪、饥饱等。

（三）局部病变

1. 青色

青色主寒证、痛证、瘀血证、惊风证。

提示：阴寒内盛，筋脉拘急，气血瘀阻；心阳不振，血行不畅；小儿惊风先兆；少食多怒或月经不调。

2. 黄色

黄色主湿证、虚证。

提示：脾胃气虚，气血生化不足；脾虚失运，湿邪内停；湿热熏蒸；寒湿郁阻；小儿疳积。

3. 赤色

赤色主热证。

提示：可分虚热或实热；面红如妆者，多为戴阳证，属真寒假热之危重症候。

4. 白色

白色主虚证，寒证，脱血，夺气。

提示：多为阳气不足、阳气暴脱、气虚。脾胃虚寒可见面色淡白等。

5. 黑色

黑色主肾虚证、水饮证、寒证、痛证及瘀血证。

提示：肾精久耗；寒湿下注；瘀血等。

（四）关联疾患

1. 青色

（1）呼吸系统疾病。脸色发绀也称青紫或发绀，是缺氧的表现，常见于慢性阻塞性肺疾病、哮喘、肺源性心脏病等。

（2）剧烈疼痛。因剧烈的疼痛而出现的面色青紫，大多是苍白中带有青紫色。

2. 黄色

（1）黄疸。黄疸是由于胆红素代谢障碍而引起血清内胆红素浓度升高所致，临床上表现为巩膜、黏膜、皮肤及其他组织被染成黄色。常见于肝脏疾病、胆囊疾病和溶血性疾病。

（2）肝病面容。肝病面容指由于肝脏疾病，最常见的是肝硬化，导致患者面部皮肤色泽逐渐变暗，脸色发黄而暗黑，没有光泽，弹性差，皮肤干燥、粗糙，甚至出现"古铜色"面容。有的患者眼圈周围灰暗尤其明显，有点像"熊猫眼"；有的患者颜面部或鼻尖部出现细小的毛细血管扩张，好像纤细的网络。

（3）营养不良。表现为小儿矮小、消瘦，皮下脂肪消失，皮肤弹性差，头发干燥易脱落，体弱乏力，面色萎黄。

（4）黏液性水肿面容。表现为面色苍黄，颜面浮肿，睑厚面宽，目光呆滞，反应迟钝，眉毛、头发稀疏，舌色淡肥大，见于甲状腺功能减退症。

（5）恶病质面容。表现为面容极度消瘦，面色萎黄，皮肤弹性差，多见于慢性消耗性疾病，如结核病、癌症晚期。

3. 赤色

（1）甲状腺功能亢进症。表现为眼球凸出、眼裂开大、双目圆睁、目光惊恐、面色潮红、兴奋不安、烦躁易怒等。

（2）醉酒状态。醉酒状态多有饮酒史，并在面部、颈部及全身出现红斑，另外还会出现心跳加快、恶心等醉酒症状，通常可自行消退。

（3）真性红细胞增多症。表现为患者面色深红，眼结膜充血，但多无脾大，症状较轻，常有头痛、嗜睡、眩晕和易疲倦，或完全没有症状，患者通常有此病家族史。

（4）皮质醇增多症。表现为面圆如满月，皮肤菲薄，面部毛细血管网扩张而表现出皮肤发红（面部多血质），常伴痤疮和小须。

（5）急性病面容。表现为面色潮红，兴奋不安，鼻翼翕动，口唇疱疹，表情痛苦，呼吸脉搏增快。见于大叶肺炎、痢疾、小儿化脓性扁桃体炎、急性传染病等。

（6）二尖瓣面容。表现为面部浮肿，双颊暗红，口唇发绀，可见于风湿性心脏病、二尖瓣狭窄。

（7）急性高血压。由于某种诱因使血压急剧上升，出现面部发红、头痛、眩晕、视网膜出血等，继而出现心、脑、肾器官等损害。

（8）流行性出血热。表现为眼球结膜充血，面部及眼眶区、颈、胸部皮肤发红，压之褪色。

（9）活动性肺结核。表现为面部清瘦而苍白，两颊红呈胭脂色，常伴有午后潮热、盗汗、咳嗽、食欲不振等。

（10）猩红热。表现为面部充血潮红，口鼻周围的皮肤明显苍白。

（11）脂溢性皮炎。脂溢性皮炎又称"面游风"，好发于头皮、眉部、眼睑、鼻及两旁、耳后等皮脂腺分布较丰富部位；典型皮损为边缘清楚的暗黄红色斑、斑片或斑丘疹，表面被覆油腻性鳞屑或痂皮，可伴有瘙痒。

（12）剥脱性皮炎。初起为麻疹样或猩红热样红斑，逐渐融合加重，几乎体无完肤。面部显著红肿，并有渗液。后期全身有大片脱屑，手（足）脱屑如破手套（袜）状，头发、指甲亦可脱落。黏膜可有糜烂或间有溃疡。通常为重型药物过敏所致。

（13）麻疹样红斑。表现为面部及全身有密集的红色斑丘疹，其间尚有正常皮肤可见。主要见于麻疹和药物性皮炎。

（14）红斑狼疮。表现为两颊对称性红斑，边缘略高起，附有灰白色黏着性鳞屑。皮损扩大后呈圆形或不规则形，中心形成白斑，边缘继续扩展，有色素沉着，形成局限性盘状红斑狼疮。系统性红斑狼疮为急性或亚急性，皮损为大小不等、形状不规则的水肿性红斑，色鲜红或紫红，表面光滑或附以少量灰白色鳞屑，有痒或烧灼感。皮损主要分布于面部，特别是两颊和鼻梁、鼻颊部位的皮损常融合成蝶形。

（15）酒渣鼻。多见于中年人。皮损发生于面部，特别是鼻部及其两侧。起初为暂时性阵发性红斑，以后红斑持续不退，可伴发成批的针头至黄豆大小的丘疹和脓疮，并有毛细血管扩张，皮脂分泌增多，呈油腻状，皮脂腺开口扩张，严重时局部组织肥厚，形成鼻赘。

（16）鲜红斑痣。红斑出生即有，为单侧性，界限清楚，好发于面部或后颈部。皮损为一个或多个，大小形状不一，表面平滑，鲜红或暗紫色斑片，压之可褪色。

（17）接触性皮炎。多有接触物的病史，急性发病。皮损多见于面部及四肢暴露部位，损害边缘清晰，但在组织疏松处如眼睑，水肿明显，边缘可不甚清楚。红斑、丘疹、水疱以至坏死溃疡均可发生，可有发痒、烧灼或痛感。

（18）丹毒。多发生于小腿及面部。损害为略高出于皮面的水肿性鲜红斑片，边缘明显，局部明显肿胀、灼热，严重者可发生大疱，有压痛。常伴有畏寒、发热等全身症状。

（19）多形性红斑。多见于春秋季。多发生于面部、手背、足背、掌跖、前臂、小腿伸侧等处，分布对称。皮疹呈多形性，红斑初起为鲜红色，带水肿性，界限清楚，呈圆形，逐步呈紫红色，可有丘疹、水疱或大疱，以丘疹形为多见。

（20）固定性红斑。多见于对磺胺、水杨酸盐或苯巴比妥类等药物过敏的患者。皮损好发于皮肤黏膜交界处，如口唇四周、外阴等处，亦可出现于四肢。初起为红斑，重者可有大疱、糜烂，有瘙痒。复发时仍在原红斑部位，范围扩大，愈后遗留明显色素斑，故称为固定性红斑。

（21）一氧化碳中毒。轻者有头疼、无力、眩晕，劳动时呼吸困难。当 $HbCO$ 饱和度达 10%～20% 时症状加重，患者口唇呈樱桃红色，可有恶心、呕吐、意识模糊、虚脱或昏迷；$HbCO$ 饱和度达 30%～40%，患者呈深昏迷，伴有高热、四肢肌张力增强和阵发性或强直性痉挛；$HbCO$ 饱和度大于 50%，患者多有脑水肿、肺水肿、心肌损害、心律失常和呼吸抑制，可造成死亡。

4. 白色

（1）白色糠疹。常见于面部，典型皮损为圆形或卵圆形淡红色斑，边缘模糊，数周后逐渐转变为淡白斑，其上覆盖少许糠状鳞屑，无自觉症状，或有瘙痒、烧灼感。夏季加重，但均可自然消退。

（2）肾病面容。面部浮肿，眼睑水肿苍白，眼裂小，额部有指压下凹现象，尤其是清晨较重，可见于急、慢性肾炎，肾病等。

（3）贫血面容。面色苍白灰暗，脸部、眼睑、唇舌色淡，表情疲惫无力。

（4）严重脱水者面容。面容憔悴，眼窝下凹，颧骨隆起，唇干舌燥，面色灰白，两眼无表情，额部出冷汗，称脱水貌，多因呕吐、腹泻而引起。

（5）铅中毒面容。患者脸色灰白，与铅有接触史，铅中毒能够影响人体神经系统、心血管系统、骨骼系统、生殖系统和免疫系统的功能，引起胃肠道、肝肾和脑的疾病。

（6）病危面容。面色苍白或铅灰，眼窝凹陷，鼻梁、颧骨凸起，表情淡漠，目光晦暗，面肌瘦削，唇干，皮肤干燥，松弛而无光泽。多为大出血、严重休克、急性腹膜炎等。

5. 黑色

（1）老年性色素斑。多发生在老年人面部，可见有许多散在的脂褐色斑点，压之不褪色。

（2）黄褐斑。为颜面部对称的局限性淡褐色至深褐色斑片（通常对称分布于前额、颞部和颧部）。多见于中青年女性。

（3）原发性肾上腺皮质功能减退症。原发性肾上腺皮质功能减退症又称艾迪生病，面部、四肢、躯干多处皮肤黏膜（眼睑、舌、口腔等）可见黑蓝色的色素沉积斑，可融合成片，伴随疲乏、怕冷、意识改变。

（4）药物斑。表现为服用某些抗癌药物会使脸色不同程度地发黑；长期服用或接触砷制剂，可致脸色发黑，急性中毒者表现为头痛头晕、发热、食欲低下、呕吐、腹痛腹泻、心律不齐、肝肾衰竭，直至死亡。

6. 紫色

（1）过敏性紫癜。皮肤出现针头至黄豆大小瘀点、瘀斑或荨麻疹样皮疹或粉红色斑丘疹，压之不褪色，好发于四肢伸侧，对称分布，成批出现，容易复发。可伴有发热、头痛、关节痛、全身不适等。

（2）皮质醇增多症。皮质醇增多症又称库欣综合征，多发于 20 ~ 45

岁，女多于男，临床特征是满月脸、向心性肥胖、紫纹和多血质外貌。

7. 关联面容

（1）伤寒面容。表现为反应迟钝，表情淡漠，舌红少苔，气短懒言，甚至有意识障碍。多见于伤寒、脑脊髓膜炎、脑炎等疾病。

（2）狮面。狮面又称瘤型麻风面容，表现为面部布满高低不平的结节与斑块，眉毛、睫毛、汗毛、胡须部分或全部脱落，形似"狮面"。此面容见于瘤型麻风患者。

（3）肌病面容。表现为眼不能开也不能闭，处于半张的状态，或不能皱额，嘴唇肥厚突出，下唇下挂，不能闭口。此面容见于肌营养不良症或重症肌无力。

（4）唐氏综合征面容。表现为外眦过高，眼裂向外上方倾斜，眼球突出或斜视或震颤；鼻根部低平，鼻孔朝上。

（5）苦笑面容。发作时牙关紧闭，面肌痉挛，呈苦笑状，见于破伤风。

（6）面具面容。面具面容又称面具脸，面肌运动减少，面部呆板，无表情，不转眼，双目凝视，似面具样，常见于震颤麻痹或脑炎等。

（7）面瘫。口角歪向健侧，不能完成吹哨、鼓腮动作，眼裂增大，眼睑不能闭合，流泪、额纹消失。

（8）增殖体面容。多见于儿童，表现为表情较迟钝，两眼无神，鼻梁宽平，上唇短，上牙前凸错位，下颌骨不发达，硬腭高耸，患者常因鼻塞而张口呼吸，可见于增殖体肥大鼻炎、扁桃体炎。

（9）傻笑面容。由于智力障碍的影响，患者面部常表现为傻笑，多发生于脑动脉硬化精神病、老年性痴呆及脑炎后遗症。

（10）肢端肥大症面容。可见肢端肥大、下颌过大、上颌变宽、前额隆起、油样皮肤、面容粗糙和手指变粗、皮肤皱褶和足跟肥厚等。

附录：

表1-10　二尖瓣面容、急性高血压、急性病面容的鉴别诊断

西医病名	二尖瓣面容	急性高血压	急性病面容
病因	多见于风湿性心脏病，也可以见于肺心病或某些先天性心脏病等	由于某种诱因使血压急剧上升	见于大叶肺炎、痢疾、小儿化脓性扁桃体炎、急性传染病等

续上表

西医病名	二尖瓣面容	急性高血压	急性病面容
症状、体征	表现为面色黄而浮肿、面颊暗红、口唇青紫、舌色晦暗、心慌气短等	出现面部发红、头痛、眩晕、视网膜出血等，继而出现心、脑、肾器官等损害	面色潮红，兴奋不安，鼻翼翕动，口唇疱疹，表情痛苦，呼吸脉搏增快
辅助检查	心脏彩超可提示器质性病变，心功能指标异常	测血压提示高于140/90 mmHg	胸片、肺部CT、感染指标、血常规提示异常

表1-11　剥脱性皮炎、红斑狼疮、多形性红斑的鉴别诊断

西医病名	剥脱性皮炎	红斑狼疮	多形性红斑
病因	银屑病、湿疹等恶化引起；淋巴瘤及其他恶性肿瘤；重型药物过敏所致	病因尚未完全明了，可能与遗传因素、性激素及环境因素等有关	可由感染、药物、接触物、某些疾病引起
症状、体征	初起为麻疹样或猩红热样红斑，逐渐融合加重，几乎体无完肤。面部显著红肿，并有渗液。后期全身有大片脱屑，手（足）脱屑如破手套（袜）状，头发、指甲亦可脱落。黏膜可有糜烂或间有溃疡，皮损受累面积达到整个皮肤的90%以上，甚至有肝、脾、淋巴结肿大等	为两颊对称性红斑，边缘略高起，附有灰白色黏着性鳞屑。皮损扩大后呈圆形或不规则形，中心形成白斑，边缘继续扩展，有色素沉着，形成局限性盘状红斑狼疮。系统性红斑狼疮累及多脏器，皮损大小不等、形状不规则的水肿性红斑，色鲜红或紫红，表面光滑或附以少量灰白色鳞屑，有痒或烧灼感。皮损主要分布于面部，特别是两颊和鼻梁、鼻颊部位的皮损常融合成蝶形	多发生于面部、手背、足背、掌跖、前臂、小腿伸侧等处，分布对称。皮疹呈多形性，红斑初起为鲜红色，带水肿性，界限清楚，呈圆形，逐步呈紫红色，可有丘疹、水疱或大疱，以丘疹型为多见
辅助检查	皮肤活检、消化系统彩超、血液动力学等提示异常	血、尿、粪常规检查，免疫学检查，皮损的病理检查等提示异常	血、尿、粪常规检查，皮损的病理检查等提示异常

参考文献

[1] 邓铁涛，陈群，郭振球. 中医诊断学［M］. 修订版. 上海：上海科学技术出版社，2013.

[2] 张奉春、栗占国. 内科学：风湿免疫科分册［M］. 北京：人民卫生出版社，2015.

[3] 汪宏. 望诊遵经［M］. 陈雪功，张红梅，校注. 北京：中国中医药出版社，2009.

（吴咏妍）

五、望呼吸

主编按语

前人早已十分重视呼吸与生命和健康的关系，望诊已注意到鼻、口、喉等"息道"。若以现代中西结合的角度，还应注意胸腹的呼吸肌的运动，并联系呼吸、循环、运动、免疫、神经等多个系统来观察、思考和鉴别，因而特设此篇。

（一）医经概说

呼吸的形态、动态、频率、深浅、节律等变化，都能提示人体健康或患病。自《黄帝内经》以后，历经汉、唐、宋、元而至明、清各朝代，历代医家在《黄帝内经》有关呼吸病变的理论基础上，通过不断实践和总结，积累了丰富的临床和理论经验。

《素问·阴阳别论》："阴争于内，阳扰于外，魄汗未藏，四逆而起，起则熏肺，使人喘鸣。"这从阴阳的角度解释了喘鸣的发病机理。

《华佗神医秘传·论肺脏虚实寒热生死逆顺脉证之法》："凡虚实寒热，则皆使人喘嗽。实则梦刀兵恐惧，肩息胸中满；虚则寒生，欬息利下，少气力，多悲感。"这从虚实寒热的角度解释了喘息的发病机理。

《幼科全书》："小儿肺胀喘满，胸隔气急，两胁煽动，陷下成坑，两鼻窍胀，闷乱咳嗽。"这对小儿肺胀做了详细的症状描述。

《伤寒明理论》："气逆而上行，冲冲而气急，喝喝而息数，张口抬肩，摇身滚肚。"这里讲述了气逆的病机和症状。

《杂病广要》："短气不足以息者体实，实则气盛，盛则气逆不通、故短气。又肺虚则气少不足，亦令短气。"这提出了对短气的虚实病机的认识。

本部分从中西医望诊呼吸病变的角度，对正态常色、局部病变、关联病患和鉴别诊断等方面进行了较为全面的归纳总结，以加深对望诊理论的认识，提高临床诊断和治疗的水平。

（二）正态常色

健康人在静息状态下呼吸运动稳定而有节律。正常男性和儿童是腹式呼吸，女性是胸式呼吸。健康成人频率为 16～20 次 / 分，初生儿 44 次 / 分，五六岁小儿 26 次 / 分。呼吸与脉搏之比为 1：4。

（三）局部病变

1. 三凹征

上呼吸道部分阻塞患者，因气流不能顺利进入肺，故当吸气时呼吸肌收缩，造成肺内负压极度增高，从而引起胸骨上窝、锁骨上窝及肋间隙向内凹陷，称为"三凹征"，因吸气时间延长，又称为吸气性呼吸困难。多由上呼吸道部分阻塞，如气管异物所致，也见于急性喉痉挛、呼吸衰竭等疾病。

2. 肋间隙膨隆

下呼吸道阻塞患者，因气流呼出不畅，呼气需要用力，从而引起肋间隙膨隆，因呼气时间延长，又称之呼气性呼吸困难。见于支气管哮喘，阻塞性肺气肿。

3. 男性胸式呼吸为主

男性胸式呼吸为主多由阳明腑实、肝胆实壅、血瘀水阻所致。可见于腹痛重症，如胰腺炎、胆囊炎、胃穿孔，还见于肠胀气、肝脾肿大、腹水、腹腔内巨大肿瘤等。

4. 女性呈腹式呼吸

女性呈腹式呼吸多由肺热、痰水滞肺、肺瘀痰阻所致。可见于肺炎、肺癌、气胸、胸膜炎、胸腔积液等。

5. 呼吸过速

呼吸过速指呼吸频率超过 24 次 / 分。相当于中医病名"吸促"，可见于发热、疼痛、贫血、甲状腺功能亢进、心力衰竭、肺炎、喘息性支气管炎、哮喘、腹膜炎、急性传染病、尿毒症、糖尿病酮症酸中毒、急性重症出血、癔症性喘息。

6. 呼吸过缓

呼吸过缓指呼吸频率低于 12 次 / 分。相当于中医病名"吸远",可见于麻醉剂或镇静剂过量、颅内压增高、急性传染病神昏之际、喉头或气管内有障碍、鸦片中毒。

7. 呼吸浅快

呼吸浅快可见于呼吸肌麻痹、严重腹水、肥胖,以及肺部疾病,如肺炎、胸膜炎、胸腔积液和气胸等。

8. 呼吸深快

呼吸深快多见于剧烈运动、情绪激动、过度紧张等。

9. 呼吸深大快

呼吸深大快多见于严重代谢性酸中毒时。

10. 潮式呼吸

潮式呼吸指呼吸呈现潮式,即由浅变深,由慢变快,后又由深变浅,由快变慢,间歇数秒后周而复始,并有一定规律,状若潮水往来。多由风痰闭窍、毒热壅瘀、脏气衰微所致。多见于脑出血、脑梗死所致大脑循环障碍,或见于脑炎、脑膜炎、尿毒症、药物中毒（如巴比妥中毒）、严重休克等,引起呼吸中枢兴奋性降低,使调节呼吸的反馈系统失常。

11. 间停呼吸

间停呼吸指有规律呼吸几次后,突然停止一段时间,又开始呼吸,即周而复始的间停呼吸。机制和病因同潮式呼吸。

12. 叹息样呼吸

神昏,浅促呼吸,时见叹息样或双吸气呼吸。多由脏气衰竭、温病神昏所致。多见于呼吸衰竭或脑水肿等。

13. 抬肩呼吸

抬肩呼吸指在呼吸时肩膀亦随着动摇,严重者可伴见张口呼吸。

14. 端坐呼吸

端坐呼吸指患者坐于床沿上,以两手置于膝盖或扶持床边。见于心功能不全、肺功能不全患者。

15. 遏止性呼吸

遏止性呼吸表现为吸气过程中突然遏止、屏气，不敢深吸，而仅能浅促吸气，呈阵发性，患者表情痛苦，呼吸较正常浅而快。多由痰热滞肺、瘀血结聚、外伤损肺所致。可见于引起胸壁剧痛诸病，如急性胸膜炎、胸膜恶性瘤、胸背严重外伤及肋骨骨折等。

16. 猫喘样呼吸

猫喘样呼吸表现为喘息抬肩，不能平卧，呼气较吸气时间长，并有猫喘样哮鸣，甚至唇面发绀。多由于寒痰内伏、痰火壅肺、肺肾俱虚、脏气衰微等所致。可见于支气管哮喘、慢性喘息性支气管炎、心力衰竭之心源性哮喘。

17. 蝉鸣样呼吸

蝉鸣样呼吸指在呼吸过程中，在肋间隙、胸骨上窝、心窝部均出现明显之凹陷，即三凹征，并伴有高调如蝉鸣样声音。多由肺胃郁热、疫毒犯喉、阴虚肺燥所致。可见于白喉、喉头水肿、喉头异物、喉头肿瘤等，为喉头阻塞性疾病所致。

18. 鼾式呼吸

鼾式呼吸指在昏睡时，呼吸张口，吸而深长，伴有响声，甚至如雷。多由风痰壅盛、痰火闭窍、脏气欲绝所致。可见于肺心病呼吸衰竭、肺水肿、脑出血、脑梗死等。

19. 呼吸动摇振振

呼吸动摇振振是指呼吸时头部上下点动，肩亦振动，是呼吸极度困难的表现，多在濒死前出现。

20. 气机失调

（1）气逆证。气逆证是指咳逆喘息，肺气上逆，多见于肺胀。

（2）气脱证。气脱证是指呼吸微弱而不规则，多见于昏迷或昏仆。

（3）少气。少气是指呼吸微弱，气少不足以息，称为少气或气少。多见于久病衰弱、诸虚不足之证，是气亏体弱的表现。

（4）短气。短气是指呼吸气急而短，不足以息。短气有虚实之分，虚者多属肺气不足，实者多由痰饮内停、气逆于上引起。

（5）太息。太息是指患者自觉胸中郁闷不舒而发出长叹的声音。太息的特点是平静呼吸过程中时而深吸气并长嘘叹气，发出比平时呼吸大而多的声音，多为情志病之声。

（四）关联疾患

1. 喘证

望之可见张口抬肩、鼻翼翕动、不能平卧。实证以呼吸深长有余为特点，虚证以呼吸短促难续为特点。多并发于多种急、慢性疾病病程中。相当于西医学的急、慢性支气管炎及肺炎、肺气肿、慢性肺源性心脏病、心力衰竭等疾病过程中所出现的呼吸困难。

2. 肺胀

望之可见胸部膨满，喘咳上气，痰多，烦躁。病情缠绵，时轻时重，日久则见面色晦暗、唇甲发绀、肢体浮肿，甚或喘脱等危重之象。相当于西医学的慢性支气管炎合并肺气肿、老年性肺气肿、呼吸衰竭、慢性肺源性心脏病。

3. 哮病

望之可见呼吸困难，呼气延长，往往不能平卧，伴有喉中哮鸣如水鸡声为特点，反复发作，每次发作可持续数分钟、数小时或数日不等。相当于西医学的支气管哮喘、哮喘型支气管炎，以及嗜酸性粒细胞增多症或其他急性肺部过敏性疾患引起的哮喘。

4. 肺痈

望之可见患者咯吐腥臭浊痰，甚则脓血相兼。相当于西医学的多种原因引起的肺组织化脓症如肺脓肿、化脓性肺炎、肺坏疽，以及支气管扩张继发感染等疾病。

5. 肺痿

望之以气短、咳吐浊唾涎沫，伴形体消瘦，发病缓，病程长，反复发作，以虚证为主。凡各种原因所致的慢性咳嗽，相当于西医学的慢性支气管炎、支气管扩张症、慢性肺脓肿后期、肺纤维化、肺不张、肺硬变、矽肺等。

6. 肺痨

肺痨以咳嗽、咯血、胸痛、潮热、盗汗、消瘦六大主症为特征。相当于西医学的肺结核、肺外结核与本病表现相同者。

7. 肺癌

肺癌以喘息气急为特征，伴有咳嗽、咯血、发热、胸痛等症。根据本病的临床表现，肺癌可归属于中医学"咳嗽""咯血""胸痛""肺痈""肺痿""虚劳""痰饮"等范畴。

8. 心衰

心衰以心悸、胸闷、气喘、水肿或夜间突发惊悸喘咳,坐起后缓解为主要表现,随着病情发展出现动辄喘甚,或端坐呼吸,不能平卧。相当于西医学的慢性心力衰竭。

9. 鼾症

鼾症是由于气道阻塞、气息出入受阻,以睡眠中出现鼾声、气息滞涩不利,甚或呼吸时有停止为主要特征的一种疾病。鼾症包括单纯性鼾症与睡眠呼吸暂停低通气综合征,其后者分为中枢型、阻塞型和混合型。

10. 阻塞性睡眠呼吸暂停低通气综合征

阻塞性睡眠呼吸暂停低通气综合征表现为睡眠暂停过程中口鼻气流消失,胸腹式呼吸仍然存在,是指在睡眠过程中由于通气阻力进行性增大而引起口鼻呼吸通气停止超过 10 秒钟。阻塞性低通气是指在睡眠过程中口鼻呼吸通气量下降,而非停止,常伴有血氧饱和度的下降和憋醒。患者常伴有高血压、冠状动脉粥样硬化性心脏病、卒中和心房纤颤等心脑血管疾病。

11. 中枢性睡眠呼吸暂停综合征

中枢性睡眠呼吸暂停综合征表现为与通气驱动功能无关的口鼻气流与胸腹式呼吸同时消失超过 10 秒钟。可以发生于心力衰竭患者。

12. 新生儿窒息

新生儿窒息是指由于分娩过程中的各种原因使新生儿出生后不能建立正常呼吸,引起缺氧、酸中毒,严重时可导致全身多脏器损害的一种病理生理状况,是围产期新生儿死亡和致残的主要原因之一。

13. 慢性阻塞性肺病

慢性阻塞性肺病是一组以气流受限为特征的肺部疾病,气流受限不完全可逆,呈进行性发展,但可以预防和治疗。望诊早期可无异常,病情发展可见胸廓前后径增大,肋间隙增宽,剑突下胸骨下角增宽,称为桶状胸。部分患者呼吸变浅、频率增快,严重者可有缩唇呼吸等。

14. 急性呼吸窘迫综合征

急性呼吸窘迫综合征是呼吸系统或其他系统疾病导致肺泡损伤而诱发非心源性肺水肿,进而导致肺或全身的炎症,表现为急性低氧血症,胸部影像学提示双肺渗出改变。最早出现的症状是呼吸加快，并呈进行性加重的呼吸困难、发绀，常伴有烦躁、焦虑、出汗等。呼吸困难的特点是呼吸深快、费力，患者常感到胸廓紧束、严重憋气，即呼吸窘迫，不能用通常的吸氧疗法改善，亦不能用其他原发心肺疾病（如气胸、肺气肿、肺不张、肺炎、心力衰竭）解释。

15. 气胸

气胸是指气体进入胸膜腔造成积气状态。起病急骤，突感一侧胸痛，针刺样或刀割样，持续时间短暂，继之胸闷和呼吸困难，可伴有刺激性咳嗽。

16. 肺动脉栓塞

肺动脉栓塞是来自全身静脉系统或右心的内源性或外源性栓子阻塞肺动脉或其分支，引起肺循环和呼吸功能障碍的临床和病理生理综合征。栓子种类包括血栓、脂肪、羊水、瘤栓和感染性栓子，其中99%是血栓。有呼吸困难、胸痛、晕厥、咯血等临床表现，呼吸急促和心动过速为常见体征。

17. 心源性肺水肿

心源性肺水肿是指肺血管外液体增多甚至渗入肺泡内，进而引起的生理功能紊乱。通常由心力衰竭引起，多伴有心脏病史。①肺水肿间质期：常有咳嗽、胸闷、轻度呼吸急促、劳力性呼吸困难及夜间阵发性呼吸困难，无发绀或轻度发绀，肺底细小湿啰音或哮鸣音，本期易漏诊。②肺泡水肿期：表现为面色苍白，发绀，严重呼吸困难，咳大量白色或血性泡沫痰，两肺满布湿啰音，晚期出现低血压、休克、心率快、少尿等情况。

18. 图雷特综合征

图雷特综合征又称多发性抽搐、抽动秽语综合征，是一组由遗传缺陷和不良环境因素导致的、儿童期多发的神经精神疾病，是一种以躯体多处肌肉及发音肌抽搐为特征的运动障碍病，是临床表现为面部、四肢、躯干部肌肉反复不自主抽动伴喉部异常发音及猥秽语言的综合征。

19. 巴比妥类药物中毒的呼吸抑制

巴比妥类药物中毒的呼吸抑制表现为意识障碍，可从嗜睡至昏迷，重度中毒可出现肌肉松弛、腱反射减弱或消失、呼吸浅慢、瞳孔缩小或散大、发绀、尿量减少、脉弱无力、血压降低、休克。如不及时抢救，最后因呼吸和循环衰竭而死亡。

20. 龟式呼吸

龟式呼吸是指人仿龟的潜式呼吸，是气功调息法之一。

附录：

表 1-12　喘证、哮病、肺胀的鉴别诊断

中医病名	喘证	哮病	肺胀
病因	多种急、慢性疾病	大多起病于童稚之时，与禀赋有关，后可由感冒、气候变化、疲劳、饮食不当、起居失宜等诱因引动而发作	久咳、喘、哮等病证不愈演变而成
症状、体征	呼吸困难，甚则张口抬肩，鼻翼翕动，不能平卧	发作性的喉中哮鸣有声，呼吸困难，甚则喘息不能平卧	胸中烦闷、膨膨胀满、上气咳喘，甚至面目晦黯、唇舌紫绀、颜面四肢浮肿

表 1-13　肺痈、肺痿、肺痨的鉴别诊断

中医病名	肺痈	肺痿	肺痨
病因	邪热犯肺，蕴结不解，发病急	继发于其他疾病，以肺脏痿弱为主要病变的慢性衰弱疾患，发病缓，病程长	痨虫，属慢性虚弱性传染性病变
症状、体征	胸中痛，咳唾脓血，痰腥臭，脉滑数	咳吐浊唾涎沫，脉数而虚，形体消瘦	咳嗽、咯血、胸痛、潮热、盗汗、消瘦

表1-14　单纯性鼾症、阻塞性睡眠呼吸暂停、中枢性睡眠呼吸暂停的鉴别诊断

西医病名	单纯性鼾症	阻塞性睡眠呼吸暂停	中枢性睡眠呼吸暂停
病因	耳鼻喉、口腔检查了解局部解剖和发育异常、增生等	有家庭聚集性和遗传因素。多数有上呼吸道特别是鼻、咽部位狭窄的病理基础。此外，还与神经、体液、内分泌等因素的综合作用有关	多数有神经系统和运动系统的病变。此外，出现在部分充血性心衰患者中。较少见，一般不超过呼吸暂停患者的10%
症状、体征	有明显的鼾声	睡眠时打鼾伴呼吸暂停、白天嗜睡、身体肥胖、颈围粗	睡眠时打鼾伴呼吸暂停、白天嗜睡
胸腹式呼吸	无呼吸暂停和低通气，无低氧血症	睡眠呼吸暂停过程中口鼻气流消失，胸腹式呼吸仍然存在	睡眠呼吸暂停过程中口鼻气流与胸腹式呼吸同时消失
多导睡眠图监测	确诊睡眠呼吸暂停低通气综合征的金标准		

表1-15　急性呼吸窘迫综合征、气胸的鉴别诊断

西医病名	急性呼吸窘迫综合征	气胸
病因	肺内因素：①化学因素，如吸入毒气、烟尘、胃内容物及氧中毒等；②物理性因素，如肺挫伤、放射性损伤等；③生物性因素，如重症肺炎。 肺外因素包括严重休克、感染中毒症、严重非胸部创伤、大面积烧伤、大量输血、急性胰腺炎、药物或麻醉品中毒	原发性自发性气胸：多见于瘦高体型的男性青壮年，无肺部基础病。 继发性自发性气胸：多见于有基础肺部病变者，如肺结核、慢性阻塞性肺疾病、肺癌、肺脓肿、肺尘埃沉着症及淋巴管平滑肌瘤病等。月经性气胸仅在月经来潮前后24~72 h内发生
症状、体征	急性起病、约半数发生于24 h内，呼吸频数（呼吸多在25~50次/分）和（或）呼吸窘迫、发绀，常伴有烦躁、焦虑、出汗等	起病急骤，突感一侧胸痛，针刺样或刀割样，持续时间短暂，继之胸闷和呼吸困难，可伴有刺激性咳嗽
X线或CT	显示两肺浸润阴影	显示气胸线是确诊依据

表 1-16　肺动脉栓塞、心源性肺水肿的鉴别诊断

西医病名	肺动脉栓塞	心源性肺水肿
病因	有发生静脉血栓栓塞的易患因素：①强易患因素：骨折（髋部或下肢），髋部或膝关节置换，普外大手术，严重创伤，脊髓损伤。②中等易患因素：髋关节镜手术，中心静脉置管，化疗，慢性心力衰竭或呼吸衰竭，激素替代治疗，恶性肿瘤，口服避孕药，卒中发作，妊娠或产褥期，下肢静脉血栓病史，血液高凝状态。③弱易患因素：卧床 >3 天，久坐不动，老年，腹腔镜手术，肥胖，静脉曲张，产前	通常由心力衰竭引起，多伴有心脏病史：①左心功能不全，如急性心肌梗死、心律失常、心肌病、缩窄性心包炎、主动脉狭窄或关闭不全、二尖瓣关闭不全、腱索或室间隔破裂、体循环高血压。②左室流出道梗，如二尖瓣狭窄、左室黏液瘤。③左房压力及肺微血管压力因容量负荷加重而升高，如肺血管床过度灌注引起液体滤过量超过淋巴系统清除能力
症状、体征	呼吸困难、胸痛、晕厥、咯血，呼吸急促和心动过速	咳嗽、胸闷、呼吸困难甚至发绀，严重者咳大量白色或血性泡沫痰
影像学检查	螺旋 CT 肺动脉造影等	X 线平片等

参考文献

［1］张树生，肖相如. 中华医学望诊大全［M］. 3 版. 太原：山西科学技术出版社，2014.

［2］王永炎，严世芸. 实用中医内科学［M］. 2 版. 上海：上海科学技术出版社，2009.

［3］高利. 中西医结合望诊启迪［M］. 北京：人民卫生出版社，2018.

［4］麻仲学. 中国医学诊法大全［M］. 济南：山东科学技术出版社，1989.

［5］刘智胜，静进. 儿童心理行为障碍［M］. 北京：人民卫生出版社，2007.

［6］于志刚. 内科常见疾病临床诊疗与思维：全科医生手册［M］. 杭州：浙江大学出版社，2015.

（顾颖敏）

第二部分　望　体　表

一、望皮肤

主编按语

　　皮肤是人体的最大器官，在望诊中也吸引了最大范围的视野。皮肤及其附属器的病变数不胜数，本书为体现其全而细的特色，在望皮肤部分又分出望斑、望疱、望疹、望痣，另外还有其附属器毛发和甲的望诊。

　　望诊既要看到皮肤本位的病变，还要结合皮损辨证，这就是行医者应具备的"特异功能"。只有这样，在对皮肤病变的望诊阶段，才会有满意的收获。

（一）医经概说

　　皮肤在一身之表，为人体之藩篱，卫气循行其间，内合于肺脏。感受外邪，皮表首当其冲，脏腑气血的病变，也可通过经络反映于肌表。

　　《素问·五脏生成》："肺之合皮也，其荣毛也。"

　　《素问·经脉别论》："食气入胃，浊气归心，淫精于脉。脉气流经，经气归肺，肺朝百脉，输精于皮毛。"

　　《素问·至真要大论》："诸痛痒疮，皆属于心。"

　　《灵枢·本脏》："卫气者，所以温分肉，充皮肤，肥腠理，司开合者也。"

　　《灵枢·天年》描述了长寿的特征：五脏坚固，血脉和调，肌肉解利，皮肤致密，营卫之行，不失其常……。还描述了人一生不同时期的外部特征："人生十岁，五脏始定，血气已通，其气在下，故好走；……七十岁，脾气虚，皮肤枯……"

　　《灵枢·寿夭刚柔》曰"形充而皮肤缓者则寿，形充而皮肤急者则夭"，指出了皮肤有弹性的人长寿，皮肤缺少弹性的人短命。

　　《温热论》："凡斑疹初见，须用纸捻照见胸背两胁，点大而在皮肤之上者为斑；或云头隐隐，或琐碎小粒者为疹。又宜见而不宜见多。按方书谓斑色红者属胃热，紫者热极，黑者胃烂，然亦必看外证所合，方后断之。"

望皮肤色泽、形态的异常，可了解邪气的性质和气血津液的盛衰，从而了解病情。

（二）正态常色

对多数中国人来说，健康皮肤的性状包括皮肤颜色均匀，白里透红；皮肤含水量充足，水油分泌平衡；肤质细腻有光泽，光滑有弹性；面部皱纹程度与年龄相当；皮肤对外界刺激反应正常，无皮肤病。

（三）局部病变

1. 色泽异常

（1）皮肤发赤。

①流行性出血热。眼球结膜充血，面部、颈、胸部皮肤发红，压之褪色。

②红斑狼疮。相当于中医的"鬼脸疮""红蝴蝶"，为两颊对称性红斑，边缘略高起，附有灰白色黏着性鳞屑。皮损扩大后呈圆形或不规则形，中心形成白斑，边缘继续扩展，有色素沉着，形成局限性盘状红斑狼疮。系统性红斑狼疮累及内脏器官，皮损为大小不等、形状不规则的水肿性红斑，色鲜红或紫红，表面光滑或附以少量灰白色鳞屑，有痒或烧灼感。皮损主要分布于面部，特别是两颊和鼻梁、鼻颊部位的皮损常融合成蝶形。

③接触性皮炎。相当于中医的"膏药风、漆疮"，有接触物的病史，急性发病。皮损多见于面部及四肢暴露部位，损害边缘清晰，但在组织疏松处如眼睑，水肿明显，边缘可不甚清楚。红斑、丘疹、水疱以至坏死溃疡均可发生，可有发痒，烧灼或痛感。

④丹毒。相当于中医的"赤丹""抱头火丹"，多发生于小腿及面部。损害为略高出于皮面的水肿性鲜红斑片，边缘明显，局部明显肿胀、灼热，严重者可发生大疱，有压痛。常伴有畏寒、发热等全身症状。

⑤疣状皮肤结核。相当于中医的"失营疮"，好发于手指、手背，少数可发生在臀部，为单侧性分布。一般皮肤破损处感染结核杆菌后一周左右发病。皮损为丘疹和结节，呈暗红色，表面角化粗糙，有鳞屑。结节融合后形成疣状和乳头状斑块。斑块周围有红晕，表面有裂隙，并有脓液不断从裂隙中流出。患者无自觉症状。

⑥蜂窝组织炎。相当于中医的"痈",好发于四肢、面部、外阴和肛周等部位,初起为弥漫性、水肿性、浸润性红斑,界限不清,局部皮温增高,中央红肿明显,急性期可伴有疼痛、高热、寒战和全身不适。(见图2-1、图2-2)。

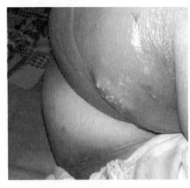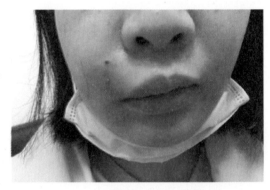

图2-1 臀部蜂窝组织炎　　　　图2-2 面部痤疮合并蜂窝组织炎

⑦麻风。相当于中医的"大麻风""大风",早期为浅色或淡红色斑,后皮损逐渐分布广泛,晚期表现为暗红色结节,引起四肢活动障碍及畸形。

⑧刺胞皮炎。刺胞是水母的通称。人被水母蜇伤时皮肤有闪电样针刺感,数分钟内出现痒、麻痛或灼热感,严重者可有瘀斑或水疱。

⑨日晒伤。一般日晒数小时至十余小时后,暴露皮肤出现弥漫性红斑,呈鲜红色,边界清楚,局部可自觉灼痛。

⑩剥脱性皮炎。俗称"红皮病",以全身90%以上皮肤潮红、脱屑为特征,伴高热、全身乏力、肝脾淋巴结肿大等。

⑪疥疮。此病中、西医病同名,由疥螨在皮肤表层感染侵蚀所致。多发于手指缝,其次为手腕、腋下、乳房下等的部位。瘙痒,夜间尤甚。望诊可见局部丘疹、潮红、渗出、水泡及隧道。见图2-3。

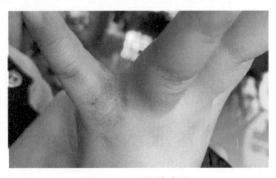

图2-3 手指缝疥疮

⑫痤疮。俗称青春痘，是一种毛囊皮脂腺炎症性疾病。以粉刺、丘疹、脓疱、结节、囊肿、皮脂溢出和瘢痕为其特征。多发于青春期男女，好发于颜面部。见图2-4。

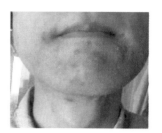

图2-4　面部痤疮

⑬主妇手。它是一种好发于手掌的局部接触性皮炎。望诊可见皮肤干燥、皮纹粗、皮肤爆裂甚至剥脱。常与接触肥皂、洗洁精及其他高浓度液体有关，因此，饮食业及肉菜市场员工多发而不分性别。见图2-5。

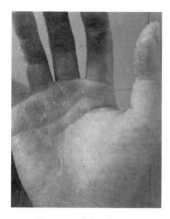

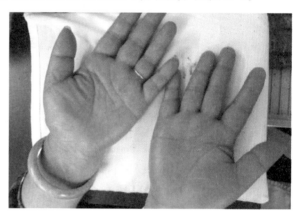

图2-5　主妇手　　　图2-6　真性红细胞增多症（大、小鱼际和手指皮肤红紫）

⑭皮肌炎。相当于中医的"肌痹"，可见眼睑紫红色斑，指指关节、掌指关节伸侧的扁平紫红色丘疹，多对称分布，部分有褐色色素沉着，并有受累肌群无力、疼痛和压痛。

⑮真性红细胞增多症。望诊可见皮肤变红，特别是颜面、颈部和肢端部位，眼结膜充血，但多无脾大，症状较轻，常有头痛、嗜睡、眩晕和易疲倦，或完全没有症状，患者通常有此病家族史。见图2-6。

（2）皮肤发黄。

①黄疸。黄疸是由于胆红素代谢障碍而引起血清内胆红素浓度升高所致。临床上表现为巩膜、黏膜、皮肤及其他组织被染成黄色。

②肝病面容。指由于肝脏疾病，最常见的是肝硬化，导致患者面部皮肤色泽逐渐变暗，脸色发黄而暗黑，没有光泽，弹性差，皮肤干燥、粗糙，甚至出现"古铜色"面容；有的患者眼圈周围灰暗尤其明显，有点像"熊猫眼"；有的患者颜面部或鼻尖部出现细小的毛细血管扩张，好像纤细的网络。

③药物引起的皮肤发黄。相当于中医的"中药毒"，长期服用带有黄色素的药物，如米帕林、呋喃类等也可使皮肤变黄。

④紫外线照射引起皮肤发黄。紫外线是皮肤老化的主要杀手，它会让皮肤纹理混乱、血液循环不畅、黑色素积聚，使皮肤暗黄。

⑤长期熬夜、睡眠不足引起皮肤发黄。因熬夜而没有足够的时间睡眠，肝胆就得不到充分的休息，可表现为皮肤粗糙、黑斑、面色发黄等。

（3）皮肤发紫。

①过敏性紫癜。相当于中医的"葡萄疫"，好发于下肢，以小腿伸侧为主，发病前常有上呼吸道感染、低热、全身不适等，继而出现可触及的紫癜、出血性丘疹或瘀斑，可伴有关节痛。见图 2-7。

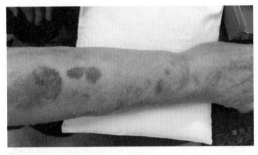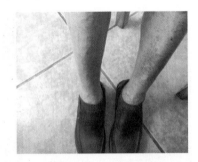

图 2-7　过敏性紫癜　　　　　　图 2-8　老年性紫癜

②色素性紫癜性皮肤病。为多发性针尖大小、压之不褪色的紫红色斑点，多发生在下肢。

③老年性紫癜。又名日光性紫癜、光化性紫癜、老年性坏血病或老年性人工紫癜等，系发生于老年人皮肤和皮下组织的一种紫癜。患者多为中老年，女性多于男性，主要发生在易受外伤的暴露部位，在微弱的外伤、压迫或自然状态下形成直径 1～5 厘米大小的暗紫色瘀点或瘀斑，形状不规则，境界清楚，常伴表皮破损。紫癜色泽变化很小，历时数周或更长，自然消退后留有色素沉着。损害周围皮肤变薄，毛发稀疏或缺乏，毛细血管可见扩张，皮肤缺乏弹性，压脉带试验常呈阳性。见图 2-8。

④皮质醇增多症。又称库欣综合征，因肾上腺皮质分泌皮质醇激素过量所致。望诊可见向心性肥胖、满月脸、多血质外貌，皮肤特征为紫纹、痤疮。见图 2-9。

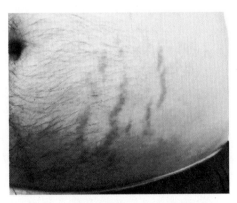

图 2-9　皮质醇增多症（皮肤紫纹）

（4）皮肤发白。

①白癜风。相当于中医的"白驳风"，好发于暴露及摩擦部位，皮损表现为边界清楚的色素脱落斑，呈乳白色，白斑中可出现散在的毛孔周围岛状色素区，无瘙痒脱皮等症状。

②白化病。全身皮肤呈乳白或粉红色，毛发为淡白或淡黄色。由于缺乏黑色素的保护，患者皮肤对光线高度敏感，日晒后易发生晒斑和各种光感性皮炎。眼部由于色素缺乏，虹膜为粉红或淡蓝色，常有畏光、流泪、眼球震颤及散光等症状。

（5）皮肤发黑。

①黑变病。相当于中医的"黧黑斑"，多数有光过敏物质接触史，好发于面部，典型皮损为网状排列的色素沉着斑，灰紫色到紫褐色，边界不清。自觉症状不明显。

②艾迪森氏症。又称原发性慢性肾上腺皮质功能减退症。患者自觉疲劳、肌肉无力、食欲丧失及体重减轻，皮肤最常见是变黑，主要波及手肘、膝部、指关节、口腔黏膜及以前手术的疤痕。

2. 润枯

（1）干燥综合征。干燥综合征相当于中医的"燥毒"，患者可有明显的口干、眼干、怕光、视力模糊，皮肤干燥如鱼鳞病样，有结节性红斑、紫癜、雷诺现象，皮肤溃疡、淋巴结肿大等。

（2）鱼鳞病。鱼鳞病相当于中医的"蛇皮癣"，是一组遗传性角化障碍性皮肤疾病，多在儿童时发病，主要表现为四肢伸侧或躯干部皮肤干燥、粗糙，伴有菱形或多角形鳞屑，外观如鱼鳞状或蛇皮状。寒冷干燥季节加重，温暖潮湿季节缓解。

（3）手足皲裂。手足皲裂相当于中医的"皲裂疮"，好发于冬季，多见于成年手工劳动者，皮损多沿皮纹方向发生，可伴疼痛或出血。

3. 肿胀

（1）下肢皮肤水肿。下肢皮肤水肿相当于中医的"水肿"，可见于心衰、下肢静脉血栓、肾功能不全等疾病。

（2）浸渍擦烂性皮炎。浸渍擦烂性皮炎初发时指间皮肤浸渍、肿胀、发白、起皱，自觉瘙痒，后经摩擦表皮剥脱，自觉疼痛，易合并感染。手足皮肤长时间浸水及稻田水温高是本病的重要因素。

（3）瘀积性皮炎。瘀积性皮炎可归于"湿疮""臁疮""筋瘤""浸淫疮"等病，多发生于下肢静脉高压患者，表现为下肢迅速肿胀、潮红、发热，浅静脉曲张并出现湿疹样皮损。

（4）血管性水肿。血管性水肿相当于中医的"赤白游风"，多因过敏引起，常见于皮肤比较松弛的部位如眼睑、口唇及外阴，皮损为局限性肿胀，边界不清，呈肤色或淡红色，表面光亮，瘙痒不明显，一般持续数小时或数天。见图2-10。

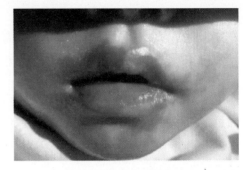

图2-10　小儿药物过敏（唇及面部过敏疹）

4. 角化

（1）毛周角化病。毛周角化病是一种遗传性毛囊角化异常性皮肤病，也称毛发苔藓，俗称"鸡皮病"。本病以散在性毛囊丘疹半角质栓为临床特征，好发于青少年，冬季最为明显。中医古代文献将本病归属于"肉刺毛"的范畴。皮疹散分布或集簇成群发生于上臂、前臂、大腿、股外侧及臀部，偶见泛发分布，呈针头大的尖顶毛囊角化性丘疹，皮疹不互相融合，可为正常皮肤颜色，有时丘疹顶端有灰褐色或灰白色角质小栓，内含盘曲的毳毛，剥掉角质栓可出现一个微小的凹窝，但很快又重新形成角质栓。角质栓不明显的病例，皮疹多呈淡红色。有的病例仅见毛囊性红斑而不见角栓，严重受累的毛囊可以出现一个微小脓疱。本病一般无自觉症状，或有轻度瘙痒，对全身健康无影响。损害持续数年，冬季明显，成年期后改善。

（2）掌跖角化病。掌跖角化病是掌跖角化过度，以弥漫性或局限性掌跖增厚为主要临床表现的一类慢性皮肤病。大多为先天性，常有家族史，也可以是其他皮肤病如银屑病、毛发红糠疹、痣样基底细胞癌综合征等或一些全身性疾病的表现（即症状性掌跖角皮症）。本病在中医学文献中未见明确病名记载，个别类型相当于中医的"厚皮疮"。

①弥漫性掌跖角化病。皮损特点为初起掌跖皮肤出现弥漫性红斑，在红斑的基础上皮肤开始粗糙增厚，并有不同程度的角化过度。随着病情的发展逐渐形成表面光滑的淡黄色坚硬角质，很像胼胝覆盖在整个手掌或足底，皮损界限清楚。由于皮肤增厚缺乏弹性，皮肤纹理处容易发生皲裂，有时裂口很深引起疼痛。本病严重时，角化过度的皮肤可呈棕褐色或灰褐色，皮肤增厚表面不平，可有疣状突起或虫蚀样凹陷，并有很多裂口。掌跖可同时发病，也可单独于掌或跖发病，对称分布。一般只发生于掌跖部位，有少数扩展到手背或足背。指（趾）甲可增厚、混浊、弯曲，毛发、牙齿一般无改

变，可伴有掌跖多汗症。偶见合并手指弯曲、杵状畸形及假性断指症（假性阿洪病）。本病病情随年龄增加而逐渐加重，一旦得病，很难痊愈。

②播散性掌跖角化病。或称点状掌跖角皮症，皮损特点为掌跖出现多数散在圆形或椭圆形、直径 2～10 毫米的褐黄色角化性坚硬丘疹，亦可聚集成片状，剥除后可在皮损中央部见有火山口样凹陷，损害常持续终身。常疏散分布于掌跖（包括指、趾）或群集成片状、线状，在足跟与其他压力部位损害较多，一般位于足跖者较手掌为大。少数患者皮损可不限于掌跖，而同时累及手足背、肘、膝，甚至其他部位。本病通常始于 15～30 岁，但10～15 岁之间亦可发病。患者无掌跖多汗，除指（趾）甲有营养不良表现如纵裂、弯甲或缺甲外，鲜有其他缺损。

③条纹状角皮症。皮损从手掌开始沿手指向外辐射，足底由跖部向足趾发展，呈条状角化过度，皮肤粗糙增厚。一般仅见于掌受累，偶见足跖同时受累。多在青春期发病。摩擦、受压或外伤可加重局部症状。可在口腔颊黏膜出现乳头状瘤样改变，可伴发假性断指（趾）症。

④进行性掌跖角化病。皮损特点为掌跖皮肤持续性增厚，呈疣状角化损害，可向手足侧面伸延，有红斑和较多鳞屑，颜面、前臂、小腿、手足等部可有棕褐色色素沉着及萎缩斑。好发部位为累及手足的侧缘及背面，臂、腿部也不规则地出现角化过度斑片。从婴儿期开始出现掌跖增厚，症状逐渐加重，范围扩大达几年之久，有时直至 30～40 岁方才停止发展。一般对健康无影响，不伴甲、骨、智力等方面变化。

⑤进行性指掌角皮症。皮损特点为指端皮肤干燥、粗糙，可以轻度发红及脱屑，严重时有角质增厚及皲裂，指甲常增厚。好发部位多发生于右手拇指、食指及中指末端。病变缓慢扩展至手掌，无名指与小指受累较迟。有时左手也可发生病变。多见于成年妇女。一般冬季症状加重，患者常因疼痛影响掌指活动。局部无糜烂或瘙痒，也不扩展至手背及腕部。

（四）关联疾患

1. 手足口病

手足口病是以手、足和口腔发生水疱为特征，多发于儿童的一种病毒性皮肤病。

2. 银屑病

银屑病也称牛皮癣，是一种慢性炎症性皮肤病，病程较长。临床表现以红斑、鳞屑为主，全身均可发病，以头皮、四肢伸侧较为常见，多在冬季加重。见图2-11、图2-12。

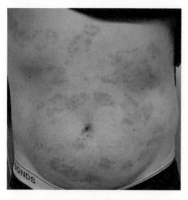
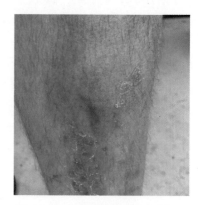

图2-11　寻常型银屑病（腹部）　　　图2-12　寻常型银屑病（脚部）

3. 毛囊炎

毛囊炎相当于中医的"大珠疮""发际疮""羊胡子疮"，好发于头面部、颈部、臀部及外阴，初起为红色毛囊性丘疹，数天内中央出现脓疱，周围有红晕，结痂脱落后一般不留瘢痕。

4. 疖

疖相当于中医的"暑疖""热疖"，系毛囊深处及周围组织的化脓性炎症，好发于头面部、颈部、臀部，皮损初起时为毛囊炎性丘疹，后炎症向周围扩展，形成质硬结节，伴红肿热痛。

5. 痈

痈相当于中医的"有头疽"，系多个相邻毛囊及毛囊周围炎症相互融合而形成的皮肤深部感染，好发于颈、背、臀和大腿等处，初起为糜烂性炎症硬块，迅速向四周蔓延，继而化脓、中心软化坏死，可伴局部淋巴结肿大和全身中毒症状。

6. 虱病

虱病表现为虱叮咬处有红斑、丘疹，瘙痒激烈，久之可发生苔藓样病变及色素沉着。

7. 特应性皮炎

特应性皮炎相当于中医的"四弯风"，是一种与遗传过敏素质有关的慢性炎症性皮肤病，初起为瘙痒性红斑，后逐渐出现针尖大小的丘疹、丘疱疹，密集成片，边界不清，瘙痒剧烈，可出现继发感染。

8. 瘙痒症

瘙痒症相当于中医的"痒风""血风疮"，是一种仅有皮肤瘙痒而无原发性皮损的皮肤病。可因饮酒、情绪波动、温度变化而引起瘙痒发作。见图 2-13、图 2-14。

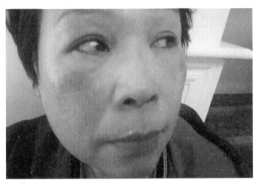 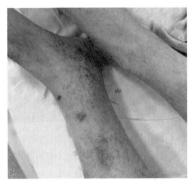

图 2-13　花粉症（结膜充血、脸及鼻翼皮肤潮红）　　图 2-14　老年性皮肤瘙痒症

9. 硬皮病

硬皮病相当于中医的"皮痹"，好发于中青年女性，皮肤硬化常自手、面部开始，病程进展缓慢，多有雷诺现象，同时可累及内脏多器官系统。见图 2-15、图 2-16、图 2-17。

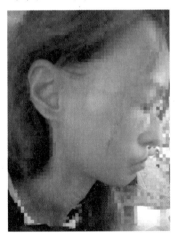 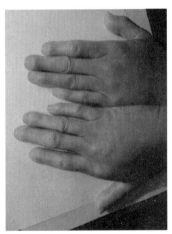

图 2-15　硬皮病　　　　　　　　图 2-16　硬皮病手指
（皮肤硬化增厚，耳垂及鼻梁萎缩）　　　（8 个指头指甲萎缩）

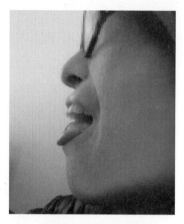
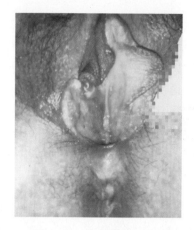

图 2-17　硬皮病患者
舌体变薄，伸舌受限

图 2-18　贝赫切特（白塞）
综合征生殖器溃疡

10. 白塞病

白塞病相当于中医的"狐惑病"，可有口腔溃疡、生殖器溃疡及皮肤损害，皮肤常见结节性红斑样及毛囊炎症。见图 2-18。

11. 脂溢性皮炎

脂溢性皮炎相当于中医的"面游风"，好发于皮脂溢出部位，以头、面、胸及背部多见，初起为毛囊性丘疹，逐渐融合成暗红色斑，被覆油腻鳞屑或痂，可出现渗出、结痂或糜烂。见图 2-19。

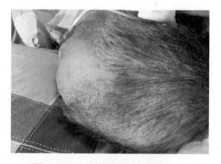

图 2-19　头部脂溢性皮炎

12. 斑秃

斑秃相当于中医的"油风"，表现为突然出现的圆形或椭圆形，直径 1～10 厘米，数目不等、边界清楚的脱发区，患处皮肤光滑无炎症。

13. 梅毒

梅毒相当于中医的"梅疮""杨梅疮"，标志性临床特征是硬下疳。好发部位为阴茎、龟头、冠状沟、包皮、尿道口，后可侵犯皮肤、黏膜形成梅毒疹，最后侵犯心血管及神经系统。

14. 淋病

淋病相当于中医的"膏淋""热淋""劳淋"，主要症状有尿频尿急、尿痛、尿道口流脓或宫颈口、阴道口有脓性分泌物等。或有淋菌性结膜炎、直肠炎、咽炎等表现，或有播散性淋病症状。

15. 尖锐湿疣

尖锐湿疣相当于中医的"臊疣"，生殖器和肛周为好发部位，损害初起为细小淡红色丘疹，以后逐渐增大增多，单个或群集分布，湿润柔软，表面凹凸不平，呈乳头样、鸡冠状或菜花样凸起。本病常无自觉症状，部分患者可出现异物感、痛、痒感或性交痛。

16. 膨胀纹

因妊娠发生者称为妊娠纹。是皮肤出现原发性条纹状萎缩，初期颜色淡红，久后转为淡白色。无自觉症状。可根据不同情况发生于不同部位：妊娠纹发生于腹部、大腿。青春期萎

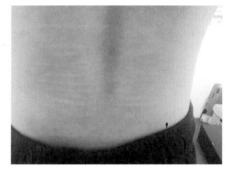

图 2-20 男青年腰部膨胀纹

缩纹常发生于股内侧、臀部及后腰部；由于服用皮质类固醇激素而发生的见于股内侧等皱褶处。见图 2-20。

17. 疤痕性皮肤

疤痕性皮肤相当于中医的"肉龟疮"，即疤痕消除了还是会再产生疤痕的皮肤。疤痕体质的人不只是留疤痕，而且疤痕还会增生，表现为疤痕凸起。

18. 黄褐斑

黄褐斑相当于中医的"面尘"，为颜面部对称而局限性淡褐色至深褐色斑片（通常对称分布于前额、颞部和颧部）。多见于中青年女性。

19. 唇炎

唇炎相当于中医的"唇风"，分为以脱屑为主的慢性脱屑性唇炎和以渗出糜烂为主的慢性糜烂性唇炎。见图2-21。

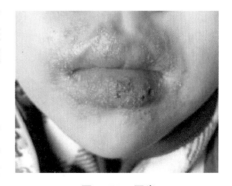

图 2-21 唇炎

20. 艾滋病

艾滋病相当于中医的"瘟毒""虚痨"，可出现各种感染性皮肤损害，

如带状疱疹、单纯疱疹和真菌感染等，也可出现皮肤肿瘤。

21. 黑棘皮病

黑棘皮病又称黑色角化病，是一种少见的角化性皮肤病。以皱褶部位皮肤色素沉着、粗糙、角化过度及绒状、乳头状或疣状增生为临床特征。本病可发生于任何年龄，男女均可发病。临床上可分为良性型和恶性型。中医将本病归属于肌肤甲错类。见图2-22。

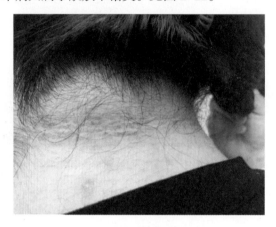

图 2-22　黑棘皮病

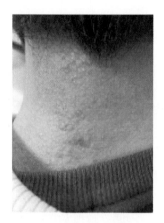

图 2-23　神经性皮炎
（簇集扁平丘疹）

22. 神经性皮炎

神经性皮炎又名慢性单纯性苔藓，中医称为"牛皮癣""摄领疮""顽癣"。临床上以皮肤苔藓样变及剧烈瘙痒为其特征。本病好发于颈项、眼睑、四肢伸侧、外阴、骶尾等部位。初期表现为局部皮肤阵发性瘙痒，无皮疹发生。经常摩擦或搔抓后，局部皮肤出现成群的粟粒至米粒大小的扁平丘疹，呈圆形或多角形；丘疹增多后逐渐融合、扩大，形成边界清楚、皮纹加深和皮嵴隆起的苔藓样变斑块，呈淡红、淡褐或正常皮肤色，或有色素沉着，表面干燥或有少许细鳞屑，周围有散在的扁平丘疹，常见抓痕或血痂，有时在表皮剥脱处发生继发感染。见图2-23。

23. 寻常疣

寻常疣是由病毒感染所致的表皮增生性皮肤病。中医称为"千日疮""枯筋箭""瘊子""疣目"等。皮疹为针头至豌豆大，半球形或多角形丘疹，质地硬，表面粗糙，角化明显，呈灰褐、污黄或正常皮色，顶端可呈刺状或乳头样增生，基底及周围无炎症。初发多为单个，可因自身接种而增多。见图 2-24、图 2-25。

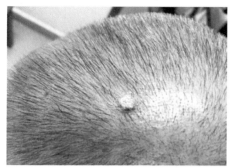

图 2-24　头部寻常疣

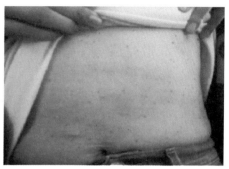

图 2-25　腹部密集病毒疣

24. 体癣

体癣类似中医所称"圆癣"。当致病性真菌侵犯人体表皮角质层后，可引起很轻的炎症反应，发生红斑、丘疹、水疱等损害，继之脱屑。因常呈环状，故俗称癣或钱癣。开始时损害分开散布，当逐渐扩大后，可互相融合重叠，有时甚至泛发至全身，尤其是一些患者有免疫缺陷病或应用免疫抑制剂、皮质类固醇、抗肿瘤药物等患者，皮损可很广泛。由于机体防御力的作用，环形损害的中心可自愈脱屑，边缘高起成圈状，彼此重叠形成环状，形态甚为特殊。见图 2-26。

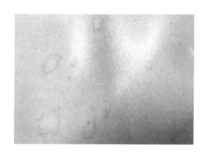

图 2-26　体癣

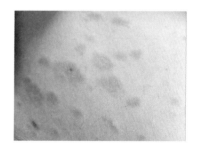

图 2-27　玫瑰糠疹

25. 玫瑰糠疹

玫瑰糠疹是一种常见的慢性炎症性皮肤病（见图 2-27）。以皮肤上发生椭圆形或圆形淡红或黄褐色斑片，上覆糠秕样鳞屑为特征，中青年多见，多发于春秋季，好发于躯干、颈、臀部及四肢近心端，病程有自限性，一般 4 ~ 6 周可自愈，愈后一般不再复发。亦有少数延至数月甚至更长时间。本病类似中医文献的"血疳""风癣""风热疮"等。临床表现为先于躯干或下肢出现一个直径2~3厘米或更大的淡红斑，呈圆形或椭圆形，边缘清楚，表面有鳞屑，称为母斑。1~2周之后，在躯干及四肢近端陆续出现较多直径为1厘米左右的椭圆形红斑，多对称排列，损害中央色红或棕黄色、边缘呈玫瑰色，附少量糠状脱屑。椭圆形皮损长轴常与皮纹相平行。患者一般有轻、重不等的瘙痒感觉。

26. 荨麻疹

荨麻疹是以局部或全身出风团、瘙痒为特征的变态反应性皮肤病，皮疹速起速消。中医称为"瘾疹"，俗称"风疹块"。见图2-28、图2-29、图2-30。

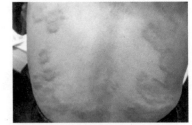

图2-28 荨麻疹（多环形风团）

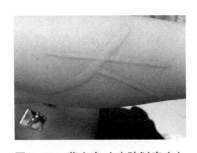

图2-29 荨麻疹（皮肤划痕症）

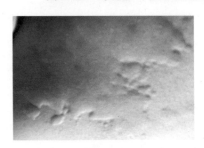

图2-30 荨麻疹（大片状）

附录：

表2-1 特应性皮炎、接触性皮炎、脂溢性皮炎的鉴别诊断

西医病名	特应性皮炎	接触性皮炎	脂溢性皮炎
病因	病因尚未明确，包括遗传易感性、食物过敏原刺激、吸入过敏原刺激等	皮肤或黏膜单次或多次接触外源性物质后	可能与皮脂溢出、微生物、神经递质异常、物理气候因素、营养缺乏以及药物等的作用有关
症状、体征	初起为瘙痒性红斑，后逐渐出现针尖大小的丘疹，丘疱疹，密集成片，边界不清，瘙痒剧烈，可出现继发感染	皮损多局限于接触部位，为边界清楚的红斑，有丘疹及丘疱疹，自觉瘙痒或灼痛，治疗不当可转为亚急性或慢性	好发于皮脂溢出部位，以头、面、胸及背部多见，初起为毛囊性丘疹，逐渐融合成暗红色斑，被覆油腻鳞屑或痂，可出现渗出、结痂或糜烂

续上表

西医病名	特应性皮炎	接触性皮炎	脂溢性皮炎
辅助检查	血常规、炎症指标、过敏原检测可提示异常	血常规、炎症指标、斑贴试验可提示异常	检验结果可无异常

表2-2 淋病、梅毒的鉴别诊断

西医病名	淋病	梅毒
病因	由淋病奈瑟菌（简称淋球菌）引起的、以泌尿生殖系统化脓性感染为主要表现的性传播疾病	由苍白（梅毒）螺旋体引起的慢性、系统性性传播疾病
症状、体征	主要症状有尿频、尿急、尿痛、尿道口流脓或宫颈口、阴道口有脓性分泌物等。或有淋菌性结膜炎、直肠炎、咽炎等表现，或有播散性淋病症状	标志性临床特征是硬下疳。好发部位为阴茎、龟头、冠状沟、包皮、尿道口，后可侵犯皮肤、黏膜形成梅毒疹，最后侵犯心血管及神经系统
辅助检查	血常规、炎症指标、尿道炎涂片检查等提示异常	皮肤病理检查、梅毒血清学试验、脑脊液检查等提示异常

参考文献

［1］邓铁涛，陈群，郭振球. 中医诊断学［M］. 修订版. 上海：上海科学技术出版社，2013.

［2］张信江，胡晓军. 皮肤性病学［M］. 北京：人民卫生出版社，2009.

［3］吴勉华，王新月. 中医内科学［M］. 北京：中国中医药出版社，2012.

［4］范瑞强，廖元兴. 中西医结合临床皮肤性病学［M］. 广州：广东世界图书出版公司，2003.

［5］赵辨. 临床皮肤病学［M］. 3版. 南京：江苏科学技术出版社，2001.

［6］陈德宇. 中西医结合皮肤性病学［M］. 2版. 北京：中国中医药出版社，2012.

（吴咏妍，蒋淑明）

二、望斑

主编按语
斑是皮肤常见的一种病变，与体内因素关系密切。对斑的望诊，不妨使用玻璃片压诊法，一般的炎症红斑、毛细血管扩张、血管瘤、贫血痣，会在玻片压迫下面消失，而瘀点、色素沉着就不会消失。此方法简单方便，应不受中西医之区别所限。

（一）医经概说

斑为局限性皮肤色素改变性损害，既不高起，也不凹陷，直径小于1厘米。若直径大于1厘米称为斑片。

《医宗金鉴·外科心法要诀》所曰："原于忧思抑郁，血弱不华，火燥结滞而生于面上，妇女多有之。"

《外科正宗·女人面生黧黑斑》曰："黧黑斑者，水亏不能制火，血弱不能华面，以致火燥结成斑黑，色枯不泽……"

（二）正态常色

斑，可有多种颜色，如红、紫、白、黑等，以光滑润泽者为顺，乃津液尚存，气血尚能畅通。

（三）局部病变

白斑为风邪外搏、气血失和所致，见于白癜风等病。黑斑多为肝郁气滞、肾气不足所致，见于黄褐斑、雀斑、黑变病等病。红斑为热邪所致，见于固定红斑型药疹、火激红斑等病。紫斑为气滞血瘀所致，见于冻疮、多形红斑、紫癜等病。

（四）关联疾患

1. 白癜风

中医属于"白驳风"范畴，好发于暴露及摩擦部位，皮损表现为边界清楚的色素脱落斑，呈乳白色，白斑中可出现散在的毛孔周围岛状色素区，无瘙痒脱皮等症状。

2. 白化病

中医属于"白驳风"范畴，全身皮肤呈乳白或粉红色，毛发为淡白或淡黄色。由于缺乏黑色素的保护，患者皮肤对光线高度敏感，日晒后易发生晒斑和各种光感性皮炎。眼部由于色素缺乏，虹膜为粉红或淡蓝色，常有畏光、流泪、眼球震颤及散光等症状。

3. 黄褐斑

黄褐斑为颜面部对称而局限性淡褐色至深褐色的色素沉着皮肤病。男女均可发病，多见于中青年妇女。民间俗称为"肝斑""黑斑""蝴蝶斑"，又称为妊娠斑，属于中医学的"黧黑斑""黑𪒟""面尘"的范畴。

4. 雀斑

雀斑为好发于日晒部位皮肤上的黄褐色或黑褐色斑点，帽针头大小，多发性，对称分布，夏日晒后显著，冬季避晒减轻。本病是一种常染色体显性遗传病，因其状如雀蛋上之斑点而名，在中医古代文献中有称为"雀儿斑""面𪒟黯""面𪒟"等。见图2-31。

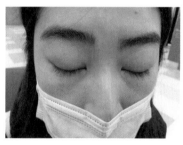

图2-31　少女雀斑

5. 咖啡斑

咖啡斑为边缘规则的色素沉着斑，有时和多发性神经纤维瘤合并发生。咖啡斑常从幼儿期开始，为淡褐色斑，边缘规则，形状不一，随年龄的增加逐渐变大，数目加多。大多数有咖啡斑的个体是正常的。

6. 瑞尔黑变病

瑞尔黑变病又称"黧黑斑"，很多病例有用过煤焦油的衍生物（如化妆品中的某些成分）同时暴露于日光的历史。男女都可罹患，但女性较男性多，有时也见于小儿以及没有用过化妆品的人，所以营养及其他因素也可能与发病有关。受损皮肤为褐色或蓝灰色，通常波及暴露部位，如颜面部，特别是额、颞、颈、胸及手背等。自觉症状不明显。

7. 摩擦黑变病

摩擦黑变病好发于体型消瘦的女性，发病前皮肤往往有长期受到机械性刺激的历史。色素沉着限于锁骨、肋弓、肩胛、脊柱以及胫前、肘、膝等骨隆起处，淡褐色到暗褐色色素沉着呈弥漫网状，边界大多比较清楚。

8. 家族性眶周色素过度沉着症

家族性眶周色素过度沉着症为一常染色体显性遗传疾病，起病于儿童时期，表现为眼眶周围色素过度沉着，上下眼睑以及眉和颧骨部可受到波及，无自觉症状。

9. 进行性肢端黑变病

进行性肢端黑变病又称进行性肢端色素沉着病。多为常染色体显性遗传。本病从新生儿、婴儿或儿童期开始发病，大多于生后 2～6 个月。好发于指（趾）背面，而不发生于关节处，有的可累及身体大部。皮损为均匀的褐色色素沉着，并进行性加深呈黑褐色，边界清楚，表面平滑，少数上有脱屑，呈对称分布。患者 4～5 岁后色素沉着可波及会阴、四肢、头颈等部位。本病可伴有癫痫样发作。父母有血缘关系。

10. 网状肢端色素沉着

网状肢端色素沉着为常染色体显性遗传性疾病，往往始发于儿童期，于手足背、掌跖出现微凹的雀斑样色素沉着，直径为 1～4 毫米，常互相连接形成不规则的网状外观，随后可波及身体其他部位。

11. 色素性玫瑰疹

色素性玫瑰疹病因不明，好发于青春期后的青年。主要表现为躯干、四肢近端有无数散在分布的粟粒至蚕豆大的淡褐色至黑褐色色素沉着斑，分布与皮纹走向一致。初起时玫瑰色红斑，经 10 天左右变为淡褐色，最终演变为黑褐色，多年不消退。一般无自觉症状。

12. 特发性多发性斑状色素沉着症

特发性多发性斑状色素沉着症好发于躯干和四肢非暴露部位，为多发性色素斑，指甲大小，圆形或不规则形，边界不很清楚。色素斑青灰或棕灰色，表面光滑，无自觉症状。病理组织可见表皮下层黑素颗粒轻度增加，真皮上层有较多的载黑素细胞，以及非特异性单一核细胞浸润。本病好发年龄为 10～30 岁，男女都可罹患，病程长，数月至数年不等。

13. 豹斑状白癜风

豹斑状白癜风指在典型的鱼鳞病皮损中兼有广泛豹点状色素脱失，状如豹斑，在脱色斑内毛发变白。有家族史。1986 年 Bhargara 首次报道此病，患者为男性印度籍黑人。该患者先有寻常性鱼鳞病，20 岁时在鱼鳞病损害内出现广泛豹点状色素脱失，极似豹皮。

14. 离心性后天性白斑

离心性后天性白斑部分病例（约20%）和一般白癜风同时发生。此类白斑往往呈圆形或卵圆形，中央有一小色痣或其他痣，因此也称晕痣。中心痣可以存在多年后，在其周围出现白斑。好发于躯干，单个到数十个不等。

15. 斑驳病

斑驳病为初生即有不规则形状的白斑，最常见于额部，合并有白发，称为白色额发，80%～90%患者有此症状。白色额发位于中线，三角形或菱形，对称，尖部向后或向前伸展。其余白斑好发于身体的近中心部位，胸、腹及四肢，但不一定对称。白斑中可见岛屿状正常色素。手足及背部通常表现正常。全身泛发的皮肤无色素是少见的。

16. 老年性白斑

老年性白斑指随年龄增加，皮肤中多巴阳性的黑素细胞数目减少，45岁以后在暴露部位皮肤往往可出现老年性黑子，毛发可变灰白。此时在胸背、四肢等处可出现米粒到绿豆大小的圆形白点，稍凹陷，数目逐渐增多，无自觉症状，无须治疗。见图2-32。

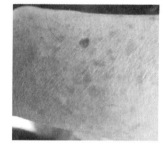

图2-32　老年性白斑

17. 特发性点状色素减少症

特发性点状色素减少症表现为乳白色斑，直径为2～6毫米，有时可较大，形状不规则，呈圆形或多角形，无自觉症状。多分布于暴露部位，如四肢、面部以及躯干部。本病常见，患病率可随年龄增长而增加。

18. 对称性进行性白斑

对称性进行性白斑在日本和巴西有报道。发生于年轻人，为点状白斑，对称出现在小腿前面及上肢伸侧，较少在腹部及肩胛之间，白斑持续不退。

19. 无色素性痣

无色素性痣于出生或出生不久发病，男女均可发病，表现为局限性色素减退斑，单侧性或序列性分布，主要见于躯干上部及上肢。色素减退斑周围无色素沉着带，无感觉变化，亦无其他发育缺陷。

20. 贫血痣

贫血痣特点为局限性皮肤浅色斑，该处血管组织发育缺陷，但不是结构异常而是功能异常。神经纤维瘤患者并发此病比正常人要多。临床表现为在出生后或儿童时期发生，也可晚发。为单个或多个圆形、卵圆形或不规则形状的浅色斑；以玻片压之，则与周围变白的皮肤不易区分；或以手摩擦局部，则周围的皮肤发红，而浅色斑不红。本病可发生在任何部位，但以躯干为多见，终身不消退。

21. 过敏性紫癜

过敏性紫癜属于中医"紫斑病""葡萄疫"的范畴。本病好发于下肢，以小腿伸侧为主，发病前常有上呼吸道感染、低热、全身不适等，继而出现可触及的紫癜、出血性丘疹或瘀斑，可伴有关节痛。

22. 多形红斑

多形红斑又称渗出性多形红斑。本病为急性皮肤炎症疾患，皮疹多形，有红斑、丘疹、水疱、大疱、紫癜、风团等，常伴黏膜损害。前驱症状有头痛、低热、四肢倦怠、食欲不振和关节、肌肉疼痛，部分病例有扁桃体炎和上呼吸道感染。重症型有严重的黏膜和内脏损害。

23. 固定性药疹

固定性药疹是药疹中较常见的一种疹型。皮疹特点是局限性圆形或椭圆形红斑，鲜红色或紫红色，水肿性，炎症剧烈者中央可形成水疱。愈后留色素沉着，发作愈频则色素愈深。每次服用同样药物后则在同一部位发生，亦可同时增加新的损害。数目可单个或多个，亦有广布全身者。皮疹大小一般0.2厘米到数厘米不等。皮疹可发生于全身任何部位，尤以口唇及口周、龟头、肛门等皮肤黏膜交界处，指（趾）间皮肤、手背、足背、躯干等处多见。

24. 传染性红斑

传染性红斑一般无全身症状或仅有微热，有时可有咽痛、呕吐、眼结膜及咽部轻度充血。首先于两侧面颊部发生水肿性融合成片的红斑，蝶形分布，境界清楚，外观呈特征性"拍红性面颊"，上无鳞屑，局部皮温升高，偶有微痒和烧灼感。1～2天后，患者在躯干、臀部及四肢出现边界清楚的对称性花边状或网状的斑丘疹，掌跖亦可受侵，在颊部和生殖器黏膜上亦可发生暗红色斑疹；经6～10天后，皮疹渐渐消退，往往中心部分先消退呈一红色小环，有时邻近的环可以互相连接呈多环形或轮回状。皮疹消退次序和其出现先后次序相同，消退后不留痕迹。部分病例可有扁桃体肿大。

25. 火激红斑

火激红斑为一种持久性的红斑和色素沉着，是局部皮肤长期受温热作用

（但未发生烫伤）而引起的，见于用热水袋局部热敷，或经常进行烤火取暖的近火部位，或长期用红外线照射的局部。司炉工、炊事员及经常进行高温作业的工人常出现此斑。最初局部皮肤充血，而后变成网状红斑，最后为色素沉着。其颜色的变化可自淡红至深红或紫红及紫褐色，最后变成黑褐色。这些变化常在同一病损处同时存在。少数情况可伴水疱、毛细血管扩张、轻度皮肤萎缩及角质增生等。早期病变是可逆的，而持续热吸收后色泽变深且明显和持久。偶可引起皮肤癌如鳞状细胞癌，甚至发生转移。

26. 冻疮

冻疮多见于儿童和妇女或末梢血循环不良者，患者常有末梢部皮肤发凉、肢端发绀和多汗。皮损好发于手指、手背、面部、足背、足趾、足缘、足跟和耳郭等处，常两侧分布。常见损害为局限性瘀血性暗紫红色隆起的水肿性红斑，境界不清，边缘呈鲜红色，表面紧张有光泽，质柔软。局部按压可褪色，压力除去后红色逐渐恢复。痒感明显，受热后加剧。如受冻较久，局部组织缺氧及细胞受损则严重，损害表面可发生水疱，破裂形成糜烂或溃疡，愈后留色素沉着或萎缩性瘢痕。

27. 冷红斑

冷红斑从婴儿时期开始出现。患者接触冷物体如冰，局部皮肤迅速发生严重疼痛和出现大片红斑，但无风团，红斑中央出汗；摄食冷的食物或液体后，则发生呕吐。严重而难治的慢性便秘也是本病的一个特征。红斑持续15～60分钟，消退缓慢。解大便和外伤可促使疼痛和红斑发作。如接触冰块或身体大面积受冷后，可有全身性肌痉挛和虚脱。

28. 中毒性红斑

中毒性红斑为多种原因引起的全身性弥漫性红斑，常见于儿童和青年。初起为孤立性小红斑，迅速扩展，融合成片，颜色由鲜红色转为暗红色。皮疹分布于躯干、四肢，重症者波及全身，黏膜亦可累及，自觉瘙痒，伴有疼痛、发热、关节痛等全身症状。

29. 日光性皮炎

日光性皮炎又称日晒伤，是皮肤暴晒于日光下所引起的皮肤炎症，以暴晒部位红肿，皮肤表面光亮、紧绷，长水疱，自觉瘙痒、灼热、刺痛为特征。本病属于中医"风毒肿""日晒疮"之范畴。暴露部位皮肤于日晒后数小时或数十小时内出现症状和体征，皮损变化从轻度边界清楚的弥漫性红斑、脱屑至水肿、皮肤触痛，甚至出现水疱和大疱，疱壁紧张，内容为淡黄色浆液。日晒伤面积广泛时可伴发热、心悸、恶心、呕吐等全身症状。水疱破裂后形成糜烂、结痂，通常1周后恢复，遗留色素沉着。

30. 放射性皮炎

放射性皮炎指凡是接触或应用放射线如X线、β射线、γ射线等照射时，由于防护不严，或用量不当，或短时间内接受大剂量放射线，或放射治疗神经性皮炎、慢性湿疹及瘢痕疙瘩等病时未严格掌握指征和控制照射量及癌肿患者反复接受放疗，使累及面过大等原因引起的皮肤和黏膜炎症反应。放射性皮炎损害发生的迟早、程度与放射线性质、照射面积、照射时间、剂量及接触者的个体差异等有关。

（1）急性放射性皮炎。急性放射性皮炎因损害范围和程度不同，可伴全身症状，如头痛、头晕、精神萎靡、食欲不振、恶心、呕吐、腹痛、腹泻、多腔性出血及白细胞减少等，严重者可危及生命。本病可分成三度。

一度：皮损表现为鲜红斑或轻度水肿性红斑，边界清楚。2周内最明显，自觉灼热与瘙痒。3~6周后出现脱屑及色素沉着。

二度：皮损特征为显著急性炎症水肿性红斑，表面紧张、有光泽，有水疱形成，疱破后呈糜烂面，边界清楚，类似二度烧伤。患者自觉灼热或疼痛，一般需经1~3个月痊愈，留有色素沉着或脱失、毛细血管扩张、皮肤萎缩和永久性毛发脱落等。

三度：局部红肿剧烈，组织迅速坏死，形成顽固性溃疡。溃疡深度不定，可穿通皮肤到达肌肉，直至骨组织。溃疡底面有污秽的黄白色坏死组织块。患者自觉剧痛。很难痊愈，愈后形成萎缩性瘢痕、色素沉着或脱失和毛细血管扩张。损害严重者大血管闭塞，肢体发生干性坏疽。

（2）慢性放射性皮炎。慢性放射性皮炎潜伏期较长，可达数月至数十年，轻者局部可表现为皮肤干燥、粗糙，失去弹性，表面脱屑，继续发展出现皮肤萎缩变薄、发硬、色素沉着或脱失和毛细血管扩张，皮脂腺及汗腺分泌减少，毛发脱落，指纹紊乱或消失，指甲变厚。严重者可出现组织坏死、溃疡长期不愈；少数指端严重角化，与指甲融合可合并肌腱挛缩，关节变形强直。

31. 梅毒

梅毒是由苍白螺旋体感染所引起的一种慢性经典性的性传播疾病，几乎可侵犯全身器官，并产生多种多样的症状和体征。本病属于中医学"霉疮""杨梅疮"范畴。梅毒可分为三期。通常俗称的梅毒疹（玫瑰疹）发生在二期梅毒。约80%的二期梅毒患者可发生皮肤黏膜损害，其皮疹形态多样，可有斑疹（玫瑰疹）、丘疹、斑丘疹、鳞屑疹、银屑病样多形红斑样、毛囊疹、脓疱疹、蛎壳状疹、溃疡等皮疹。共同特征为一过性发疹，即每一患者的发疹时间、皮疹形态以及自行消退时间均大致相同。二期皮损发疹前出现流感样综合征样前驱症，如发热、头痛、骨痛、全身淋巴结肿大等。皮疹主要类型有：①斑疹，又称玫瑰疹（蔷薇疹），最多见，占 70%～80%；主要分布在躯干、四肢及掌跖，呈圆形或椭圆形，直径 0.5～2 厘米；初为淡红色或鲜红色，压之褪色，自觉症状轻微，2～3 周渐消退，不留痕迹。发生于掌跖者，可呈银屑病样鳞屑，基底呈肉红色，压之不褪，有特征性。②丘疹，约占 40%，分布极为广泛，除四肢、躯干常见外，面部、掌跖及外阴部均可发生。丘疹直径一般为 2～5 毫米，初为红铜色，后转呈黄褐色，基质坚硬，表面可有少量鳞屑，治疗消退后遗留暂时性色素沉着。丘疹发生于肛周、外阴等处，表面异常湿润称为湿丘疹，其内含有大量梅毒螺旋体，传染性很强。③脓疱疹，较少见，约占 4%，可见于营养不良、体质衰弱、酗酒及吸毒者，常布满全身，胸背部及四肢伸侧更为多见，初为丘疹，以后发展为深浅不等的脓疮，愈后留瘢痕。

32. 猩红热

猩红热是由乙型溶血性链球菌引起的急性传染病。此种细菌产生红疹毒素引起红疹及中毒症状。临床以高热咽痛、猩红色发疹、杨梅舌、环口苍白圈，并有不同程度的中毒症状为特征。本病属于中医学"烂喉丹痧"的范畴。全身红斑于起病后 1 天出现，一般皮疹先出现于颈部，再向胸部及躯干扩展，最后累及四肢，约在 36 小时内遍布全身。典型皮疹为弥漫性针尖大小密集的充血性红斑，在广泛的红斑中散布有帽针头大小的丘疹。在皮肤皱褶处如肘窝、腋窝及腹股沟等部，皮疹更加密集，可见深红色瘀点状线条，称为 Pastia 线，为本病的特征。面部充血潮红，口鼻周围苍白，称"环口苍白圈"，为本病的另一个特征。皮疹出现后 48 小时达到高峰，此时皮疹呈弥漫性的猩红色，病情严重者，可有出血性皮疹。毛细血管脆性增加，束臂试验阳性，可伴有血小板减少。持续 2～4 天后，皮疹依出疹先后顺序开始消退。病程 1 周左右，脱屑常从耳周开始，继及躯干和四肢。面部、躯干呈糠样细小的脱屑，而手掌、足跖则呈大片状像手套、袜套样脱屑，严重者可出现暂时性脱发，指甲可发生横沟。

33. 单纯糠疹

单纯糠疹是好发在儿童或女青年面部的常见的鳞屑性非特异性皮肤病，又称白色糠疹。因部分患者有肠道寄生虫，故又称为"虫斑"。本病以大小不等的圆形或椭圆形淡白色或灰白色脱屑性斑片，边界不太清楚为特征。单纯糠疹相当于中医的"桃花癣""吹风癣""风癣""吹花癣"。

34. 花斑癣

花斑癣是由糠秕马拉色菌所致的皮肤浅表慢性真菌感染。夏天多发，多位于汗腺丰富部位，故俗称汗斑，中医称为"紫白癜风"。皮疹初起为许多细小斑点，很快其上脱屑区扩大，融合成环状并可见脱色斑点。损害颜色随患者的肤色而异，且与日晒、病情轻重等有关。有时可呈黄棕色、暗棕色、褐色或黑褐色，在黑皮肤上则呈淡灰色，极难辨认。有时位于毛囊周围，呈丘疹性损害，很少有炎症反应，好发于胸、背、腹部及双上肢，尤其上臂。在热带地区黑人婴儿中有时可见一种临床变型，损害起于尿布部位并很快发展使局部明显脱色，这型即为白色花斑癣或寄生性脱色斑。一般皮损以着色性斑及（或）脱色斑为主，可有痒感，出汗后更为明显。

35. 红斑狼疮

红斑狼疮是经典的自身免疫疾患，病因尚未十分明了，大致上认为是在具有遗传因素的基础上，再加环境因素（如紫外线、病毒、药物、污染）的作用，引起发病。与中医学中所称的"鬼脸疮""红蝴蝶斑""蝴蝶丹"等病症有类似之处。盘状红斑狼疮的特征是红斑的中央常出现萎缩凹陷，呈盘状而得名。初起损害为一片或数片扁平丘疹或斑疹性损害，逐渐向四周扩展，形成微隆起的环状或不规则的斑块，表面附有黏着性的鳞屑，边缘清楚而稍隆起，有时呈轻度浮肿，炎症明显，并出现色素沉着；中央逐渐凹陷，出现萎缩，颜色变淡；在萎缩处可见固着性毛囊性角质鳞屑，不易刮除，如将鳞屑刮除后可见扩大的毛囊口与角质栓，是本型的临床特点之一。皮疹好发于颜面部，特别是两颧颊和鼻背，典型者呈蝶状分布，故有人称之为蝴蝶形红斑；其次为口唇、耳郭、头皮、手背、手指及前臂等处，亦可泛发于四肢及躯干的其他部位。发展缓慢，不引起任何症状，个别可有轻度瘙痒。此皮疹的发展趋向有：①自行消退，为数较少，并留下色素减退的斑片、轻度萎缩性瘢痕或暂时性色素沉着，但可以复发。②经久不变。③慢性发展。④大于5%的患者可演变为播散性或全身性红斑狼疮。不典型的皮疹，其病变比较表浅，类似脂溢性皮炎，有的鲜红而似接触性皮炎，有的炎症轻微缺乏色素而略似白癜风。

36. 流行性斑疹伤寒

流行性斑疹伤寒潜伏期7～14天，突然发病，表现有高热、头痛、肌肉疼痛、面部潮红、结膜充血等。起病后第 7～8 天，80% 以上的患者发生皮疹，表现为淡红色斑疹，先见于躯干的两侧，很快蔓延到身体其他部位，但掌、跖无疹；到第二周，此种斑疹转为深红色、紫癜样损害，重者可互相融合，指、趾、鼻及耳郭可发生坏疽。

37. 散发性斑疹伤寒

散发性斑疹伤寒是复发性流行性斑疹伤寒，可在原发的斑疹伤寒痊愈数年后复发。其临床症状与原发者相似，但症状较轻，皮疹较少或无。

38. 地方性斑疹伤寒

地方性斑疹伤寒由莫氏立克次体所致。其临床表现与流行性斑疹伤寒相似，但症状很轻，皮疹较稀，极少为出血性，其他并发症亦很少。一般多在发病第 2 周恢复。其诊断主要根据特异性补体结合试验以及外斐氏反应阳性。

附录：

表 2-3　白癜风、贫血痣、花斑癣、白化病的鉴别诊断

西医病名	白癜风	贫血痣	花斑癣	白化病
表现	白色斑片、形态不一而无明显自觉症状	白斑；摩擦后白斑周围皮肤充血发红而皮损处仍苍白；以玻片压之，贫血痣处与周围变白皮肤无特殊界限	皮损为绿豆大小、圆形或椭圆形、边界清楚、大小相似的淡白色斑片，表面覆以极微细鳞屑，鳞屑中可查见菌丝和孢子，病变处毛发不变白	皮肤干燥，呈乳白色或粉红色。毛发为细丝状淡黄色，双眼瞳孔为浅红色，虹膜粉红或淡蓝色
分布	局部或泛发性	局限性，一般单侧分布	多发于胸前、腋下等多汗部位	毛发、眼及部分或全部皮肤缺乏色素
发病年龄及性别	男女发病无显著差异，任何年龄皆可发生	先天性，多在出生时即已出现	好发于青壮年，男性多见	先天性疾病，隐性遗传

表2-4 黄褐斑、雀斑、瑞尔黑变病的鉴别诊断

西医病名	黄褐斑	雀斑	瑞尔黑变病
表现	大小不定、形状不规则、边界清楚的淡褐色或黄褐色斑	浅褐色或暗褐色斑点，较小	呈灰褐或蓝黑色损害，有时略呈网状，边界不清，色素斑上带有粉状鳞屑，可伴皮肤轻度发红及瘙痒
分布	面颊部，有对称性	面颊部，散在分布而不融合	好发于前额、颧部、颈及耳后，也可累及躯干及四肢
发病年龄及性别	多发于中青年女性	常在幼年发病，青年女性多见	青壮年妇女

参考文献

［1］范瑞强，廖元兴. 中西医结合临床皮肤性病学［M］. 广州：广东世界图书出版公司，2003.

［2］赵辨. 临床皮肤病学［M］. 3版. 南京：江苏科学技术出版社，2001.

［3］陈德宇. 中西医结合皮肤性病学［M］. 2版. 北京：中国中医药出版社，2012.

［4］吴谦，等. 医宗金鉴［M］. 郑金生，整理. 北京：人民卫生出版社，2017.

［5］陈实功. 外科正宗［M］. 胡晓峰，整理. 北京：人民卫生出版社，2007.

（蒋淑明）

三、望疱

主编按语

疱是皮肤病变中一种特殊表现，形成后虽然易于与疹、斑、痣等鉴别，但其起病较急，传变较快，与体内病变关系较大，发现后应予重视。

中医的疱虽然与西医的疱疹病毒所致的病变不尽相同，但其中蛇串疱、水痘、热疱等都是这类病毒引起的，我们不妨用中西医结合的观点对病变加以思考。

（一）医经概说

疱为水疱，即皮肤上出现成簇或散在性小水疱，可见于白痦、水痘、热气疮、湿疹、天疱疮等。

《医宗金鉴·外科心法要诀》七十四卷《火赤疮》中说："此证由心火妄动，或感酷暑时邪，火邪入肺，伏结而成……上体多生者，属风热盛……下体多生者，属湿热盛。"

《外科正宗》说："天疱疮者，乃心火妄动，脾湿随之……"

（二）正态常色

疱以光滑润泽者为顺。

（三）局部病变

（1）皮肤出现白色小疱疹，晶莹如粟，高出皮肤，擦破流水，多发于颈胸部，四肢偶见，面部不发，兼有身热不扬等湿热证表现者为"白痦"。因外感湿热之邪，郁于肌表，汗出不彻而发，属湿温病。

（2）小儿皮肤出现粉红色斑丘疹，很快变成椭圆形小水疱，顶满无脐，晶莹明亮，浆液稀薄，皮薄易破，分批出现，大小不等，兼有轻度恶寒发热表现者，为"水痘"。因外感湿热之邪所致，属儿科常见传染病。

（3）口角唇边鼻旁出现成簇粟米大小水疱，灼热疼痛者，为"热气疮"。多因外感风热或肺胃蕴热而发。

（4）周身皮肤出现红斑，迅速形成丘疹、水疱，破后渗液，出现红色湿润之糜烂面者，为"湿疹"。多因湿热蕴结、复感风邪、郁于肌肤而发。

（四）关联疾患

1. 汗疱疹

汗疱疹是一种发生于掌跖、指（趾）侧、指（趾）间皮肤的复发性非炎症性水疱，常伴手足多汗，夏季多见。中医记载之"田螺疱""蚂蚁窝"与此病相似。临床表现为分散或成群发生在手掌或手指侧面和指间的水疱，跖部较少见，有时见于末节指背部，往往对称分布。发病急骤，典型皮疹为多数粟粒至米粒大的深在性水疱，半球形，略高出皮面，水疱早期透明，以后则变混浊。邻近水疱相互融合形成豌豆大或更大的水疱，自觉灼热、瘙痒。水疱一般不自行破裂，2～3周内多自行吸收消退，形成领圈状脱屑；或因搔抓而表面剥脱、结痂，严重时整个手掌弥漫性脱屑；或继发感染呈现手部肿胀、疼痛，活动受限，或出现甲营养不良，呈现不规则横嵴、凹窝、肥厚或变色。皮疹夏重冬轻，可反复发作。见图2-33。

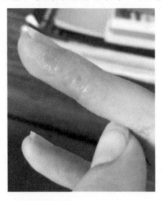 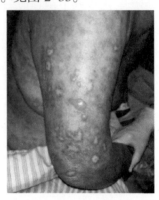

图2-33　汗疱疹　　　　　　　　图2-34　天疱疮

2. 天疱疮

天疱疮是在皮肤或黏膜上出现松弛性大疱的一种慢性、复发性皮肤病，病情比较严重（见图2-34）。尼氏征呈阳性。尼氏征为棘层细胞松解现象检查法，阳性有四个表现：第一，牵扯患者破损的水疱壁时，阳性者可将角质层剥离相当长的一段距离，甚至包括看来是正常的皮肤。第二，推压两个水疱中间外观正常的皮肤时，阳性者角质层很容易被擦掉，而露出糜烂部位。第三，推压患者从未发生过皮疹的完全健康的皮肤时，阳性者很多部位的角质层也可被剥离。第四，以手指加压在水疱上，阳性者可见到水疱内容物随表皮隆起而向周围扩散。中医认为天疱疮多因心火妄动，脾虚失运，湿浊内停，郁久化热，心火脾湿交蒸，兼以风热、暑湿之邪外袭，侵入肺经，不得疏泄，熏蒸不解，外越肌肤而发。本病好发于成年人，男女之比无明显差异，严重者可危及生命。目前认为本病是一种自身免疫性疾病。本病属于中医学"天疱疮""火赤疮"的范畴。天疱疮可分为四型，即寻常型、增殖型、落叶型和红斑型，其中以寻常型、落叶型和红斑型比较多见，而增殖型发病较少。

（1）寻常型天疱疮。寻常型天疱疮多在外观正常的皮肤上，少数在红斑的基础上，突然发生自豌豆到蚕豆大水疱，水疱圆形或不规则形，疱壁多薄而松弛。早期疱液黄色澄清，无红晕，而后浑浊含有血液。疱壁极易破裂，形成红色湿润糜烂面，引起血清渗出及出血，结黄褐色痂，很少有自愈倾向，不断向周围扩展，融合成不规则形状，尼氏征阳性。除水疱外，偶见血疱、溃疡、组织坏死。大疱可以发生于全身任何部位，但头面、颈、胸背、腋下、腹股沟等处比较多见。半数患者水疱可以初发于口腔，也可以皮肤、口腔同时发生。此外，亦可侵犯鼻、咽喉、眼结膜、肛门、尿道、阴唇、阴道、子宫颈、龟头等处黏膜。消化道黏膜也可侵犯，但比较少见。口腔黏膜多侵犯舌、颊、上腭，其次是唇和口底，较少侵犯牙龈。皮损可在数周内泛发全身，也可以局限于一至数处达数月之久。皮损消退后常留下棕色色素沉着和粟丘疹，偶见色素脱失。

（2）增殖型天疱疮。增殖型天疱疮常侵犯口腔、鼻腔、阴唇、龟头、肛门等处黏膜。黏膜上水疱极易破裂形成糜烂面，常引起剧痛，在口腔可影响进食。皮损好发于脂溢部位，如头面、腋下、脐窝、胸背、阴股部等处。初起是松弛水疱，极易破裂，形成糜烂面和蕈样、乳头状增生，在摩擦部位尤为明显。损害表面有浆液或脓液渗出，覆有厚痂，周围有炎性红晕。损害聚集成群或扩大融合成片，有腥臭。皮肤损害可以发生在黏膜损害之前或以后。自觉症状不明显。病程中由于继发细菌感染，有时有高热等全身症状。病变时轻时重，病程比寻常型长，在皮质类固醇应用前，多数患者终因全身衰竭或并发症而死亡。

（3）落叶型天疱疮。落叶型天疱疮多在外观正常的皮肤或红斑上，发生松弛性大疱，疱壁极薄，迅速破裂，形成红色、湿润微肿的糜烂面，浆液渗出形成黄褐色、油腻性叶状结痂，痂皮中心附着，边缘游离，痂下湿润，有腥臭，糜烂面极易出血，有时水疱很不明显，患部皮肤充血、肿胀，表皮浅层剥离，形成糜烂及叶状结痂，有时不发生水疱，患处皮肤潮红肿胀及叶状痂皮，类似剥脱性皮炎，尼氏征呈阳性。皮损好发于头面、躯干。初期局限性、对称性分布，逐渐扩大，约71%病例最后泛发全身。口腔黏膜损害少见，且多不严重。毛发稀疏，常可脱光。指甲可见营养不良改变。自觉瘙痒或灼痛，全身症状轻重不一，可有发热、畏寒、精神障碍等。病程可持续10年以上，预后较好，易被皮质类固醇控制，部分患者可完全缓解。

（4）红斑型天疱疮。本型较常见，皮损好发于头部、前额、鼻、两颊、耳郭，有时胸背部、腋窝、腹股沟也可被侵犯，但四肢很少波及。头面部皮损类似盘状或系统性红斑狼疮、脂溢性皮炎，有时很像脓疱病。局限性红斑上有脂性鳞屑、黄痂。上述皮损往往出现一至数月后，胸背及四肢突然发生松弛性大疱，疱壁较薄，极易破裂，糜烂面逐渐扩大，渗液较多，表面常结成污秽色、黑褐色痂和脂性厚痂，且不易脱落，愈后留下棕褐色色素沉着。水疱此起彼伏，尼氏征阳性。一般无黏膜损害，即使有也较轻微。自觉瘙痒，全身症状不明显。

3. 大疱性类天疱疮

大疱性类天疱疮是一种好发于老年人的大疱性皮肤病。临床表现类似寻常性天疱疮，但是它的水疱位于表皮下，尼氏征阴性。它属于中医学"天疱疮""火赤疮"的范畴。本病好发于60岁以上老人，少数儿童也可发病。多数患者皮损泛发于胸腹、腋下、腹股沟及四肢屈侧。少数患者皮损可局限性分布，如躯体下肢尤为常见。初发皮损大部分为单纯性水疱，少数为水疱合并红斑、丘疹。大疱多发生在红斑上，也可在正常皮肤上。水疱自樱桃大至核桃大，呈半球状，疱壁紧张，疱液澄清。疱壁厚不易破裂。少数水疱破裂后糜烂面较快愈合，愈后常有色素沉着。少数患者有黏膜损害，多在皮损泛发期或疾病后期发生，黏膜上发生小水疱，较易愈合。见图2-35、图2-36。

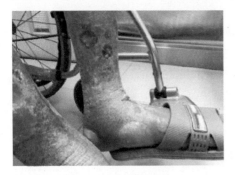
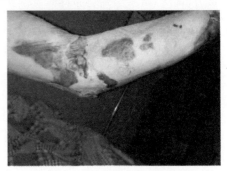

图2-35　大疱性类天疱疮　　　　　　图2-36　大疱性类天疱疮

4. 水痘

水痘是由水痘—带状疱疹病毒引起的，以躯干四肢出现向心性脐窝状水疱为特征的病毒感染性疾病（见图2-37）。多发生于儿童，其病毒存在于患者的呼吸道分泌物、疱液和血液中，经飞沫或直接接触疱液而传染，造成流行。其传染性很强，从发病前一日到全部皮疹干燥结痂均有传染性。中医亦称为"水痘"。临床表现：潜伏期9～23天，一般14～16天。起病较急，可有发热、全身倦怠等前驱症状。儿童比较轻微，发热一般在39℃以下。在发病24小时内出现皮疹，首先发生于躯干，逐渐延及头面部和四肢，呈向心性分布，以躯干为多，面部和四肢较少，掌跖更少。起初为红色针头

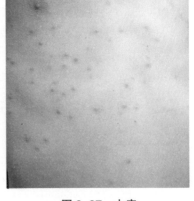

图2-37　水痘

大小的斑疹，后迅速变成丘疹，数小时后即变成绿豆大小的水疱，呈椭圆形，周围绕以红晕。水疱初呈清澈的水珠状，疱壁薄、易破，常有瘙痒。经 2 ~ 3 天而干燥结痂，而后痂脱而愈，不留瘢痕。在发病 3 ~ 5 天内，皮疹陆续分批发生，故同时可见丘疹、水疱、结痂等不同时期的皮疹，病程约 2 周。艾滋病患者，其发疹可为慢性，呈深脓疱疮样甚至疣状。口腔、眼结合膜、咽部和外阴等黏膜也偶可发生损害，早期为红色小丘疹，迅速变成水疱，随之破溃而形成浅表性小溃疡。

5. 带状疱疹

带状疱疹是由水痘—带状疱疹病毒引起的，以身体一侧成群水疱、疼痛为特征的病毒感染性皮肤病。中医称为"缠腰火丹""蛇串疮""蜘蛛疮"。临床表现：多好发于春秋季节，成人多见。一般先有轻度发热，疲倦无力，全身不适，食欲不振以及患部皮肤灼热感或神经痛等前驱症状。但亦有无前驱症状即发疹者。经 1 ~ 3 天后，在一定神经分布区域发生不规则的红斑，继而出现多数或群集的粟粒至绿豆大的丘疱疹，迅速变为水疱，内容透明澄清，疱壁紧张发亮。一般在发病后 2 ~ 5 天内不断有新的皮疹陆续出现。数日后水疱内容可浑浊化脓，或部分破裂，形成糜烂面，最后干燥结痂，痂脱而愈，可留有暂时性淡红色斑或色素沉着，不留瘢痕。个别病例仅出现红斑、丘疹，不发生典型水疱，称为不全性或顿挫性带状疱疹；亦有形成大疱，称为大疱性带状疱疹；有时疱内容为血性，称为出血性带状疱疹；老年人或营养不良的患者，皮损可坏死，愈后可留有瘢痕，称为坏疽性带状疱疹；恶性淋巴瘤或年老体弱的患者，在局部发疹后数日内，全身发生类似水痘样发疹，常伴有高热，可并发肺、脑损害，病情严重可致死亡，称为泛发性带状疱疹。皮疹多沿某一周围神经分布，排列成带状，发生于身体的一侧，不超过中线，累及双侧者极为少见。局部淋巴结常肿大。神经痛为本症特征之一，一般在有神经痛的同时或稍后即发生皮疹，但亦有在神经痛 4 ~ 5 天之后才发生皮疹，因而易误诊为心绞痛、溃疡病、胆道或肾绞痛、阑尾炎、肋骨肌肉疼痛或早期青光眼等。疼痛程度轻重不等，且与皮疹严重程度无一定的关系。见图 2-38、图 2-39。

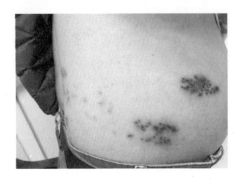

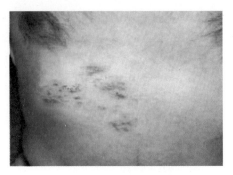

图 2-38　腹部带状疱疹　　　　　　图 2-39　右侧胁肋部带状疱疹

6. 单纯疱疹

单纯疱疹是由单纯疱疹病毒所引起的病毒感染性皮肤病，以发生在面部皮肤黏膜交界处的局限性群集小水疱为临床特征，自觉局部灼痒，病程1～2周。中医称为"热疮""热气疮"。见图 2-40。

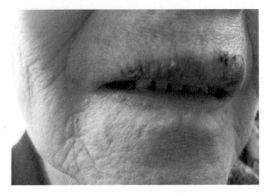

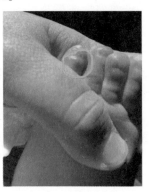

图 2-40　单纯疱疹　　　　　　　图 2-41　手足口病

7. 手足口病

手足口病临床上以发热，手、足、口出现丘疱疹或溃疡为特征，是一种病毒感染性疾病（见图 2-41）。婴幼儿常见，潜伏期 4～7 天，短暂的 12～24 小时，多为突然发病，全身症状轻，可有发热（体温在 38 ℃左右）、头痛、腹痛、咽部充血、食欲不振等前驱症状，持续 1～3 天，多在次日出疹，皮疹可同时发生于口、手、足三处或单发一处，病程约 1 周，可自愈，很少复发。初期在口腔颊黏膜、硬腭、齿龈、舌、咽等处出现散在的小疱，自觉疼痛，并迅速溃破成周围有红晕的溃疡。皮疹呈离心性分布，好发于指（趾）背面、指甲周围、掌跖、臀部、大腿内侧及会阴部，对称出现，开始出现玫瑰色红斑或斑丘疹，1 天后形成疱疹，呈卵圆形或半球状，散在不融合，几个至几十个不等。水疱直径多为 1～3 毫米，内含微混浆液，呈珠白色，周围绕以红晕，其长轴与皮纹方向一致。疱壁稍厚，一般不破溃，2～4 天后吸收，结痂，愈后不留瘢痕。面部、躯干无皮疹。

8. 烧伤

烧伤是指凡由火焰、热液、蒸汽、电流、放射线、激光以及强酸或强碱等化学物质作用于人体所引起的损伤。见图 2-42。

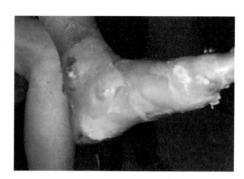

图 2-42　足部烫伤

（1）一度烧伤。一度烧伤为表皮烧伤，局部皮肤发红疼痛，一般 3～5 天痊愈。

（2）二度烧伤。二度烧伤可分为浅二度烧伤与深二度烧伤。

①浅二度烧伤是真皮浅层烧伤。局部发生水疱，疱壁薄，极度水肿，有剧痛，如不发生感染则 7～11 天痊愈。

②深二度烧伤是真皮深层烧伤。疼痛较轻，水疱较少，疱壁较厚，基底微红或白色皮损中有红色斑点，易发生感染，一般经 3～4 周愈合，形成瘢痕。

（3）三度烧伤。三度烧伤烧伤深度达皮肤全层或更深，皮色苍白或形成焦痂，无痛感。这类烧伤难以自愈，两周后焦痂脱落形成肉芽创面，愈合后发生萎缩性瘢痕，常因瘢痕收缩而引起局部畸形。成人烧伤面积超过 15%，小儿超过 10%，就可能发生休克。烧伤愈重，休克出现愈早。如创面感染，易造成败血症。

9. 湿疹

湿疹是一种具有明显渗出倾向的皮肤炎症反应，属中医"湿疮"范畴。皮疹有多样性。急性湿疹皮疹为多数密集的粟粒大的小丘疹、丘疱疹或小水疱，基底潮红，有渗出及小糜烂面，多对称分布。慢性期则局限而有浸润和肥厚，瘙痒剧烈，易复发。

附录：

表 2-5　面部带状疱疹、单纯疱疹的鉴别诊断

西医病名	面部带状疱疹	单纯疱疹
表现	水疱群数较多，基底炎症显著，呈带状排列。水疱紧张发亮，疱壁较厚，不易破裂，伴显著神经痛	小水疱，自觉局部灼痒
分布	多数沿三叉神经或面神经的分支分布	面部皮肤黏膜交界处，有局限性
病程	病程较长，2～3 周	病程较短，1～2 周

参考文献

［1］范瑞强，廖元兴. 中西医结合临床皮肤性病学［M］. 广州：广东世界图书出版公司，2003.

［2］赵辨. 临床皮肤病学［M］. 3 版. 南京：江苏科学技术出版社，2001.

［3］陈德宇. 中西医结合皮肤性病学［M］. 2 版. 北京：中国中医药出版社，2012.

［4］吴谦，等. 医宗金鉴［M］. 郑金生，整理. 北京：人民卫生出版社，2017.

［5］陈实功. 外科正宗［M］. 胡晓峰，整理. 北京：人民卫生出版社，2007.

（蒋淑明）

四、望疹

主编按语　疹是皮肤最常见的病变之一，发病比例较大，与斑、疱、痣等关系密切，鉴别不易，加上疹的形状变化多样，涉及病因复杂，因而在皮肤总篇中难以详述，特专设此篇，以便诊断。

（一）医经概说

疹为高出皮面的较小的界限性实质性突起损害，抚之碍手。
《素问·生气通天论》记载："汗出见湿，乃生痤疿。"

《素问·至真要大论》记载："诸痛痒疮，皆属于心。"

《外科正宗》记载："痤痱者，密如撒粟，尖如芒刺，痒痛非常，浑身草刺，此因热体见风毛窍所闭。"

《景岳全书》指出"疹者，痘之末疾，惟二经受证，脾与肺也，内应于手足太阴，外合于皮毛肌肉，是皆天地间戾不正之气，故曰疹也"。又载"痘疹之属有四种，曰痘，曰疹，曰麻，曰斑也。痘则陆续渐出，自小而大，或稀或密，部位颗粒有辨也。疹则一齐发出，大者如苏子，次者如芥子，小者如蚕子，而成粒成片者是也。麻则最细而碎，如蚊迹模糊是也。斑则无粒，惟成片红紫如云如锦者是也"。

（二）正态常色

疹以光滑润泽者为顺。

（三）局部病变

1. 急性

急性者色红，多属风热或血热，见于风疹、药物疹。

2. 慢性

慢性者为正常肤色或稍黯，属气滞或血虚，见于慢性湿疹。

（四）关联疾患

1. 麻疹

中医称为"麻毒"。中医认为麻毒是一种感染力很强的时行疫毒，性偏阳热。而小儿脏气未盛，藩篱不固，又为稚阴稚阳之体，故一旦接触此种疫毒，即易感而发病，发病以后，两阳相并，酿热化火，熏蒸燔烁，出现一派温热性病变。前驱症状较重，表现有高热、眼结膜充血、怕光、分泌物增多。鼻流涕，呈黏液脓性，咳嗽，有时出现呕吐、腹泻。起病2～3天后，在第二臼齿对面的颊黏膜上，出现蓝白色或紫色小点，周围有红晕，称为 Koplik 斑。此斑为麻疹早期的特征。起病后第4天开始发疹，先出现于耳后、发际、颜面，后迅速蔓延到颈部、上肢、躯干及下肢，为一种玫瑰色的斑丘疹，压之褪色，疹盛时可互相融合，疹间皮肤正常。皮疹在2～5天内出齐。出疹时体温可达41℃左右，中毒症状加重，颈淋巴结和肝、脾都有些肿大。出疹5～7天后，体温下降，全身中毒症状减轻，皮疹按出疹顺序逐渐消退，消退后留有棕褐色色素沉着斑并有细小的糠麸状脱屑，整个病程约2周。见图2-43、图2-44。

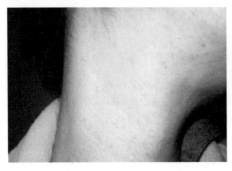
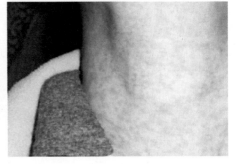

图2-43　成人麻疹（出疹第一天）　　　图2-44　成人麻疹（出疹第二天）

麻疹并发症：最多见的为支气管肺炎及中耳炎，其他可发生脑炎、心血管功能不全以及结核病变播散等。

2. 风疹

风疹属于中医"风痧"范畴。中医认为本病由风热毒邪所致。初起风热毒邪从外侵袭肺卫，引起流涕、咳嗽、咽痛、发热；继之风热毒邪由表入里，伤及营血，引起热盛出疹。儿童多数无或有轻度的前驱症状；成人或青年人可有发热、头痛、倦怠、咽痛等症状，发疹后即消退。一般在前驱期后的1~2天出现皮疹，有时在出疹的第1天或前驱期时，在软腭、颊、悬雍垂等处出现暗红色斑疹或瘀点（Forscheimer征）。皮疹为粉红色斑或斑丘疹，可有轻度痒感，稀疏存在，初起于面部，在24小时内迅速蔓延到颈部、躯干、上肢，最后到下肢，1~2天内消退，常下肢发疹时面部皮疹已经消退。消退后不留痕迹，亦可有轻度脱屑。在发疹前24小时左右，即可出现枕骨下及后颈部淋巴结肿大，稍有压痛，可持续一周以上。

3. 海水浴者皮疹

海水浴者皮疹是发生于海水浴后的以炎性丘疹为特征的皮肤病，又名"海虱""海湾痒"。临床表现：在海滨游泳或下海作业后，半小时至1~2小时内，衣服的覆盖部位，男性在臀部、腰部，女性除上述部位外，在乳罩处或其下方受压部位出现皮肤瘙痒，随即出现水肿性红斑、丘疹或风团样的损害，2~3天后皮疹达高峰，严重者皮疹可泛发全身，出现头痛、畏寒、发热等全身症状，一般在1~2周内皮疹可自行消退。

4. 胶样粟丘疹

胶样粟丘疹又称胶样假性粟丘疹或皮肤胶样变性。有人将其译为胶状稗粒瘤或胶质粟丘疹。皮疹好发于颜面和手背，多数为淡黄色、粟粒至扁豆大的圆形半透明扁平丘疹，很像水疱，用针挑破后可挤出有黏性的胶样物质。

5. 湿疹

湿疹是一种具有明显渗出倾向的皮肤炎症反应。皮疹有多样性。急性湿疹皮疹为多数密集的粟粒大的小丘疹、丘疱疹或小水疱，基底潮红，有渗出及小糜烂面，多对称分布。慢性期则局限而有浸润和肥厚，瘙痒剧烈，易复发。见图2-45、图2-46。

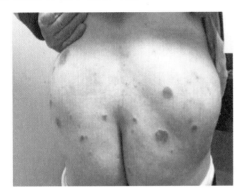
图2-45　臀部钱币状湿疹

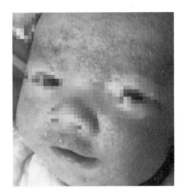
图2-46　婴儿湿疹

6. 药疹

药疹指药物通过注射内服、外用等途径进入人体后引起的皮肤、黏膜反应引发的皮疹。皮疹有多样性。在临床方面对骤然发生于治疗过程中的全身性、对称性分布的皮疹要有所警觉，耐心询问各种形式的用药史。一般药疹的颜色较鲜艳，痒感较重。通常药疹在停用致敏药物后较快好转或消退。见图2-47。

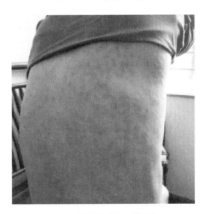
图2-47　药疹

7. 幼儿急疹

幼儿急疹又称婴儿玫瑰疹，是婴幼儿时期常见的一种急性发疹性病毒感染性疾病，属于中医"小儿发痧""奶麻"的范畴。发病年龄主要在2岁以下，无前驱症状，突发高热，高热持续3~5天后，体温骤然下降，24小时内退至正常，并不出汗。体温将降或退热时全身出疹。常伴枕后和颈部无痛性淋巴结肿大。皮疹通常先发生于颈部和躯干上部，以后逐渐在面部和四肢出现，但一般不发生在鼻部、颊及肘膝以下的部位，24小时内皮疹全部出齐，掌跖极少有皮疹。皮疹为玫瑰色斑丘疹，直径为1~5毫米，周围绕以红晕，散在分布，部分皮疹可融合成片，持续1~2天即完全消退，不脱屑，不留色素沉着。黏膜无显著炎症，鼻腔、咽部黏膜及结膜轻度发红。见图2-48。

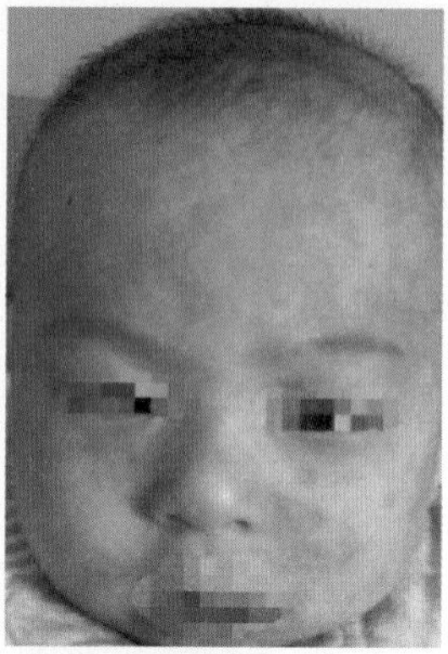

图2-48 幼儿急疹

8. 痱子

痱子也称汗疹，是夏季或高温潮湿环境下常见的浅表性、炎症性皮肤病。中医认为本病多因夏日蕴湿、复感暑邪、熏蒸皮肤、闭于毛窍、汗出不畅而致使汗液潴留于皮肤所致。多发于头面、颈、胸、背、皱褶处等部位，儿童易发病，肥胖、长期卧床、体质虚弱者也易患本病。中医亦称"痱子"，又称"痱毒""热痱"。损害为多数针帽大小的丘疹或丘疱疹，周围有轻度红晕，常成批出现，患者自觉瘙痒。

9. 登革热

登革热系由虫媒病毒B组登革热病毒所致，其传播媒介为埃及伊蚊，潜伏期2~15天（平均5~6天），突然起病，有高热、寒战、头痛、背痛、肌肉痛等全身症状，在发病3~5天多数患者的前臂屈侧及躯干两侧可发生麻疹样发疹，后逐渐增多，向面部及四肢蔓延而呈猩红热样皮疹，经3~4天后，皮疹消退，热度亦下降，皮疹消退时不脱屑。

10. 艾滋病

艾滋病即获得性免疫缺陷综合征（AIDS），1981年首先在美国报道，1982年正式命名为艾滋病。病原体是人类免疫缺陷病毒（HIV）。由于人类免疫缺陷病毒的感染，使机体细胞免疫功能部分或完全丧失，继而发生条件致病性感染、恶性肿瘤等。其传播速度快，病死率高，目前尚无治愈的方法。本病在中医病症中，有将其归属"瘟毒""虚劳"的范畴。此病症状多样，这里只简述其皮肤损害。早期HIV感染最常见皮肤表现为全身瘙痒症，常发生于CD4细胞计数降到500个/立方毫米时；83%患者发生脂溢性皮炎，病情严重，可与银屑病相似；20%患者出现丘疹性皮损，其特征为2~5毫米直径大小皮色丘疹，不融合，伴明显瘙痒；若感染人类单纯疱疹病毒，病情会很严重，呈慢性过程；水痘—带状疱疹病毒感染可播散；传染性软疣可广泛发生于面部和生殖器部位；皮肤黏膜肿瘤常为 Kaposi 肉瘤；其他机会感染以念珠菌感染最常见，发生率约 80%。

附录：

表 2-6　风疹、麻疹、猩红热的鉴别诊断

西医病名	风疹	麻疹	猩红热
前驱期	1～2 天的微热及呼吸道症状	发热 2～4 天，中度到重度的呼吸道症状	约 1 天，突然发热及咽痛
发疹日期	平均 1～2 天	平均 3～5 天	持续 2～4 天
皮疹颜色	淡红色	紫红色到棕红色	猩红色（压之褪色）
分布	稀疏分布于全身	全身性	全身性
皮疹特点	斑疹及斑丘疹，稀疏分散	斑疹和斑丘疹分散在胸部，面部则互相融合	形成环口苍白区，"杨梅样"舌，在红色皮肤上出现点状损害，皮肤皱褶处皮疹密集，形成深红色线条
发疹后脱屑	偶有呈糠状	常见呈糠状	典型且严重，常见于手、足

表 2-7　幼儿急疹、登革热的鉴别诊断

西医病名	幼儿急疹	登革热
好发年龄	主要在 2 岁以下	无
前驱期	3～5 天的高热	有高热、寒战、头痛、背痛、肌肉痛等全身症状
发疹持续时间	平均 1～2 天	平均 3～4 天
皮疹颜色	玫瑰色	猩红色（压之褪色）
分布	颈部和躯干上部，而后逐渐在面部和四肢出现，但一般不发生在鼻部、颊及肘膝以下的部位	前臂屈侧及躯干两侧，后逐渐增多，向面部及四肢蔓延
皮疹特点	热退疹出。斑丘疹，散在分布，部分融合成片	疹消热降。斑疹和斑丘疹，散在分布

续上表

西医病名	幼儿急疹	登革热
发疹后脱屑	无	无

参考文献

［1］范瑞强，廖元兴．中西医结合临床皮肤性病学［M］．广州：广东世界图书出版公司，2003．

［2］赵辨．临床皮肤病学［M］．3版．南京：江苏科学技术出版社，2001．

［3］陈德宇．中西医结合皮肤性病学［M］．2版．北京：中国中医药出版社，2012．

［4］吴谦，等．医宗金鉴［M］．郑金生，整理．北京：人民卫生出版社，2017．

［5］陈实功．外科正宗［M］．胡晓峰，整理．北京：人民卫生出版社，2007．

（蒋淑明）

五、望痣

主编按语

对痣的关注，不仅有皮肤科，还有肿瘤科、美容科。某些特殊的痣，如蜘蛛痣（肝病）、特殊面痣（结节性硬化）等，亦会引起相关专科的重视。

常见的色素痣，一般出现在儿童和青少年时期，几乎每个人都会有痣，不过部位、种类不同而已。所以在本书的"望诊歌诀"中称"人各有痣"。

（一）医经概说

中医认为黑痣的发生，通常与脏腑、气血有密切关系。若风邪搏于气血，致使气滞血瘀，经络瘀阻，则生黑子。如《医宗金鉴·外科心法要诀》曰："中年生者，由孙络之血，滞于卫分，阳气束络而成。"若虚损则胃中浊气熏蒸于面，致使阳气收束，结为黑痣。如《外科正宗》所曰："黑子，痣名也。此肾中浊气混滞于阳，阳气收束，结成黑子，坚而不散。"

（二）正态常色

颜色各异，可有黑色、黄色、红色、青色、棕色、白色等。大小不等，形态各异。良性的痣无明显增大、自然出血、溃疡、周围发生卫星状病灶等表现。

（三）局部病变

1. 黑色的痣

黑色的痣常常是因为经脉气血虚弱，风邪入侵，两相搏击而形成，如黑色素痣。恶性黑色素瘤见本篇鉴别诊断。

2. 红色的痣

红色的痣常常是肝经怒火郁结在经脉而成，如蜘蛛痣、鲜红斑痣。

3. 青色的痣

青色的痣如胎记，往往是怀孕的时候母体气血不和导致的。

（四）关联疾患

1. 结缔组织痣

结缔组织痣是一种由胶原纤维构成的错构瘤，早期又名乳房部位的弹性纤维痣、毛囊性弹性纤维发育不良、毛囊周围假性胶样痣、青年弹性瘤等。此病可单独存在，也可合并其他病变或畸形，如结节性硬化症、白癜风以及脆弱性骨硬化等。因此临床上可分为不伴发其他器官病变、伴发结节性硬化症、伴发脆弱性骨硬化等几种类型。

（1）不伴其他器官病变。临床上可见轻度高起的黄色、棕黄色或苍白色坚实丘疹或斑块。大小不等，直径从数毫米到2厘米。皮疹以毛囊为中心，外形不规则。有的互相融合成大的斑块，或为乳头状增殖性病变；有的外形像肥厚瘢痕；有的为黄豆至杨梅大的结节或肿瘤样损害，质坚实，淡黄色，边界一般清楚。部位以躯干为主，四肢也可侵犯，成组分布。一般无自觉症状。出生后就已存在，随年龄逐渐长大，有的儿童或青年发病，长大到一定程度不再发展。过程缓慢，一般不能自行吸收。

（2）浅表性皮肤脂肪瘤痣。呈脂肪瘤分化型的结缔组织痣又称浅表性皮肤脂肪瘤痣，基本损害为丘疹或结节，而后互相融合成更大的斑块。淡黄色或正常皮色，带状或对称分布，好发于臀部和下肢。

（3）伴发结节性硬化症。伴发结节性硬化症占结缔组织痣患者的

1/2～2/3。除上述皮肤症状外，尚存在并发结节性硬化症的临床表现。

（4）伴有脆弱性骨硬化。伴发脆弱性骨硬化属于常染色体显性遗传，X线检查骨质呈斑点状改变，以长骨的两端和骨干为主。少数患者合并有弥漫性脱发、白癜风样斑、色痣、巨毛痣、指（趾）部乳头状瘤以及疣状痣样皮损。

2. 色素痣

色素痣也称细胞痣或痣细胞痣，属于黑素细胞系统的良性肿瘤。因为形态大小不一，又有称"斑痣""黑毛痣""兽皮样痣"等。通常痣细胞位于真皮浅层，外观似黑素细胞。而在较深层则更似雪旺细胞。痣细胞是由神经嵴前体细胞发展而来。后者能产生色素并和神经纤维密切有关。黑素细胞的形态可以反映其在皮肤中的分布情况：在表皮与真皮交界处表现为树枝状；在真皮上部为球状；在真皮下部为梭形。色素细胞在由神经嵴到表皮的移动过程中，由于偶然异常，可造成黑素细胞的局部集中，即成为色痣等病损。色痣大多发生于儿童或青春期，可呈斑疹、丘疹、乳头瘤状、疣状结节或有蒂损害等表现。可发生于任何部位。其大小由几毫米到几厘米，甚至面积很大。其颜色通常为黄褐或黑色，但也呈蓝、紫色或无色素沉着。见图2-49、图2-50。

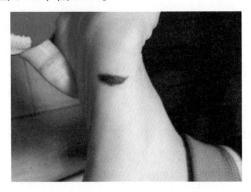
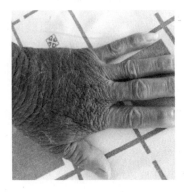

图2-49　左手黑色素痣（自出生就有，随身长大至7岁）　　　图2-50　左手黑毛痣

（1）交界痣为直径几毫米到几厘米、深浅不同的褐色斑。一般平滑、无毛，也可稍隆起。能发生于身体任何部位。掌跖及生殖器的色痣常属这一类，无性别差别。

（2）混合痣外观类似交界痣，但可能更为隆起。

（3）皮内痣为成年人最常见的一类色素痣。可发生于任何部位，但最常见于头颈部，不发生于掌跖或生殖器部位。损害由几毫米到几厘米，边缘规则，呈深浅不同的褐色。表面可有毛发，较正常为粗。皮内痣表现为毛痣者多见于成人的头皮、面颈部，直径一般小于1厘米。损害呈半球形隆起，但也有呈乳头瘤样或有蒂损害。皮内痣一般不增大。面部痣不像其他部位，无消退的趋势。

3. 眼皮痣

眼皮痣指眼附近皮肤发生痣的损害，可伴有虹膜色素细胞肿瘤。文献中有太田痣伴发虹膜恶性黑素瘤的报告。

4. 结合膜痣

结合膜痣临床表现和组织学变化与皮肤色痣相似。有的痣位于上下眼睑结合膜，当闭眼时痣合并为一完整圆形，说明此痣在胚胎第2~6个月上下眼睑尚闭合时已开始形成。

5. 甲母痣

甲母痣表现为指（趾）甲板下面一褐色纵行条带。

6. 气球细胞痣

气球细胞痣通常发生在头、颈、躯干部位，有时在其他部位如臂和足。临床表现为1~5毫米大小斑疹，与一般色痣不能区别。病理可见损害由特殊的泡状细胞组成，为大的、淡染的、多面形气球细胞。此外，痣细胞也明显，这两型细胞形成痣细胞团贯穿表皮和真皮。几乎所有的损害中也可见多核巨细胞。此痣无恶变潜能，治疗方案与一般痣相同。

7. 发育不良痣

发育不良痣临床上损害大于5毫米，表现为边缘不规则或界限不清楚，颜色深浅不均，有一定的炎症。一些多发损害可发展为恶性黑素瘤。多数损害病理为混合痣，呈现黑素细胞发育不良及不典型，真皮乳头纤维组织形成及有淋巴细胞浸润。

8. 先天性色痣

先天性色痣临床表现为深褐色斑块，稍隆起，表面不规则，有小乳头状突起。大小从几厘米以至波及整个背部、头皮、颈部或整个肢体，界限清楚。早期即有黑色粗毛，外形奇怪。此种痣可称为兽皮痣。随着婴儿长大，皮损表面可皱褶成疣状，更加粗黑、多毛。此种痣如位于脊柱部位时，可合并有脊柱裂；位于肢体时，其深部组织可增生或萎缩。有的痣合并血管痣、脂肪瘤或神经纤维瘤。为了预防恶性病变，应尽可能完全切除巨大色素痣。如手术切除有困难，应定期随访。

9. 蓝痣

蓝痣包括两种不同类型：普通蓝痣及细胞蓝痣。

（1）普通蓝痣为灰蓝色小结节，边界清楚，发生较早，生长缓慢，直径可达 2~6 毫米。通常为单个损害，但也可以为多数。最常发生在上肢和面部。此型蓝痣终身不变，不恶化。

（2）细胞蓝痣为蓝色或蓝黑色较大之坚实结节，最常见于臀部和骶尾部。出生时即有，可呈叶状，界限清楚。有人观察，女性比男性多见。此型较易恶变为黑素瘤。

10. 太田痣

1938 年日本人太田正雄首先描述的一种波及巩膜及同侧面部三叉神经分布区域的灰蓝色斑状损害，称为眼上腭部褐青色痣。

11. 伊藤痣

日本人伊藤于 1954 年描述的一种类似太田痣的色素斑，由于分布于肩、上臂、后锁骨上及臂外侧神经所支配的区域，又称为肩峰三角肌褐青色痣。

12. 色素性毛表皮痣

色素性毛表皮痣亦称 Becker 痣，比较常见，主要见于青年人。本病儿童时期开始发生，随年龄增长，经日晒后逐渐明显，为一不规则的斑状色素沉着。好发于肩、前胸或肩胛骨区域，但也可发生于前臂、腕、面、颈等其他部位。新发生的色素斑相互融合，可达手掌大小或更大。1~2 年后出现粗毛。痣的中心部皮肤纹理稍粗厚，而边缘无变化。边界不规则，呈地图状。有时痣不明显，需要和相对称的部位仔细比较才能查出。在皮损部位可合并其他皮内痣或表皮痣。

13. 无色素性痣

无色素性痣出生或出生不久发病，男女均有，为局限性色素减退斑，单侧性或列序性分布，主要见于躯干上部及上肢。色素减退斑周围无色素沉着带，无感觉变化，亦无其他发育缺陷。病理可见多巴阳性黑素细胞减少。

14. 白色海绵状痣

白色海绵状痣是皮疹的黏膜部遗传性角化症，又称先天性白色角化病或遗传性白色角化病。因有皱褶，故又称家族性白色黏膜皱襞发育不良或白皱褶病。本病出生时即有或稍后几年发病。多见于阴唇、阴道、直肠等处。渐增大，至青年期达最大，其后不变。黏膜珍珠样白色、增厚、质软，水肿如海绵状外观，触之也为海绵状硬度。常无自觉症状，预后良好。

15. 表皮痣

表皮痣于 1863 年由 Von Baerensprung 首先描述，称之为单侧痣，又名线状表皮痣、疣状痣、疣状线状痣等，同病异名达数十种之多。本病因表皮细胞发育过度引起表皮局限性发育异常所致。本病常表现为淡黄色至棕黑色疣状损害，其大小、形态及分布各不相同。开始为小的角化性丘疹，逐渐扩大，呈密集的角化过度性丘疹，灰白色或深黑色，触之粗糙坚硬，皱襞处损害常因浸渍而较软。病变可位于身体的任何部位，如头部、躯干或四肢，一般无自觉症状，发展缓慢，至一定阶段时即静止不变。

16. 黑头粉刺痣

黑头粉刺痣又名毛囊角化痣、痤疮样痣，其特点为群集的黑头粉刺样丘疹，排列呈带状，多呈单侧分布。本病少见。根据统计，其发病在性别上无差别，常于出生时或出生后不久即出现黑头粉刺样丘疹，由充以色素性角质栓的扩大毛囊孔组成。丘疹中央有黑色坚硬而大的角栓，剥去后留有火山口样凹陷。存在儿童期发病者，未见家族发病的情况。损害通常为 20 ~ 50 个黑头粉刺丘疹簇集成斑块或排列成线状、带状，可发生于任何部位，好发于面、颈、躯干。常为单侧分布，偶或双侧或零乱分布，皮损直径约 2 厘米，大的甚至被覆半侧躯干。儿童成长时皮损有增多趋势。患者一般情况良好，有时轻度瘙痒。本病偶可发生继发感染，化脓后留下萎缩性瘢痕。曾报告有并发骨骼、中枢神经系统、眼和其他皮肤异常者。

17. 毛囊痣

毛囊痣极罕见，常于出生时即有，损害为 3 ~ 4 毫米大小的圆顶状或有蒂丘疹，发生于面部。

18. 皮脂腺痣

皮脂腺痣是一种由发育异常的表皮、真皮及表皮附属器所构成的痣，但通常其主要成分为皮脂腺。本病又称为器官样痣、先天性皮脂腺增生、皮脂腺错构瘤及毛、汗管、皮脂腺痣。本病最常见于头皮及面部，多为单个损害。少数病例可见多数斑块或结节，呈圆形及卵圆形，可呈带状分布。此种情况多在头面部以外的部位。本病往往在出生不久或出生时即发生。在儿童时期，表现为局限性表面无毛的斑块，稍隆起，表面光滑，有蜡样光泽，淡黄色。处于青春期的患者，因皮脂腺发育显著，因此损害呈结节状、分瓣状或疣状。老年患者的皮损多呈疣状，质地坚实，并可呈棕褐色。由于皮脂腺腺体增生的结果，在斑块中尚可发生结节。

19. 汗腺痣

单纯汗腺痣极罕见，损害处局部多汗。多数与血管瘤并发。正常成熟外泌汗腺腺体增多增大，可有一个或多个导管，腺体在只有一个导管时则仅增大，在有多个导管时则增大增多，可混有小神经。上方表皮可有基底样细胞增生。

20. 汗腺血管瘤样错构瘤或痣

汗腺血管瘤样错构瘤或痣罕见，损害为一个或多个结节或斑块，似血管瘤，局部多汗，有时疼痛。

21. 浅表脂肪瘤样痣

浅表脂肪瘤样痣罕见，好发于臀部及骨盆部位。多发于出生时或儿童期，皮损表现为群集的柔软扁平丘疹或结节。正常皮色或淡黄色。表面光滑或有皱褶。一般无自觉症状。

22. 恶性蓝痣

通常细胞性蓝痣更容易发生恶变而形成恶性蓝痣。临床上可以从原有蓝痣突然增大而来，表面可发生破溃。也可以一开始即为恶性蓝痣。有个别病例恶性蓝痣损害是在太田痣的基础上发展而来。可发生局部淋巴结或全身广泛转移。病理切片中可见核的多形性、核有丝分裂象，肿瘤细胞成簇，侵犯真皮深部及皮下组织，但看不到交界活跃现象，此点与恶性黑素瘤不同。治疗与恶性黑素瘤相同。

23. 蜘蛛痣

蜘蛛痣是皮肤小动脉末端分支性扩张所形成的血管痣，形似蜘蛛，故称为蜘蛛痣。蜘蛛痣多出现在上腔静脉分布的区域之内，如面、颈、手背、上臂、前胸和肩部等处。蜘蛛痣的大小可由直径针头大到数厘米以上。检查时用铅笔或火柴杆压迫蜘蛛痣的中心，其辐射状大小血管网即褪色，去除压力后又复出现。

蜘蛛痣的发生一般认为与雌激素增多有关。常见于慢性肝炎或肝硬化，这是由于肝脏对体内雌激素的灭活能力减弱所致。健康妇女在妊娠期间也可出现蜘蛛痣。

24. 血管痣

血管痣，即为血管瘤。

（1）鲜红斑痣。鲜红斑痣又称毛细血管扩张痣、葡萄酒样痣。本病系先天性毛细血管畸形。本病表现为一个或数个暗红色或青红色斑片，边缘不整，不高出于皮肤表面，压之易褪色，可见毛细血管扩张。常在出生时或出生后不久出现，好发于面颈和头皮，大多为单侧性，偶或为双侧性，有时累及黏膜，可随人体长大而增大。发生于枕部、额部或鼻梁部等中位者往往能自行消退。而累及一侧者且较大或广泛的病损常终身持续存在，可隆起或形成结节，或伴有其他血管畸形。

（2）草莓状血管瘤。草莓状血管瘤又称毛细血管瘤，好发于肩部、头部和颈部，数目有单个或数个，大小不等，通常一至数厘米，偶尔见整个肢体受累者；呈鲜红色，柔软分叶状肿瘤，边界清楚。可在出生时就存在，但通常在生后数个月内发生，并逐渐增大，此后逐渐开始退化。大多数患者在5～7岁时可自行完全消退。

（3）海绵状血管瘤。海绵状血管瘤好发于头、颈部，亦可见于身体其他部位。为大而不规则、柔软的真皮内和皮下结节或肿块。损害表面颜色正常或鲜红或紫红，光滑而不规则；有弹性，无自觉症状；其上方可伴发草莓状血管瘤。本病出生时即存在或生后数周发生，在一年内逐渐长大，经不定的静止期后，亦可能逐渐消退，但常缓慢而不完全。海绵状血管瘤在增大时，也可以发生破溃、继发感染，最后形成瘢痕。有些海绵状血管瘤，可伴发血小板减少性紫癜，即 Kasabach–Merritt 综合征。

（4）老年性血管瘤。老年性血管瘤又名樱桃样血管瘤。本病最常见于老年人，往往在成年早期就开始出现，亦可见于青少年。损害数目随患者年龄增长而增多，最常见于躯干和四肢近端，偶发于头皮、面部及四肢远端，不累及手足部。皮疹呈鲜红色或樱桃色丘疹，大小不等，小者难以辨认，一般直径1～5毫米，逐渐增大，高出皮面1～2毫米，呈隆起性半球形损害。质软，呈海绵状，有时呈不规则形。部分损害周围可有贫血晕。无自觉症状，常呈多发性。见图2-51。

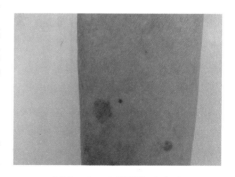

图2-51　血管瘤与老年斑

附录：

表2-8　色素痣、恶性黑素瘤的鉴别诊断

西医病名	色素痣	恶性黑素瘤
表现	呈斑疹、丘疹、乳头瘤状、疣状结节或有蒂损害等表现，其颜色通常为黄褐色或黑色，但也呈蓝色、紫色或无色素沉着	痣体显著而迅速地扩大；颜色加深发亮，周围发红；表面有结痂形成；患处经常出血；发生破溃
分布	可发生于任何部位。其大小由几毫米到几厘米，甚至面积很大	原先色素痣的基础上恶变而来，附近的淋巴结肿大；周围有卫星状损害发生
发病年龄	大多发生于儿童或青春期	多发于成人

表2-9　蓝痣、恶性黑素瘤的鉴别诊断

西医病名	蓝痣	恶性黑素瘤
表现	色泽特殊，呈蓝色，无溃疡和出血	痣体显著而迅速地扩大；颜色加深发亮，周围发红；表面有结痂形成；患处经常出血；发生破溃
分布	最常见于臀部和骶尾部	在原先色痣的基础上恶变而来，附近的淋巴结肿大；周围有卫星状损害发生
发病年龄	女性多见，自幼发生	多发于成人

参考文献

　[1] 范瑞强，廖元兴. 中西医结合临床皮肤性病学 [M]. 广州：广东世界图书出版公司，2003.

　[2] 赵辨. 临床皮肤病学 [M]. 3版. 南京：江苏科学技术出版社，2001.

　[3] 陈德宇. 中西医结合皮肤性病学 [M]. 2版. 北京：中国中医药出版社，2012.

　[4] 吴谦，等. 医宗金鉴 [M]. 郑金生，整理. 北京：人民卫生出版社，2017.

　[5] 陈实功. 外科正宗 [M]. 胡晓峰，整理. 北京：人民卫生出版社，2007.

（蒋淑明）

六、望毛发

主编按语

> 西医称毛发是皮肤的附属器，但中医一直把皮与毛并列并重。历代中医十分重视毛发的望诊，本书亦固守中医望诊理法，专列望诊毛发，并详细分病论述。毛发其色因种族而异，其分布因男女而异，其荣枯因病变或年龄而异。此外，尚要注意辨别的是，外在的毛发的滋润保养以及假发的装扮会掩盖本身的病变。

（一）医经概说

中医认为，头发乃血之余、肾之华，肺合皮毛，毛发都是可以直观反映我们身体状态的事物。日常生活中，通过毛发健康与否，能够轻松判断出身体是否健康，判断出身体是否存在疾病。

《素问·上古天真论》云"女子七岁，肾气盛，齿更发长。……五七，阳阴脉衰，面始焦，发始堕。六七，三阳脉衰于上，……发始白。丈夫……六八，阳气衰竭于上，面焦，发鬓颁白。……八八，……则齿发去"，由此阐述了人体毛发生长是随着年龄增长而趋于衰老、逐渐脱落，并详细论述了毛发与人体全身经络和气血的关系，毛发病的病因病机以及治疗的方法和药物。

《素问·六节藏象论》中有"肾者……其华在发"之含意，说明体内肾气的盛衰在外部的表现，能从头发上显露出来，再进一步剖析肾和毛发的关系主要为肾中的精气对毛发的生理作用。

《素问·六节藏象论》谓："肺者，其华在毛。"华就是外在表露之意。这说明，肺机能的盛衰，可从毛发的荣枯来推断。《素问·阴阳应象大论》说"肺生皮毛"，是说人的皮毛乃由肺的精气所滋养。而"肺合皮毛"是说肺与体表之毛发的相合之意。这是一种内脏和体表组织的相关联系，皮毛具有宣发肺气的作用。

《灵枢·经脉》曰"脉不通则血不流，血不流则毛色不泽"，论述了血脉通畅与毛发色泽健康的关系。

《千金要方》中"忧愁早白"，以及"思虑太过，则神耗气虚血散而鬓斑"，提出了头发对七情内伤的反应。

《儒门事亲》曰"人年少发早落或白屑者，此血热而太过也……血热而发反不茂"，阐述血热导致的脱发、头皮屑增多等情况。

《医学入门》中说"血盛则发润，血衰则发衰"，即表达毛发和血的盛衰的密切关系。王肯堂在《证治准绳》中也指出："血盛则荣于发，则须发美；若气血虚弱，经脉虚竭，不能荣发，故须发脱落。"

《医林改错》曰："无病脱发，亦是血瘀。"

因此，当各种原因致使血分病变时，如血热、血燥、血瘀、血虚等，均可引起各种毛发的疾病。中医认为，气血同源，气能生血，血为气之母。气血之间能相互转化、相互作用。"发为血之余，血亏则发枯"说明血对毛发起营养作用，血气旺盛则毛发也旺盛，血气虚亏则毛发枯萎、稀少或脱落。

（二）正态常色

1. 发色

毛发的颜色一般是由基因决定的，常见的有黑色、黄色、棕色、红色等。白种人的毛发多数是黄色或棕色，黑种人的毛发多数是深褐色，黄种人黑色发较多。相同人种在不同地区生活的情况下，毛发颜色也有区别，细分起来，毛发颜色可有乌黑、金黄、红褐、红棕、淡黄、灰白、红色等区别。但无论什么颜色的毛发，健康的颜色都应是稠密润泽的，此为肾气充盛、精血充足的表现。

2. 形态

不同人的头发形态有所区别。由于头发的横断面可呈椭圆形、三角形、肾形等，因而使头发产生了不同的形态。一般来说，黄种人多直发，白种人多波发，黑种人则多卷发。以美发手段改变头发形态者不在此列。

3. 毛发生成周期

毛发的生长呈周期性，分生长期、退行期和休止期。不同毛发生长期各不相同，如头发生长期一般为 3～7 年，最长可达 25 年，退行期为 2～4 周，休止期为 3～4 个月。眉毛生长期 3～5 个月，休止期为 3 个月，因而眉毛较头发要短。正常人每天可脱落头发 70～100 根，但同时也有同等量的头发生长出来。

（三）局部病变

1. 发黑

发黑指头发呈黑色。毛发突然增黑，应注意身体有无潜在性癌肿，尤其像黑色素瘤类的恶性肿瘤。

2. 发黄

发黄指头发呈黄色。

（1）指发黄干枯，稀疏易落。成人多属精血不足，可见于大病后或慢性虚损患者。

（2）小儿头发稀疏黄软，生长迟缓，甚至久不生发，多因先天不足、肾精亏损所致。

（3）小儿发结如穗，枯黄无泽，多属于疳积。

3. 发白

发白指头发呈白色。发白有因先天禀赋所致者，不属病态。

（1）人到中年以后头发逐渐变白，表明人的衰老。

（2）青少年出现白发，应考虑有无遗传因素，有无严重的精神创伤或严重的神经衰弱等。青年头发白，伴有耳鸣、腰酸等症者，属肾虚。

（3）头发白，伴有失眠健忘等症者，为劳神伤血所致。

（4）应注意患胃肠疾病、结核病、再生障碍性贫血、白化病等疾病的可能。

4. 枯发与断发

头发干枯，失去黑色光泽与弹性，往往伴有生长缓慢，易开叉、扭曲等，或者头发生长过程中自行断裂。其造成的原因有以下几方面。

（1）保养方式不当，比如天气干燥、用过热的水洗头、用碱性过强的洗发水、洗头过于频繁等，注意正确保养后可自行恢复。

（2）营养不良，包括维生素缺乏。人体缺乏维生素D，将导致头发稀少或者头发脱落，并且头发也会过于纤细易断。

（3）头癣、结节性脆发病等疾病均可导致枯发、断发，需注意治疗原发病。

（4）若枯发、断发发生在慢性虚损性疾病后期（结核病、糖尿病、恶性肿瘤、甲亢等），为虚劳之象。

（5）若发生在产后，为气虚血少、气血虚弱。

（6）发生在热病之后，为肺津亏伤或阴血虚而未复。

5. 脱发

脱发指头发脱落的现象。正常脱落的头发都是处于退行期及休止期的毛发，由于进入退行期与新进入生长期的毛发不断处于动态平衡，故能维持正常数量的头发。病理性脱发是指头发异常或过度脱落。

（1）肝肾亏虚。青壮年头发稀疏易落，发落不生，呈纤毛状，枯焦易断，有眩晕、健忘、腰膝酸软等肾虚表现。

（2）血热化燥。脱发发病突然，头皮光亮，伴有头皮发痒、多屑、多脂者，多为血热化燥所致。

（3）气血两虚。头发细软、干燥少华、毛发稀疏，舌淡脉细，为气血两虚证。

（4）瘀血阻络。头发、眉毛、胡须等毛发均有脱落，难以重新生长，头皮萎缩，舌黯脉涩，多为瘀血阻络。

（5）湿热内蕴。头皮瘙痒，散在性脱发，头发逐渐稀疏，头顶裸露，多为湿热内蕴。

6. 头油多

头油多表现为头部皮脂溢出较多、头屑多、毛发干枯或油腻、瘙痒等症状。病理性的头油增多，一般伴有脱发。中医称为"蛀发癣""发蛀脱发"，男性多见。西医将脂溢性脱发又称为男性型脱发、雄性激素性脱发、弥散性脱发。中医认为属脾、肺之病，脾不能正常运化水湿，肺气下降功能不足，导致油脂泛溢头顶。

7. 头发稀少

正常人头发数量约 10 万根，数量明显减少往往意味着健康状况异常。中医认为肝藏血，肝血充分，头发就能有充足的供血；脾主运化，负责把营养成分运输到全身，包括毛发；肾中精气是人体的根本，头发的生长、健康状态的维持都与肾密切相关。

（1）生理现象。中老年人随着肝血肾气的衰少，头发慢慢变白，这属于正常的生理现象。

（2）先天禀赋不足。儿童天生头发枯黄、细软，同时走路、说话、站立、牙齿发育都比同年龄孩子要迟缓，多属先天禀赋不足。

（3）肝郁血热。青少年短时间内出现白发，伴有暴躁易怒、容易发火，可能是因为肝郁血热。

（4）肾气不足。成年人头发稀少，伴有睡眠不足、腰膝无力、耳鸣，多为肾气不足。

8. 头皮屑增多

头皮屑是人体头部表皮细胞新陈代谢的产物。头部表皮的生理过程称为角质化过程，表皮从基底层形成细胞，并增殖、分裂，向上层逐渐推移，细胞也逐渐形成角蛋白，成为无核、无生命的角质层，干燥的死亡细胞呈鳞状或薄片状而自动脱落。头皮屑增多则是头皮生态平衡遭到破坏引起的，头皮角质层代谢过快，脱落过多，就形成头屑。中医理论中，头皮屑被称为"头风白屑"，是因为白屑层层飞扬而定名。

（1）肝郁气滞。头皮屑常是小小细细、一层层的。患者多见暴躁易怒，心情郁闷，肝气不能调畅疏达、郁结化热、气滞血瘀，皮肤表层失去津液滋润。症见头皮发红干燥、脱屑敏感等，可伴情绪烦躁、焦虑不安、月经不调、睡眠欠佳等。

（2）胃肠湿热。头皮屑常是较为大块、色微黄且较油的，每吃油炸等食物，就可能使头皮屑更严重。此类患者平素喜辛辣燥热、肥甘厚味，脾胃运化不佳，水湿或湿热堆积在肠胃，湿热之邪熏蒸皮肤，使皮肤产生红斑、流黏液、油腻的黄色结痂等，且可能伴随着腹泻、便秘、腹胀、排臭气等症状。

（3）阴虚火热。这类人常合并有失眠、大便干结、舌红少津有裂纹者，属于阴虚火气燥热体质，平时容易疲累、眼睛干涩、长青春痘等。

9. 少毛症

少毛症是指过了青春生长期后，腋毛和阴毛稀疏或无毛的症状。完全无毛情况约占 2%，十分稀疏情况约占 12%。原因有三：①体内雄激素水平较低。②阴部及腋部毛囊中接受雄激素的受体对雄激素不敏感或存在其他缺陷；也有的是完全没有这类受体。③遗传性因素。

10. 多毛症

多毛症是指女性雄激素依赖性区域毛发过度生长、变粗、变黑。乃由于各种原因使体内雄激素水平升高或靶器官对雄激素的敏感性增高所引起。90% 以上的多毛症女性有雄激素升高，其余多为特发性多毛。毛发分为毳毛和粗毛两种：前者纤细柔软不着色；后者粗硬着色，包括头发、睫毛、眉毛、腋毛、阴毛和胡须。毛发发育受到遗传、种族、性别、年龄及激素水平等多因素的影响。常见病因包括多囊卵巢综合征、库欣综合征、先天性肾上腺皮质增生症等。

（四）关联疾患

1. 甲状腺机能减退症

甲状腺机能减退症简称甲减，是由甲状腺激素合成或分泌不足所引起的疾病，病因可分为原发性甲状腺激素缺乏及继发性甲状腺激素缺乏两大类。成年患者表现为恶寒、怕冷、疲乏、颜面及肢体黏液性水肿，无腋毛，阴毛也稀少，可有性生活但性欲明显减低。

2. 席汉综合征

席汉综合征指由于产后大出血，尤其是伴有长时间的失血性休克，垂体前叶组织缺氧、变性坏死，继而纤维化，最终导致垂体前叶功能减退的综合征，部分患者的垂体后叶功能亦有不同程度的异常。该病发生率占产后出血及失血性休克患者的 25% 左右。患者出现极度消瘦、闭经、不育、头发及阴毛逐渐脱落、无力、性欲极度低减等症状。

3. 垂体前叶功能减退症

由于肿瘤压迫、垂体缺血、手术或放疗损伤、颅内感染、空泡蝶鞍等原因引起的垂体前叶激素分泌不足所导致的一系列临床表现称为垂体前叶功能减退症。该病又分为原发性和继发性两类，前者是由于垂体分泌细胞破坏所致，后者是由于下丘脑病变导致垂体缺乏刺激所致，临床上以前者多见。垂体前叶激素分泌不足，会导致相应靶腺功能减退，从而出现一系列症状，其中促性腺激素分泌不足会导致性欲减退。女性患者月经稀少或闭经，阴毛、腋毛稀少或消失，乳房及外生殖器萎缩；男性患者胡须稀少，阴毛、腋毛脱落，阳痿，睾丸变小、变软，肌肉无力，生殖器萎缩。儿童则出现性发育障碍。

4. 黏液性水肿

黏液性水肿可分为全身黏液性水肿（真性黏液性水肿）、胫前黏液性水肿（甲状腺毒性黏蛋白沉积症）。成人患黏液性水肿，可出现眉毛外侧脱落、稀疏而细，腋毛和阴毛脱落的症状，同时还可能会出现怕冷，少汗，疲困，胃口欠佳，体重增加，智力减退，体温低，面部表情淡漠，面颊及眼睑水肿，面色苍白，皮肤呈象牙色、干燥粗糙、脱屑而增厚，尤以手臂、大腿明显，有非凹陷黏液水肿，指甲生长缓慢、易脆并见纵横条纹，牙齿稀疏易碎等，可出现肌肉松弛无力、心动过缓、心脏扩大、心包积液，严重者可致昏迷。

5. 斑秃

头发呈片状脱落，显露圆形或椭圆形光亮头皮，称为"斑秃""白秃疮""鬼剃头"。若全头头发脱落，称"全秃"。病因不明。目前认为本病的发生可能存在自身免疫的发病机制，可能与遗传、家族史、神经创伤、精神异常、感染病灶和内分泌失调、肿瘤、贫血、营养不良、伤寒病后期、严重神经衰弱和药物中毒等有关。

6. 结节性脆发症

结节性脆发症又称脆发症、结节性脆发病，是毛干受物理性或化学性损伤引起的结节性肿胀，毛干可在该处折断。本病可发生于任何年龄，以女性多见，主要病因有：①物理或化学因素。如烫发，漂白，过度梳洗，某些化学物质作用。长期受紫外线照射，头发过度或反复受热或摩擦，马尾发过度夹紧等。②遗传因素。可以是常染色体隐性遗传疾病，如 Menkes 卷发综合征。③疾病因素。某些精神性疾病、瘙痒性皮肤病、精氨酰琥珀酸尿症等所致的头发可有类似的表现。

7. 头癣

头皮和头发的浅部真菌感染，根据病原菌和临床表现的不同可分为黄癣、白癣、黑癣及脓癣。常见的病原菌主要是许兰毛癣菌、铁锈色小孢子菌、犬小孢子菌、紫色毛癣菌及断发毛癣菌等。头癣主要是由直接或间接接触患者或患病的动物而传染，特别是当头皮因剃头等外伤时更容易被感染，故理发是传染途径之一。但是，真菌感染后不一定都会引起头癣，这与机体对真菌的抵抗力密切相关。大多数成人对真菌抵抗力较强，而儿童则较弱，所以头癣多见于儿童。见图 2-52。

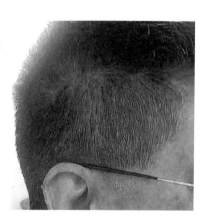

图 2-52　头癣

8. 脂溢性脱发

脂溢性脱发又称雄性激素性脱发，一般在 20 岁左右开始出现额、颞、顶部的进行性缓慢脱发。男女均可发生，但以男性患者更为常见。病因主要在于选择性遗传，患者头顶毛囊存在结构上的先天性缺陷，会提前出现退化和萎缩。其次也与体内雄性激素水平有关，因毛囊特殊雄性细胞中存在雄性激素结合受体，所以雄性激素的水平也会影响毛囊的退化和萎缩。另外，脱发还与饮食不当、睡眠不足、精神紧张、情绪低落、工作负荷重等外界因素密切相关。

9. 多囊卵巢综合征

多囊卵巢综合征是生育年龄妇女常见的一种复杂的内分泌及代谢异常所致的疾病，以排卵功能紊乱或丧失及高雄激素血症为特征，主要临床表现为月经周期不规律、不孕、多毛、痤疮等，是最常见的女性内分泌疾病。

10. 皮质醇增多症

皮质醇增多症是由于多种原因引起的肾上腺皮质长期分泌过多糖皮质激素所产生的临床症候群。主要表现为满月脸、多血质外貌、向心性肥胖、痤疮、紫纹、高血压、继发性糖尿病和骨质疏松等。除肾上腺皮质腺瘤外，其他原因的皮质醇增多症均有不同程度的肾上腺弱雄激素。部分患者有多毛症状，一般为细毳毛，分布于面部、颌下、腹部和腰背部。肾上腺皮质腺癌的女性约 20% 出现女子男性化的表现，脱发、头皮多油很常见。

11. 先天性肾上腺皮质增生症

先天性肾上腺皮质增生症是由于在皮质激素合成过程中所需酶的先天缺陷所致。患者有雄激素过多、女性患者男性化的临床表现。轻度雄激素过多的症状和体征差异很大，很多受累个体会没有症状。最常见的症状为儿童阴毛提早出现，或年轻女性中表现为严重囊性痤疮、多毛症、多囊卵巢、月经稀发甚至闭经。

12. 门克斯综合征

门克斯综合征是一种影响体内铜水平的疾病。它的特点是稀疏、卷曲的头发；未能增加体重并以预期的速度增长（发育不良）；神经系统的恶化。其他症状和体征包括肌张力弱、面部下垂、癫痫发作、发育迟缓和智力残疾。患有门克斯综合征的儿童通常在婴儿期开始出现症状，并且通常不会活到 3 岁。早期用铜治疗可能会改善一些受影响个体的预后。在极少数情况下，症状在儿童时期开始。

13. 结节性裂毛病（结毛症）

结节性裂毛病指毛干中段常裂开、末梢分叉，并有部分自然打结成结节状者。毛发稀疏、干燥、失去光泽，是一种少见的先天性异常，可并发于结节性脆发病，注意鉴别白癣、脂溢性脱发等疾病。

14. 假性斑秃

假性斑秃又称萎缩性秃发、Brocq 假性斑秃，为一种原因不明且较少见的皮肤疾患，头皮出现秃发区而像斑秃，但患处皮肤萎缩不能再长头发。本病好发于中年男性。初起时在头皮往往只有 1~2 处小片损害，为圆形、椭圆形或不规则形的秃发斑，以后逐渐扩展和增多，可以散布各处，也可以互相融合。秃发区头皮表面萎缩而略显凹陷，边界清楚，边缘头发不松动。

15. 脱发性毛囊炎

脱发性毛囊炎是一种少见的头皮中性粒细胞性炎症性疾病。多见于头部脂溢性皮炎患者，因感染金黄色葡萄球菌所致，可累及任何长毛的部位。毛囊发生化脓性炎症，愈后局部出现萎缩性瘢痕，毛发不能长出。本病进展缓慢，可经过数年及数十年，炎症变化的严重程度不定，易反复发作。

16. 眉毛脱落

眉毛脱落指眉毛大片地脱落，尤见在外 1/3 处脱落，多见于内分泌紊乱、黏液性水肿、麻风、脂溢性皮炎、斑秃、严重贫血等疾病。

17. 梅毒性脱发

梅毒是由梅毒螺旋体引起的慢性、系统性性传播疾病。梅毒患者出现脱发，其脱发区头皮无瘢痕形成，但边缘不规则，呈虫蚀状，脱发不完全，且数目较多，好发于枕后。有冶游史，梅毒试验阳性，常伴有梅毒其他表现。

18. 拔毛癖

拔毛癖是精神心理疾病之一，可能是精神紧张、焦虑等心理因素或家庭因素所致。其特征是冲动性地拔毛导致毛发丢失，这不是对妄想或幻觉的反应。拔毛之前通常紧张感增加，拔完之后有如释重负感或满足感。

附录:

表 2-10 斑秃与白癣的鉴别诊断

西医病名	斑秃	白癣
病因	病因不明。目前认为本病的发生可能存在自身免疫的发病机制，可能与遗传、家族史、神经创伤、精神异常、感染病灶和内分泌失调、肿瘤、贫血、营养不良、伤寒病后期、严重神经衰弱和药物中毒等有关	发生在头部的一种癣，是皮肤癣菌感染性疾病。多互相接触传染，容易在卫生条件较差的地区流行，尤其在儿童中常见

续上表

西医病名	斑秃	白癣
症状、体征	圆形或卵圆形非瘢痕性脱发，在斑秃边缘常可见"感叹号"样毛发。头发全部或几乎全部脱落，称为全秃。全身所有的毛发（包括体毛）都脱落，称为普脱。还可见匐行性脱发。病区皮肤除无毛发外，不存在其他异常	头皮上出现单个或多个圆形或不规则的大片灰白色鳞屑斑，边界清楚。病发失去光泽，常在近头皮处折断，所以头发长短参差不齐。病程缓慢，青春期可自愈，头发可再生，不遗留瘢痕

表 2-11　假性斑秃、脱发性毛囊炎、梅毒性脱发的鉴别诊断

西医病名	假性斑秃	脱发性毛囊炎	梅毒性脱发
病因	病因不明	头皮中性粒细胞性炎症性疾病。多见于头部脂溢性皮炎患者，因感染金黄色葡萄球菌所致	感染梅毒螺旋体
症状、体征	头皮出现脱发区，类似于斑秃，但局部皮肤萎缩，不能再长出毛发，脱发区边界清楚，脱发区边缘拉发试验阴性	毛囊发生化脓性炎症，愈后局部出现萎缩性瘢痕，毛发不能长出	脱发区头皮无瘢痕形成，但边缘不规则，呈虫蚀状，脱发不完全，且数目较多，好发于枕后

表 2-12　黄癣与白癣的鉴别诊断

西医病名	黄癣	白癣
病因	头皮感染黄癣菌及其蒙古变种，多流行于农村 7~13 岁儿童，男女比例为 9∶1，成人与青少年也可见	头部感染犬小孢子菌和石膏样小孢子菌。多互相接触传染，容易在卫生条件较差的地区流行，尤其在儿童中常见

续上表

西医病名	黄癣	白癣
症状、体征	典型皮损为盘状黄豆大小的黄癣痂，中心有毛发贯穿。除去黄痂，其下为鲜红湿润糜烂面或浅溃疡。愈后形成萎缩性瘢痕，遗留永久性秃发。黄痂较厚处，常易发生细菌继发感染，有特殊臭味，自觉剧痒。病发常呈干、枯、弯曲状。黄癣菌可侵犯头皮外其他组织，引起甲黄癣、体黄癣等	头皮上出现单个或多个圆形或不规则的大片灰白色鳞屑斑，边界清楚。病发失去光泽，常在近头皮处折断，所以头发长短参差不齐。病程缓慢，青春期可自愈，头发可再生，不遗留瘢痕

表 2-13　结节性裂毛病结毛症和脂溢性脱发的鉴别诊断

西医病名	结节性裂毛病结毛症	脂溢性脱发
病因	一种少见的先天性异常，病因未明确	病因主要在于选择性遗传，与体内雄性激素水平有关，还与饮食不当、睡眠不足、精神紧张、情绪低落、工作负荷重等外界因素密切相关
症状、体征	毛干中段常裂开、末梢分叉，并有部分自然打结成结节状。毛发稀疏、干燥、失去光泽	一般在 20 岁左右开始出现额、颞、顶部的进行性缓慢脱发。男女均可发生，但以男性患者更为常见。患者头顶毛囊存在结构上的先天性缺陷，会提前出现退化和萎缩

参考文献

［1］赵辨. 中国临床皮肤病学［M］. 2 版. 南京：江苏凤凰科学技术出版社，2017.

［2］于洪艺，吕爱平. 论五脏六腑与毛发的相关性［J］. 辽宁中医药大学学报，2019，21（2）：162-165.

［3］任秀玲，葛楠，杨景月. "肺外合皮毛"理论研究进展［J］. 中华中医药学刊，2014，32（9）：2189-2191.

［4］赵正泰.《黄帝内经》有关毛发的理论研究［D］. 济南：山东中医药大学，2017.

［5］王小锁．论中医学毛发诊的源流与发展［J］．陕西中医函授，1999，（2）：1-2.

［6］侯显曾．毛发及头皮疾病诊治彩色图谱［M］．北京：人民卫生出版社，2006.

［7］中西医结合学会皮肤性病学专业委员会皮肤影像学亚专业委员会．毛发疾病皮肤镜诊断专家共识［J］．中国麻风皮肤病杂志，2016，32（3）：129-132.

（黄宇新）

七、望指甲

主编按语

患者指甲形态和色泽以及甲皱微循环的变化，与人体生理病理变化有着密切联系，可看出病变所在脏腑及体质虚实情况，为临床诊断提供参考。本章节从中西医望诊指甲病变的角度，对甲色、甲形态、甲印的关联病患和鉴别诊断等方面进行了较为全面的归纳总结，以加深对甲诊理论的认识，提高临床诊断和治疗的水平。在望诊指时，还要注意三方面：一是部分小孩有咬吮手指的习惯，应留意这种损伤与病变的区别；二是某些工种的作业工人，会伤及或染及指甲；三是不少女性有美甲（涂甲或贴甲）爱好，应注意鉴别，必要时可观察趾甲。

（一）医经概说

人体的气血运行是通过经络完成的。手部有六条经络起止，指甲部位的网络最为密集，指甲周缘是井穴孙络交错区，通过经络内联脏腑，外络躯百节。故脏腑的虚实、气血的盛衰、邪正的进退，均能引起指甲的变化。

《灵枢·本脏》："视其外应，以知其内脏。"《素问·五脏生成论》："肝之合筋也，其荣爪也，其主肺也。"《灵枢·天年》："肝之华荣在爪甲，其充于筋。"其直言指甲与脏器的对应关系。

《素问·痿论》："肝热者，色苍而爪枯。"《灵枢·阴阳二十五人》："感于寒湿则善痹，骨痛、爪枯也。"这是最早通过运用甲诊辨证的论述。

《脉经·诊五脏六腑气绝证候第三》"病人筋绝，九日死，何以知之？手足爪甲青，呼骂不休"，华佗《中藏经》"手足爪甲肉黑色青死"，皆重视观察爪甲颜色变化。

《望色启微》从指甲形质的厚、薄、坚、濡，外形端直、粗恶，纹理有无等多角度进行探讨。

《望诊遵经》："病人爪甲青者死。""爪甲黑者，或因血瘀而痛，或因血凝而死，要之润则吉，枯则凶，爪色虽殊，其变皆决于此矣。"这说明需侧重观察爪甲的荣枯和甲下肉色等。

（二）正态常色

正常指甲红润、坚韧，呈弧形，平滑有光泽。按压其尖端甲床变白色，放开后红色立即恢复，表示机体气血充足，血循流畅，为健康甲形。

甲印是甲根部的半月状弧形部，是甲板的新生部分，又称半月痕。正常的甲印清晰饱满、白里透红。双手十指都有甲印最好，若只有 2 个大拇指有也属正常。甲印的面积占指甲 1/5 为好。正常的生理甲印边缘整齐，清晰红润，中部凸出，显得饱满，表示机体气血调和，阴阳平衡。甲印以奶白色为好，越白越好，表示精力越壮。

（三）局部病变

1. 甲色白

甲色白：指甲压之白而无华、淡白，甲上有白色点状斑。多属气血亏虚，如心血不足、肾精亏虚、肝血不足，多见于贫血。急症见于大失血、休克；慢性病见于慢性贫血、钩虫病、隐性的消化道出血、肺结核晚期、肺心病等。若白如毛玻璃，则为肝硬化；色苍白为虚寒，多为脾肾阳虚；色白而薄软，多为慢性消耗性疾病；消化系统疾病也可表现白甲，如消化功能异常、小儿蛔虫感染和结石。

2. 甲色黄

甲色黄：指甲变黄，一般表示有肝脏疾患，多见于黄疸，多为急性传染性黄疸型肝炎、急性胆囊炎、慢性胆囊炎、胆石症，或见于甲状腺机能减退症、黄甲综合征、肾病综合征等。长期服用四环素或吸烟，指甲可变黄。见图 2-53。

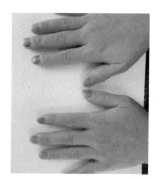

图 2-53　黄指甲
（中年女性产后出现）

3. 甲色红

甲色红：指甲红绛，一般血分有热。多主热，一般气分有热或气血两燔。甲面上出现红斑多说明炎症存在，见于急性感染性疾病初、中期，以热症为主要表现，如扁桃体炎、慢性咽炎、胰腺炎、心肌炎。

4. 甲色紫

甲色紫表示有血瘀，是患者心脏病、血液病的特征。指甲紫暗，为瘀血阻滞，如冠心病、肺心病、先心病、脑梗死等。若病情危重时出现明显紫色甲，可为血凝死症。

5. 甲色青

甲色青表现为指甲色青，多为寒证或外伤，多为血分有寒。指甲色青紫，是血瘀。指甲会在患者患急腹症时突然变青色；若儿童指甲青，多是患先天性心脏病；若胎死腹中，指甲则会有持续性发青。若色青紫，是缺氧所致，预示心肺有病变；若色青黑，是中毒表现。

6. 甲色黑

甲色黑：指甲上有黑色线条或黑斑，突出于甲面且发粗者，应及时排查癌变。如果线条较细，不突出于甲面者，多见于慢性支气管炎患者。

7. 甲色灰

甲色灰多患有甲癣，而甲癣又名灰指甲，是指皮癣菌侵犯甲板或甲下所引起的疾病。甲真菌病是由皮癣菌、酵母菌及非皮癣菌等真菌引起的甲感染。初期甲旁发痒，继则指甲变形、失去光泽而成灰指甲。见图2-54。

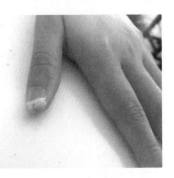

图2-54　甲癣、皮癣并发

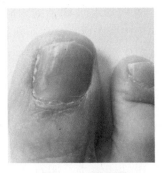

图2-55　白斑甲

8. 红斑甲

红斑甲是指甲周围出现红斑点，常见于红斑狼疮或皮肌炎患者。

9. 白斑甲

甲面上有白色斑块（见图2-55）。成人见之，多因脾胃大肠疾患，提示消化系统疾病或肾的病证（如结石）。儿童见之多提示体内有蛔虫或缺锌。

10. 阴阳甲

阴阳甲指甲半红半白，可见于肾功能不良患者。

11. 小甲

甲面短小，其长度不及手指第一指节 1/2。健壮者一般少得病。但易急躁，出现情绪不稳情况，若调节不及时则易患胃病、肝阳上亢，如肝病、高血压、胃溃疡。若此类指甲在 50 岁以上的人群中呈棕色或红色，则说明易患重症，如脑血栓、脑溢血、动脉硬化等。

12. 扇形甲

甲形似扇子，甲上端横径大于甲根部横径。若出现在杵状指上必有脑、心、血循环疾病，如中风等；若患者指甲暗黄、惨白，则提示目前可能正在患病。

13. 宽甲

甲面横径大。宽甲易患生殖功能低下症、甲状腺疾病；对于特宽甲者提示肾精不足，易患无精虫症或不孕症。

14. 匙形甲

匙形甲指甲扁平而反凹陷呈匙状者，又称"反甲"。甲板变薄发软，中央凹下，周边卷起，因其状如小匙而得名。中医多认为因气血亏虚，多见于脾失健运、肝血不足或营养不良，引起爪甲失养。一般提示身体羸弱、脾胃素虚、大病之后或患癥瘕积聚以及久痹之人。西医方面多认为此症见于缺铁性贫血、营养不良、糖尿病患者等。

15. 纵沟甲

纵沟甲又称嵴棱甲。由甲板向远端起数目不等的纵行嵴棱，往往平行，形成纵沟，使表面凹凸不平。多因气血双亏、肝肾不足、肝阳上亢，以致阴阳失调，气血失和，损伤甲床。有此种甲的人易患呼吸系统疾病、过敏症和营养不良症。

16. 横沟甲

横沟甲：指甲面透明度降低，甲板表面上出现数目不等的凹陷的横沟，导致甲表面凹凸不平，严重者如洗衣板。常提示阴血亏虚，肝功能不正常，爪甲失养。

17. 纵纹甲

纵纹甲指甲面出现直纹线，表示缺乏维生素 A，还可见于肝病的先兆。见图 2-56。

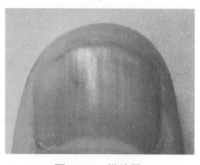

图 2-56　纵纹甲

18. 横纹甲

横纹甲指甲面出现横纹线，多见于肾病或心肌梗死发病的先兆征象。

19. 鹦嘴甲

鹦嘴甲指甲向下弯曲为鹦鹉嘴状，指端如鼓槌，即"杵状指"。多见于心肺疾病，如先天性心脏病、风湿性心脏病、慢性心力衰竭、肺脓肿、肺气肿、矽肺、空洞型肺结核后期，或慢性溃疡性结肠炎等病。

20. 凹纹甲

凹纹甲指甲面出现凹陷直线，多见于呼吸功能不良者。

21. 寒性甲印

寒性甲印：指甲印偏小，甲印宽度小于 1 毫米，或甲印指数减小，有的仅有两拇指有甲印，更有甚者 10 指全无甲印。甲印越小，有甲印的指数越少，表示寒性体质的程度越重。寒性甲印是机体阳气虚衰、阴寒内盛的表现，其体质多为寒型，多见面色苍白、手足常发凉、自汗、容易感冒、精力偏弱等症。

22. 热性甲印

热性甲印：指甲印偏大，甲印宽度大于 5 毫米，甚至可达指甲的 1/2。有甲印的指数增多，小指亦可见甲印。甲印越大，大甲印指数越多，表示热性体质的程度越重。热性甲印是机体阳气偏盛、阴液不足的表现，其脏腑功能亢盛，火热炽盛，多见面色红赤、手足发热、盗汗、烦躁、便秘、易怒、口干。

23. 寒热甲印

寒热甲印：指甲印大而边界模糊不清，失去了清晰度和饱满度。有甲印的指数虽多，但甲印的白色退化，趋向融合前甲床的淡红色，甚至甲印的边界消失。寒热融合性甲印，表示热性向寒性的转化，是机体由阳转阴、寒热并存的征象。

24. 甲印的颜色

（1）蓝色。甲印呈蓝色，是末梢循环不良的表现。

（2）红色。甲印明显发红，是心力衰竭的表现。

（3）甲印明显。甲印明显，表示胃肠道消化吸收功能好。

（4）甲印晦暗。甲印晦暗，表示胃肠道消化吸收功能差。

（四）关联疾患

1. 甲真菌病

（1）浅表性白色甲真菌病（真菌性白甲），此型甲板表面有一个或多个小的浑浊区，外形不规则，可逐渐波及全甲板，致甲面变软、下陷。无任何症状，无甲沟炎，常于甲床皱襞皮肤处见有脱屑。

（2）甲下真菌病，又分远端侧位型、近端甲下型及浅表白色型。此型病变常从甲板两侧或末端开始，多先有轻度甲沟炎，后来逐渐变成慢性或渐趋消退。甲沟炎可引起甲面有凹点或沟纹，持续不变或渐累及甲根。一旦甲板被感染，即可形成裂纹、变脆或增厚，呈棕色或黑色。本型常见。因甲下角蛋白及碎屑沉积，致甲变松及甲浑浊肥厚。

2. 甲银屑病

甲银屑病即银屑病的甲病变，在银屑病中较常见，其发生率占10%～50%，其甲改变与皮损的广泛程度有关。临床上常见的有甲凹陷点、甲剥离、甲下增厚、甲板失去光泽、变白、裂片形出血。

（1）甲凹陷点。最常见，可侵及所有甲，指甲更易受累。凹陷点小而浅，一般不超过1毫米，呈不规则散在分布，偶尔可排列成线状，间隔距离相等。它是由形成浅层甲板的甲基质有点状银屑病改变引起，当加倍长出近端甲皱襞时，角化不全的银屑病角质层脱落形成典型凹陷点。

（2）甲剥离。起于远端甲缘，但不超过甲的1/2，分离的甲板呈灰黄色，这是由于血糖蛋白大量聚集之故，后者常见于甲下皮和甲床有炎症时。

（3）甲下增厚。甲下皮和远端甲床有银屑病损害，导致甲下角化过度。

（4）甲板失去光泽，变白，增厚，高低不平，甚至碎裂剥脱等。

（5）裂片形出血，在银屑病中也常见。

（6）非寻常型银屑病甲病变的发生率较高，变化也较严重，尤以脓疱型银屑病中的连续性肢端皮炎为甚。

3. 甲母痣

甲母痣为痣的一种，最常见的症状就是甲黑线，很小概率癌变为黑色素瘤，而且易被忽视。上皮样痣细胞排列规则，表皮轻度棘层肥厚和角化过度，表皮嵴可伸长。若痣细胞接近真皮或在真皮内部时，痣细胞形态呈梭形。表皮内的细胞痣含有大量色素，位置越低则细胞内色素越少。一般除非外伤和恶变，真皮内很少或者没有炎症。

4. 甲营养不良

一种多因素引起的甲损害。临床多见于甲营养不良患者，常表现为甲板变薄或增厚，且表面有表浅细小线纹纵嵴，如砂纸样外观，甲板无光泽，呈乳白色浑浊，有切迹或纵嵴。甲下及甲周无改变。多见于18个月至18岁青少年，多数到成人消退，少数成人继续发病。也有患者表现为数个指甲无光泽，砂纸样外观，其病因不明，可以是特发性的，部分可能是偏食、营养不良引起，但无皮肤、毛发、牙齿及口腔黏膜的病变。真菌镜检阴性。无有效治疗方法。部分患者病情随年龄增长逐渐缓解。

5. 甲下出血

甲下出血主要是指甲板下出血，一般发生于单个指甲。单个指甲甲下出血多有明确砸伤、挤伤、压伤等病史。甲下出血偶可见某些疾病，如蓝趾综合征、甲下恶性黑素瘤、银屑病、原发性血小板减少、再生障碍性贫血、严重贫血等。

6. 绿甲综合征

绿甲综合征多由铜绿假单胞菌在甲下生长，导致分泌的绿色色素进入甲板所致，主要特点为甲的末端部分发生甲剥离，在剥离的部位呈现显著绿色，常伴发甲沟炎。好发于两手经常接触水者。

7. 黄甲综合征

黄甲综合征又称为慢性遗传性淋巴水肿或先天性淋巴水肿。病因未明，一般认为与遗传有关，报道之病例大部分有阳性家族史。特点为黄指（趾）甲、肥厚，淋巴水肿，慢性胸腔积液三联征。最突出的特点为四肢有淋巴水肿，一般均全身性对称性发生。同时手指及趾甲有特殊形态改变，指（趾）甲发黄或者脱色变软，或者呈一道道横嵴或裂纹。往往伴有支气管扩张和胸腔积液，后者均为漏出液，胸水可以发生于一侧或两侧。可并发于肝胆疾病、溶血、甲状腺功能减退、慢性肾上腺功能不全、肾病综合征、胡萝卜素血症等。

8. 甲下黑色素瘤

黑色素瘤的一种，早期表现为色素斑，呈棕色或黑色，色泽不均匀且深浅不一；甲下黑色素瘤的边缘不甚规则，会逐渐扩大，凸起成斑块、结节或者是肿块。若病情严重，还会出现溃破、出血。

附录：

表2-14　真菌性白甲、甲下真菌病的鉴别诊断

西医病名	真菌性白甲	甲下真菌病
共同点	病因相同，均是由皮癣菌、酵母菌及非皮癣菌等真菌侵犯甲板或甲下引起的甲感染	
症状、体征	甲板表面有一个或多个小的浑浊区，外形不规则，可逐渐波及全甲板，致甲面变软、下陷。无任何症状，无甲沟炎，常于甲床皱襞皮肤处见有脱屑	常从甲板两侧或末端开始，多先有轻度甲沟炎，后来逐渐变成慢性或渐趋消退。一旦甲板被感染，即可形成裂纹、变脆或增厚，呈棕色或黑色。甲下角蛋白及碎屑沉积，甲变松及甲浑浊肥厚

表2-15　绿甲综合征、黄甲综合征的鉴别诊断

西医病名	绿甲综合征	黄甲综合征
病因	铜绿假单胞菌在甲下生长，分泌的绿色色素进入甲板所致	原因不明。一般认为与遗传有关，所见病例大部分有阳性家族史
症状、体征	甲远端部分发生甲剥离且剥离部位呈绿色，常伴发甲沟炎	黄指（趾）甲、肥厚、淋巴水肿，慢性胸腔积液三联征。可并发于肝胆疾病、溶血、甲状腺功能减退、慢性肾上腺功能不全、肾病综合征、胡萝卜素血症等

表 2-16 甲母痣、甲下黑色素瘤、甲下出血的鉴别诊断

西医病名	甲母痣	甲下黑色素瘤	甲下出血
病因	原因有很多种，如全身色素性疾病合并甲色素沉着可见于黑棘皮病、艾迪生氏病、维生素 B_{12} 缺乏、库欣综合征行肾上腺切除术后，或为 Laugier-Hunziker 综合征	发病原因尚不明，但部分病例有皮肤受伤的病史，烧伤及 X 线照射可能是诱因，有少数病例与内分泌因素有关，家族性倾向也有报道	单个指甲甲下出血多有明确砸伤、挤伤、压伤等病史
位置和病变特征	甲根的位置，有一个黑色的斑疹	一般在甲根的位置会有黑色细胞出现	一般是在甲板下面出现红色或者棕色的小斑片
病史	多见外伤、真菌感染、甲下出血	一般无强力外伤病史，反而可能有烧伤、X线照射等病史	外伤、挤压伤病史

表 2-17 甲银屑病、甲真菌病的鉴别诊断

西医病名	甲银屑病	甲真菌病
病因	相当于西医的银屑病。银屑病病因未明，感染、免疫紊乱、内分泌紊乱、精神因素均可诱发	由皮癣菌、酵母菌及非皮癣菌等真菌侵犯甲板或甲下引起的甲感染
症状、体征	银屑病的甲病变，临床上常见的有甲凹陷点，甲剥离，甲下增厚，甲板失去光泽，变白、裂片形出血	以指（趾）甲增厚色灰，或出现中空碎屑、失去光泽为主要表现的癣病

参考文献

［1］赵辨. 中国临床皮肤病学［M］. 2 版. 南京：江苏凤凰科学技术出版社，2017.

［2］李学诚. 李学诚指甲诊病［M］. 太原：山西科学技术出版社，2011.

［3］张秋臻，张振兴，麻宏. 五官与指甲诊病［M］. 上海：上海第二军医大学出版社，2010.

［4］唐汉庆，黄岑汉. 瑶医学月痕诊法与中医学望爪甲诊法的比较浅析［J］. 中华中医药杂志，2015，30（1）：296-298.

［5］孙咸茂，黎涛，赵辉．甲诊临床浅识［J］．山东中医学院学报，1996，20（2）：115.

［6］马维骐，赵睿霆．"手诊法"的古代理论探源［C］//中华中医药学会．全国第十三届中医诊断学术年会论文汇编：2012年卷．北京：中华中医药学会中医诊断学分会，2012：54-57.

［7］王瑞云．中医甲诊系统的研究［D］．天津：天津大学，2018.

［8］王艳荣，杨毅玲．中医甲诊［J］．中国社区医师，2019，35（08）：112，114.

［9］孔凡族．甲诊的临床意义［J］．湖北中医杂志，2000，22（11）：27.

（曾秀娟）

八、望淋巴结

主编按语

人体表浅的淋巴结通常是看不到的，但当淋巴结明显肿大时就能通过望诊发现。颌下、耳前、颈部、锁骨上窝、腋下和腹股沟都是表浅淋巴结聚集和可见的部位。发现肿大的淋巴结后，应先了解该处淋巴结所属引流区域的病变，还应通过触诊，了解其质的硬度和活动度。触诊还可以发现隐藏的和较细的浅表淋巴结。恶性肿瘤的首个转移途径是淋巴系统，因此不能忽略对此类患者的浅表淋巴结的诊查。

（一）医经概说

中医称颈部肿大的浅表淋巴结为瘰疬。《外科正宗·瘰疬论》中说：夫瘰疬者，有风毒、热毒、气毒之异，又有瘰疬、筋疬、痰疬之殊。又在文中有"瘰疬看法"，介绍观察瘰疬的顺、险、逆，如已溃脓稠，肉色红活，核肿渐消，肩项自便、自敛者顺；未成形体消瘦，寒热往来，结核顽硬，痰嗽相兼者险；已成核坚，连续如珠，大小不等，项强筋急、脉虚者险；已溃脓水清稀，肌肉消铄，自汗盗汗，寒热不睡者逆。其他部位的浅表淋巴结，中医沿用病名多称为"恶核""痰核""石疽""马刀侠瘿"等。

（二）正态常色

正常情况下，小儿4～8岁可在颈部发现细小质软的浅表淋巴结，成人也可在颌下和腹股沟发现细小质软的浅表淋巴结。

（三）局部病变

1. 增生性淋巴结炎

增生性淋巴结炎表现为浅表淋巴肿大仅在单个部位发生，质软，触痛明显。多由各种病原体感染，或所在淋巴引流区域的感染性病灶引发。

2. 淋巴结结核

淋巴结结核，即结核性淋巴结炎，常发生于肺门和颈部淋巴结。前者为原发性结核的一部分；后者可见颈侧淋巴结肿大，先现单个，逐渐增多，少数严重患者可溃破形成窦道，即中医所称"鼠瘘"。

3. 恶性淋巴瘤

恶性淋巴瘤是一种起源于淋巴组织的实体癌，按其细胞成分，分为霍奇金病和非霍奇金病两大类。望诊可见全身多发的浅表淋巴结肿大，常见于颈部、腋窝及腹股沟，呈无痛性进行性增大，跳跃式分布。还会伴有间歇性低热，消瘦疲惫，食欲下降。

（四）关联疾患

1. 颈部淋巴结肿大

颈部淋巴结肿大可见于急性扁桃体炎、慢性扁桃体炎、咽炎、牙龈及齿槽感染、复发性口疮、腮腺炎等感染性疾患。

2. 耳前淋巴结肿大

耳前淋巴结肿大大多为同侧眼、脸、耳、腮腺等所属引流区域的炎症，也有可能是恶性淋巴瘤的表现。

3. 锁骨上窝淋巴结肿大

（1）左侧锁骨上窝淋巴结肿大，常见于来自腹部脏器的病变，尤其是癌症如胃癌、肠癌等的淋巴转移。

（2）右侧锁骨上窝淋巴结肿大，常见于来自胸腔脏器的病变，尤其是癌症如肺癌、食道癌等的淋巴转移。

（3）任何一侧锁骨上窝淋巴结肿大，亦有可能是同侧乳腺癌的腋窝淋巴转移之后的第二站转移。见图2-57。

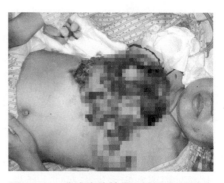

图2-57 乳腺癌伴锁骨上窝淋巴结肿大

4. 颈侧胸锁乳突肌上群淋巴结肿大

颈侧胸锁乳突肌上群淋巴结肿大常见于鼻咽癌或其他口咽腮部的恶性肿瘤，如扁桃体癌、喉癌、舌癌、口腔癌、腮腺癌的淋巴转移，明显肿大时可上达耳前后，望诊可见该处有浅表淋巴结融合肿大呈包块状。

5. 腋窝淋巴结肿大

腋窝淋巴结肿大常见于上肢或附近区域的感染，以及乳腺癌同侧的淋巴转移。

6. 腹股沟淋巴结肿大

腹股沟淋巴结肿大常见于下肢或会阴部感染、丝虫性淋巴管炎、恶性淋巴瘤等。

7. 淋巴结肿大伴发热

（1）感染：如扁桃体周围脓肿、蜂窝组织炎、传染性单核细胞增多症、艾滋病、鼠疫、弓形虫病、风疹、EB病毒或衣原体感染等。

（2）肿瘤：如淋巴瘤、急性白血病、各种转移癌。

（3）风湿病及其他疾病：如类风湿性关节炎、系统性红斑狼疮、结节病等。

8. 淋巴结肿大伴消瘦、肝脾肿大

淋巴结肿大伴消瘦、肝脾肿大多见于慢性淋巴细胞白血病，肿大的浅表淋巴结常见于颈部，淋巴结较硬，无粘连，无压痛。

附录：

表 2-18　颈部淋巴结中医沿用病名与现代认识

中医沿用病名	现代认识
瘰疬	出自《灵枢·寒热篇》，又名颈疬、鼠疮，大者为瘰，小者为疬。相当于现代指颈部肿大的浅表淋巴结
鼠瘘	已形成窦道或瘘管的浅表淋巴结，常见于坏死性淋巴结炎或淋巴结核
连珠疬	多发并呈串珠状排列的肿大的浅表淋巴结，常见于颈部淋巴结结核或增生性淋巴结炎
失荣	颈部淋巴结逐渐增大，形成肿块，推之不移，并伴面容憔悴，形体消瘦，如树木失去鲜泽。多指鼻咽癌或其他恶性肿瘤所致的颈部淋巴结转移
石疽	《医宗金鉴》描述石疽"此疽生于颈项两旁，形如桃李，皮色如常，坚硬如石"，类似于恶性淋巴瘤

参考文献

［1］陈实功. 外科正宗［M］. 北京：人民卫生出版社，1973.

［2］中医研究院，广东中医学院. 中医名词术语选释［M］. 北京：人民卫生出版社，1973.

［3］中国医科大学. 实用医学词典［M］. 北京：人民卫生出版社，1995.

［4］周岱翰. 中医肿瘤学［M］. 北京：中国中医药出版社，2011.

［5］赵久良，冯云路. 协和内科住院医师手册［M］. 北京：中国协和医科大学出版社，2014.

（顾玉潜）

九、望水肿

> **主编按语**
>
> 水肿是中西共用的病征名词。水肿有按其分布、性质和病因等多种分法。本书在多篇望诊项中，其实都有涉及水肿，但这又有一个鉴别辨识的问题，于是特专设此篇。本篇以显性水肿为主，不含气肿和血肿，亦不含腔内黏膜水肿。对于水肿，除望诊外，亦应结合按诊，指压肿处是辨别凹陷性水肿的最简单易行的方法。

（一）医经概说

《灵枢·水胀》中对水肿进行了详细的描述："水始起也，目窠上微肿，如新卧起之状，其颈脉动，时咳，阴股间寒，足胫肿，腹乃大，其水已成矣。以手按其腹，随手而起，如裹水之状，此其候也。"

《素问·水热穴论》说："肾者，牝脏也，地气上者属于肾，而生水液也，故曰至阴。勇而劳甚则肾汗出，肾汗出逢于风，内不得入于脏腑，外不得越于皮肤，客于玄府，行于皮里，传为胕肿，本之于肾，名曰风水。""肾者，胃之关也，关门不利，故聚水而从其类也。上下溢于皮肤，故为胕肿。胕肿者，聚水而生病也"，论述了水肿的病机。

《金匮要略》称水肿为"水气"，按病因、病证分为风水、皮水、正水、石水、黄汗五类；又根据五脏证候分为心水、肺水、肝水、脾水、肾水。元代《丹溪心法·水肿》才将水肿分为阴水和阳水两大类，指出："若遍身肿，烦渴，小便赤涩，大便闭，此属阳水。""若遍身肿，不烦渴，大便溏，小便少，不涩赤，此属阴水。"这一分类方法至今对指导临床辨证有着重要意义。

《诸病源候论·脚气病诸候》说："风湿毒气，从脚上入于内，与脏气相搏，结聚不散，故心腹胀急也。"这里指出了风湿相搏的病因。

《济生方·水肿》说："又有年少，血热生疮，变为肿满。"这里指出了疮毒内犯的病因。

《景岳全书·肿胀》说："凡患水肿等证，乃脾、肺、肾三脏相干之病。盖水为至阴，故其本在肾；水化于气，故其标在肺；水惟畏土，故其制在脾。今肺虚气不化精而化水，脾虚则土不制水而反克，肾虚则水无所主而妄行，水不归经则逆而上泛，故传入脾而肤肉浮肿，传入肺则气息喘急。虽分而言之，而三脏各有所主，然合而言之，则总由阴胜之害，而病本皆归于肾。"这里详细分析了水肿的病机。

（二）正态常色

正常皮肤的弹性较好，表面光滑，润泽度高，皮肤血液循环正常，色泽良好，有丰富的皮下脂肪，没有液体潴留、粗大毛孔、肿胀、皮疹等。

（三）局部病变

1. 炎症性水肿

炎症性水肿一般在急性炎症区域都有，红、热、痛是急性炎症的特征，水肿液含有大量的蛋白及炎性细胞。

2. 静脉阻塞性水肿

静脉阻塞性水肿常由于肿瘤压迫、肿瘤转移形成的静脉血栓、血栓性静脉炎等引起，其发生的部位和持续时间影响水肿的程度及预后。

3. 淋巴性水肿

淋巴性水肿是由于淋巴回流受阻所致的水肿，可分为原发性及继发性。水肿可发生在一侧下肢，发生水肿的皮肤表面粗糙，有明显的色素沉着。

4. 血管神经性水肿

血管神经性水肿好发于面部，呈圆形或椭圆形隆起的肿块，发展迅速，消退较快。

5. 静脉曲张

静脉曲张是由于先天性血管壁膜比较薄弱或长时间维持相同姿势很少改变，血液蓄积下肢，在日积月累的情况下破坏静脉瓣膜而产生静脉压过高，使血管突出皮肤表面的症状，可伴有双下肢的水肿。

6. 丝虫病性象皮肿

丝虫病是指丝虫寄生在淋巴组织、皮下组织或浆膜腔所致的寄生虫病。早期主要是淋巴管炎和淋巴结炎，表现为局部皮肤出现弥漫性红肿，表面光亮，有压痛及灼热感，多见于小腿中下部。晚期则出现淋巴管阻塞所引起的一系列症状和体征。

7. 变态反应性水肿

变态反应性水肿包括血管神经性水肿，患者往往有过敏史，水肿多突然发生，一般对症治疗后水肿迅速消退。

（四）关联疾患

1. 心源性水肿

心源性水肿指首先发生于身体低垂部位的水肿，常从下肢逐渐遍及全身，严重时可出现腹水或胸水，常伴有心脏病病史和体征。

2. 肾源性水肿

肾源性水肿指水肿多从眼睑、颜面部开始，多伴有尿的变化（血尿、蛋白尿等），可见于肾小球肾炎、肾病综合征。见图 2-58。

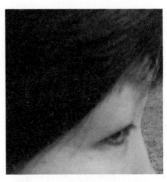

图 2-58　慢性肾炎眼睑水肿

3. 肝源性水肿

肝硬化在腹水出现前常有下肢轻度水肿，首先发生于足踝部，逐渐向上蔓延。头面部及上肢常无水肿。严重时出现腹水、胸水。

4. 营养不良性水肿

慢性消耗疾病、长期营养缺乏、蛋白丢失性胃肠病、重度烧伤等所致低蛋白血症和维生素 B_1 缺乏症等均可产生营养不良性水肿。皮下脂肪减少所致的组织松弛，会加重水液的潴留。水肿常从足部逐渐蔓延至全身。

5. 特发性水肿

特发性水肿主要表现在身体下垂部位，多见于成年肥胖妇女，常与情感、精神变化有关，伴疲倦、头昏、头痛、焦虑、失眠等神经衰弱表现。

6. 黏液性水肿

黏液性水肿见于甲状腺功能减退，当病情严重时，由于皮肤被黏蛋白和黏多糖浸润，产生特征性的非凹陷性水肿，常在颜面和胫骨前发生。

7. 药物性水肿

应用某些药物后可引起水肿，其特点为用药后出现轻度水肿，停药后逐渐消退。较常见的药物为肾上腺皮质激素、睾酮、雌激素、胰岛素和部分降压药等。

8. 经前期紧张综合征

经前期紧张综合征的特点为月经前 7~14 天出现眼睑、踝部及手部轻度水肿，可伴有乳房胀痛及盆腔沉重感，月经后排尿量增加，水肿及其他神经官能症状逐渐消退。

9. 妊娠性水肿

妊娠性水肿指妊娠后半期孕妇常出现双下肢轻度水肿，休息后减轻，多属生理性水肿。

10. 播散性红斑狼疮

播散性红斑狼疮可出现轻度水肿，以面部及踝部多见，与全身血管病变及血清蛋白减低有关。

11. 硬皮病

硬皮病早期可表现为皮肤肿胀，为非凹陷性水肿，皮肤变肥厚，硬度增加，从手足逐渐到颈、面及躯干部；后期皮肤逐渐萎缩变薄，并会有肺、心、肾等多系统的改变。

12. 皮肌炎

皮肌炎引起的水肿可出现在眼眶周围、颜面部、四肢等，皮肤多有弥漫性或斑点状红斑、荨麻疹及结节性红斑。

13. 抗利尿激素分泌异常综合征

抗利尿激素分泌异常综合征指患者抗利尿激素分泌过多，导致水钠潴留及低钠血症，可见于恶性肿瘤。

14. 垂体前叶功能减退症

垂体前叶功能减退症多由产后大出血引起，有水肿、皮肤增厚、毛发脱落等表现。

15. 老年性水肿

老年性水肿是指老年人在无重要器官疾病或功能失常的情况下出现的水肿（见图2-59）。由于老年人的体质及器官功能随年龄的增长而逐渐衰退，机体内代谢过程也逐渐减弱，故在某些因素的影响下易发生水肿，但各科检查均无异常发现。这种水肿常较轻，可时轻时重，常常自行消失。

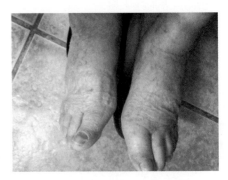

图 2-59　老年性下肢水肿

16. 高温性水肿

高温性水肿指由于温热使体表血管扩张，血流增加，引起毛细血管滤过压增加而发生水肿，经降温或秋凉后水肿自行消失。多见于女性，水肿发生于夏季或高温环境下，可反复多年。水肿通常在手、足部，呈轻度凹陷，同时伴乏力、厌食等倾向，离开高温环境或度过夏季后，水肿自行消退。

17. 旅行者水肿

旅行者水肿指长时间坐车或徒步，可出现下肢肿胀，一般休息后可自行恢复。

18. 贫血性水肿

贫血性水肿指贫血导致血浆的胶体渗透压降低，血管内的水分渗透进组织间隙，从而出现浮肿的情况，通常伴有乏力、精神不振、脸色苍白等症状。

19. 肥胖性水肿

肥胖性水肿是指肥胖者常因皮下脂肪组织积聚增多，对浅静脉的支撑作用减轻，血管易扩张，下肢静脉压升高，血液淤积，导致血液及组织液回流受影响而致的水肿。水肿一般随肥胖消失而消失。

附录：

表 2-19　水肿、鼓胀的鉴别诊断

中医病名	水肿	鼓胀
病因	风邪外袭、感受水湿、饮食伤脾、劳倦伤肾，以肺、脾、肾功能失调为主，导致水液泛滥肌肤而成	多由于酒食不节、情志内伤、血吸虫感染等，以肝、脾、肾功能失调为主，导致气滞、血瘀、水停腹中
症状、体征	以头面或下肢先肿，继而全身，腹壁无脉络暴露；但部分水肿晚期患者可见腹部胀大	腹部胀大，皮色苍黄，腹壁脉络暴露，四肢多不肿，反见瘦削，后期可伴有肢体浮肿

表 2-20　心源性水肿、肾源性水肿、肝源性水肿的鉴别诊断

西医病名	心源性水肿	肾源性水肿	肝源性水肿
病因	由于心脏功能障碍而引起的水肿	由于肾功能异常而引起的水肿，常见于肾病综合征、急性肾小球肾炎和慢性肾小球肾炎的患者	常见的原因是肝硬化，多见于失代偿期的肝硬化患者
症状、体征	①有心脏病的病史及症状表现，如表现有心悸、呼吸困难或气急、端坐呼吸、咳嗽、吐白色泡沫样痰等症状。②心脏病的体征，如心脏扩大、心脏器质性杂音、颈静脉扩张、肝淤血肿大、中心静脉压增高、血循环时间延长、肺底湿性啰音等。③水肿的表现，为全身性凹陷性水肿，两下肢最为明显，与体位有关。水肿的程度与心功能的发展和变化密切相关，心力衰竭好转，水肿将明显减轻	疾病早期晨起时有眼睑和颜面水肿，后逐渐发展为全身水肿；常与尿常规改变、高血压、肾功能损害的表现相关	往往以腹水为主要表现，且双下肢足、踝等部位表现不明显，多有慢性肝炎的病史，肝脾肿大、质硬，部分患者可见蜘蛛痣和肝掌
辅助检查	心功能指标、心脏彩超等提示异常	尿常规、肾功能指标、泌尿系统彩超等提示异常	肝功能指标、肝炎指标、消化系统彩超、腹部CT 等提示异常

参考文献

[1] 邓铁涛，陈群，郭振球. 中医诊断学 [M]. 修订版. 上海：上海科学技术出版社，2013.

[2] 张信江，胡晓军. 皮肤性病学 [M]. 北京：人民卫生出版社，2009.

[3] 吴勉华，王新月. 中医内科学 [M]. 北京：中国中医药出版社，2012.

[4] 灵枢经 [M]. 田代华，刘更生，整理. 北京：人民卫生出版社，2005.

[5] 张仲景. 金匮要略 [M]. 何任，何若苹，整理. 北京：人民卫生出版社，2005.

[6] 朱震亨. 丹溪心法 [M]. 王英，竹剑平，江凌圳，整理. 北京：人民卫生出版社，2005.

（吴咏妍）

十、望体表肿物

> **主编按语**
>
> 本篇是望诊体表肿物。通常情况下，体表肿物的最先发现者多是患者本人，发现后焦急地来医院查个究竟。而医生接诊后则先行望诊鉴别，辨病辨证。当然，患者的体表肿物也可能是由医生先发现的，因为医生的目光总是敏锐的。任何科的医生都不会对新增的体表肿物轻易放过，望诊的功能就应该在此时得到充分发挥。

（一）医经概说

体表肿物当属于中医"瘤""岩"范畴。瘤是瘀血、痰滞、浊气停留于机体组织间而产生的结块。其临床特点是局限性肿块，多生于体表，发展缓慢，一般没有自觉症状。

瘤的名目很多，《灵枢》中有"筋瘤""肠瘤""脊瘤""肉瘤"等。其中内脏肿瘤，后世文献多归属于"癥瘕"范畴。

关于生于体表的肿瘤，《医宗金鉴·外科心法要诀》分为六种，即气瘤、血瘤、筋瘤、肉瘤、骨瘤、脂瘤。

《丹溪心法·痰》说："痰之为物，随气升降，无处不到。""凡人身上、中、下有块者，多是痰。"这论述了痰湿内阻的病机。

《医宗必读》说："积之成也，正气不足，而后邪气踞之。"

《外证医案汇编》说："正气虚则为岩。"

《活法机要》说："壮人无积，虚人则有之，脾胃怯弱，气血两衰，四时有感，皆能成积。"这论述了正气亏虚的病机。

《格致余论》说："若夫不得于夫，不得于舅姑，忧怒郁闷，昕夕积累，脾气消阻，肝气横逆，遂成隐核……名曰奶岩。"这论述了情志内伤的病机。

《外科正宗》说："失荣者……其患多生肩之以上，初起微肿，皮色不变，日久渐大，坚硬如石，推之不移，按之不动，半载一年，方生阴痛，气血渐衰，形容瘦削，破烂紫斑……越溃越坚，犯此俱为不治。"此描述可认为是鼻咽癌颈部淋巴结转移症状。

《诸病源候论·乳石痈候》描述："乳石痈之状，微强不甚大，不赤，微痛热……但结核如石。"这是对乳腺癌的特征的概括。

《类证治裁》提出："结核经年，不红不肿，坚且难移，久而肿痛者为痰核，多生耳、项、肘、腋等处。"这与颈部恶性淋巴瘤相似。

"岩"是发生于体表的恶性肿物的统称，为外科疾病中最凶险者。因其质地坚硬，表面凹凸不平，形如岩石而得名。古代"癌""岩""嵒""巖"等字义相同且通用。其临床特点是多发于中老年人，局部肿块坚硬，高低不平，皮色不变，推之不移，溃烂后如翻花石榴，色紫恶臭，疼痛剧烈，难于治愈，预后不良，故有"绝症"之称。望体表肿物时应注意观察肿物大小、质地、边缘、活动度、所在部位及与周围组织关系。

（二）正态常色

正常人体表皮肤无异常突起、肿物，偶有浅表淋巴结生理性肿大，一般较小、不显著突出。

（三）局部病变

1. 血管瘤

中医称血瘤。常见的有毛细血管瘤和海绵状血管瘤。因先天禀赋不足，胎火妄动，血行失常，以致气滞血瘀、脉络凝聚而成，是体表血络扩张、纵横丛集而形成的肿瘤。可发生于身体任何部位，大多数为先天性，其特点是病变局部色泽鲜红或暗紫，或呈局限性柔软肿块，边界不清，触之如海绵状。

2. 脂肪瘤

中医称肉瘤。思虑过度或饮食劳倦伤脾，脾失运化，痰湿内生，脾气不行，津液凝聚为痰，痰气郁结发为肉瘤，或郁怒伤肝，肝失疏泄，肝克脾土，肝脾不和，气机不畅，瘀血阻滞，逆于肉里，乃生肉瘤。

3. 神经纤维瘤

中医称气瘤，是指皮肤间的多发性肿瘤，其特点是肿块质地柔软而有弹性，宛如气在瘤中，挤压后随手弹起，故名气瘤。

4. 下肢静脉曲张

中医称筋瘤。由长期从事站立负重工作，劳倦伤气导致；或多次妊娠，气滞血瘀，筋脉纵横，血壅于下，而结成筋瘤；或骤受风寒、涉水淋雨，寒湿侵袭，凝结筋脉，筋挛血瘀，成块成瘤；或因外伤筋脉，瘀血凝滞，阻滞筋脉络道而成。以筋脉色紫、盘曲突起如蚯蚓状、形成团块为主要表现。

5. 皮脂腺囊肿

中医称脂瘤，又称粉瘤。因湿痰蕴阻或湿热蕴结于皮肤之间，郁结不散，久而成瘤。其特点为皮下结块，与皮肤粘连，上有黑头，易感染化脓，排出豆渣样物质，有臭味。肿物生长缓慢，可长期存在。

6. 皮样囊肿

中医称发瘤。因胎中积热、瘀血、痰浊凝滞肌肤，积久成形所致。其内含皮脂、毛发，大多出生时即有，好发于头面、颈、胸和背的正中线，尤以枕部、眼周更为常见，也可见于骶骨部、会阴部及阴囊等处。

7. 舌下腺囊肿及口腔黏液腺囊肿

中医称痰包。因痰湿流聚于口舌所致。可在口腔或舌下病变部位有异物结滞感或轻微胀感；痰包较大时可影响言语、饮食；痰包因破裂后流出黏液，但不久又复发。

8. 皮肤原位癌

皮肤原位癌多因火毒外侵，脾失健运，痰湿内生，气血凝滞，以致火毒痰瘀积聚阻于皮肤而成。其临床以边缘清楚稍隆起的斑片，伴有褐色或黑色角质性结痂，剥离后基底呈颗粒状，消退后遗留萎缩性疤痕为特征。

9. 基底细胞癌

基底细胞癌多因火毒痰浊凝结，气滞血瘀阻于皮肤而成，是一种发展缓慢的低度恶性肿瘤。其临床特征为黄豆大小的有光泽的蜡样结节，继则形成中心溃疡，周围绕以珍珠样隆起边缘的斑块。见图 2-60。

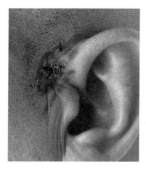

图 2-60　皮肤基底细胞癌

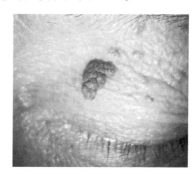

图 2-61　眼睑肿瘤（鳞状细胞癌）

10. 鳞状细胞癌

鳞状细胞癌多因痰湿凝结，气阴两虚，或强烈日晒，受煤焦油长期刺激而致。其临床以初起结节坚硬，边缘高起，中有角质，状如鱼鳞，不易剥离，发展快，易转移为特征。见图 2-61。

11. 脂肪肉瘤

脂肪肉瘤多因痰浊凝结、气血凝滞而致，是一种较常见的恶性软组织肿瘤。其临床以皮下弥漫性肿胀，逐渐形成结节状或分叶状斑块为特征。本病大多发展缓慢，局部切除后极易复发。

12. 卡波西肉瘤

卡波西肉瘤多因脾失健运、痰湿内生、气滞血瘀、痰瘀凝聚而致，是一种较少见的恶性肿瘤。其临床以多发性深红或蓝红色结节，常伴有肢体浮肿，并可导致溃疡为特征。

（四）关联疾病

1. 颈部肿块

颈部肿块可见颈前正中线上有圆形、光滑、边界清楚肿物，可随吞咽上下活动，为甲状腺舌管囊肿；下颌骨角后侧、下方或胸锁乳突肌前面肿物和瘘管，为鳃发性囊肿及漏管；婴幼儿颈部囊性肿物，肿物大小不定，柔软如水囊，并随年龄增长而渐长，为囊状淋巴管瘤；颈部甲状腺弥漫肿大，无自觉症状，为单纯性甲状腺肿大；甲状腺弥漫性肿大，可见大小不等的多个结节，甲状腺功能大多正常，为结节性甲状腺肿；单侧甲状腺肿大，表面凹凸不平，伴有颈部淋巴结肿大，可见于甲状腺癌。

2. 淋巴结肿大

淋巴结肿大可见于慢性淋巴结炎、结核性淋巴结炎、淋巴瘤、恶性肿瘤转移。颈部淋巴结转移可以是来自头颈部的恶性肿瘤，也可以是来自胸部、腹部、生殖系统和四肢的恶性肿瘤。胸部肿瘤如肺癌可向右侧锁骨上淋巴结转移，腹腔肿瘤如胃癌则多向左侧锁骨上窝淋巴结群转移。腋窝无痛性淋巴结肿大并相互融合或与周围组织粘连可能是乳腺癌转移。宫颈癌、卵巢癌、子宫内膜癌、阴茎癌等泌尿生殖系统可向腹股沟淋巴结转移。见图2-62。

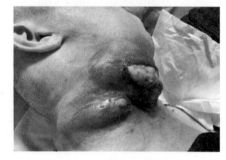

图2-62 喉癌颈部淋巴结转移

3. 腹壁肿物

上腹部疼痛，可触到一肿块，见于白线疝；脐部见一可回纳性肿块为脐疝，用力弯腰、咳嗽、呕吐后感下腹疼痛及包块，见于腹直肌鞘内血肿；腹股沟部有一肿物突出，微胀感，不痛，为腹股沟斜疝；腹股沟部的内侧和耻骨结节上方见有一半球形肿物，为腹股沟直疝；大腿根部卵圆窝处柔软圆形肿物为股疝；下腹不适，伴有微胀感，渐之出现一肿块，不痛，只是行走时似有一物顶着，见于腹股沟部寒性脓肿。

4. 体表肉瘤

体表肉瘤指体表常见的软组织肉瘤，有纤维肉瘤、脂肪肉瘤、横纹肌肉瘤、滑膜肉瘤、脉管肉瘤。

5. 皮下结节

皮下结节指皮下非肿瘤性的肿瘤样硬结，是某些病变及皮下增生性反应，如结节性红斑、硬结性红斑、风湿结节、药物注射硬结、皮下组织囊虫病等。

附录:

表 2-21　血瘤、肉瘤、筋瘤的鉴别诊断

中医病名	血瘤	肉瘤	筋瘤
病因	先天禀赋不足,胎火妄动,血行失常,以致气滞血瘀,脉络凝聚而成。是体表血络扩张、纵横丛集而形成的肿瘤	思虑过度或饮食劳倦伤脾,脾失运化,痰湿内生,脾气不行,津液凝聚为痰,痰气郁结发为肉瘤;或郁怒伤肝,肝失疏泄,肝克脾土,肝脾不和,气机不畅,瘀血阻滞,逆于肉里,乃生肉瘤	由长期从事站立负重工作,劳倦伤气导致;或多次妊娠,气滞血瘀,筋脉纵横,血壅于下,而结成筋瘤;或骤受风寒、涉水淋雨,寒湿侵袭,凝结筋脉,筋挛血瘀,成块成瘤;或因外伤筋脉,瘀血凝滞,阻滞筋脉络道而成
症状、体征	病变局部色泽鲜红或暗紫,或呈局限性柔软肿块,边界不清,触之如海绵状	皮下柔软的局限性肿块,呈圆形、扁圆形或分叶状,大小不等,小如粟粒,大似拳状,甚至更大,不与表皮相粘连,可以移动,表面皮色正常	以筋脉色紫、盘曲突起如蚯蚓状、形成团块为主要表现

表 2-22　脂瘤、发瘤、气瘤的鉴别诊断

中医病名	脂瘤	发瘤	气瘤
病因	湿痰蕴阻或湿热蕴结于皮肤之间,郁结不散,久而成瘤	胎中积热、瘀血、痰浊凝滞肌肤,积久成形所致	先天不足,劳伤肺气,气滞痰凝,营卫不和,痰气交阻而成
症状、体征	皮下结块,与皮肤粘连,上有黑头,易感染化脓,排出豆渣样物质,有臭味	内含皮脂、毛发,大多出生时即有,好发于头面、颈、胸和背的正中线,尤以枕部、眼周更为常见,也可见于骶骨部、会阴部及阴囊等处	肿块质地柔软而有弹性,宛如气在瘤中,挤压后随手弹起

参考文献

［1］马绍尧，赵尚华．现代中医皮肤性病诊疗大全［M］．太原：山西科学技术出版社，1998．

［2］万德森．临床肿瘤学［M］．4版．北京：科技出版社，2014．

［3］李曰庆．中医外科学［M］．北京：中国中医药出版社，2002．

（吴彬）

第三部分　望　头　部

一、望头颅

主编按语

　　人从出生开始，头颅就备受关注。说起来，关注观察头颅的专科还真不少：新生儿科、儿科、神经内科、神经外科、急诊科、内分泌科、营养科、感染科、骨伤科、皮肤科等。中医对望诊头颅的重要性，本篇在"医经概说"有多方面收录。头颅有一个穴位被给出大名号——百会，也是一个明证。

　　若望诊颅外伤，应注意的是，不要满足于一时一次的观察，因为颅脑外伤的病情是急骤而多变的。

（一）医经概说

《素问·脉要精微论》："头者精明之府，头倾视深，精神将夺矣。"

《灵枢·厥病》："厥头痛，头脉痛，心悲善泣，视头动脉反盛者，刺尽去血，后调足厥阴。"

《万氏秘传片玉心书·头项门》："小儿头囟肿大，青筋暴露者，此脐热也，泻清丸主之。头囟肿起者，此因热在内，其气上冲，故而肿起。""囟门下陷者，此因久病，脏腑虚弱；气不上行，故下陷如坑……囟门开而不合者，此肾气有亏，名曰解颅，乃恶病也。"

《医灯续焰·小儿杂述》："解颅者，小儿数岁，囟不合而头颅开也。囟陷者，囟门深陷也。囟填者，囟门肿起也。皆属肾虚髓少，骨气不实，多主夭折。"

《推拿抉微·头项囟证治》："解颅者，谓头缝开解，而颅不合也。是由禀气不足，先天肾元大亏。肾主脑髓，肾亏则脑髓不足，故颅为之开解。然人无脑髓，犹树无根，不过千日，则成废人。其候多愁少喜，目白睛多，面白色。若成于病后者尤凶。……囟陷者，有因泄泻久而气虚弱，不能上充脑髓，故下陷如坑。此乃胃虚脾弱之极，宜急扶元气。若与枕骨同陷者，百无一救。此中有禀受父精不足，母血虚赢而陷者，有因久病而陷者，然枕陷尤甚于囟陷。二者皆因肾气败绝之证也。……有因于久病之后，或泄泻日久，忽然颈项倾侧，名天柱骨倒，最为危候。”

《小儿卫生总微论方·囟门肿陷论》：“小儿初生，皆有囟门者，藏气未充，骨髓未完，滋养未备故也，脏腑皆以脾胃为养，儿自生以后，得五壳所滋，则藏气充而骨髓完，所以儿至能食，则囟门合也，囟门者系于脾胃，圣济经言，卫囟之天五，五者土也，脾胃属焉，小儿有囟肿者，由脾胃不和，冷热不调，或怒啼饮乳，或喘急咳嗽，致阴阳气逆，上冲而囟肿也，热则肿而软，冷则肿而硬，又有囟陷者，或因泻痢，或小便频数，或曾服清药以利小便，或本怯气弱，或别病缠绵，皆使脏虚而不能上荣于囟，故令囟陷也，此皆小儿恶证，得愈者鲜矣。”

《婴童宝鉴》：“小儿客风伤腑，即颅骨解囟。”

《大万全方·小儿头病方论》：“小儿有解颅候，有囟不合候，有囟陷候，此三者大同而小异也。解颅者，谓小儿年长而头颅开解也。夫肾主骨，今骨不合，头缝开解，此肾气不成故也。其囟不合与囟陷，虽因脏腑有热，热气上冲，致囟或不合或陷，然亦本于肾气不足也。”

《太平圣惠方》：“夫小儿囟不合者，此乃气血少弱，骨本不荣故也。皆由肾气未成，肝肺有热，壅热之气上冲于脑，遂令头发干枯，骨髓不足，故令囟不合也。”

《巢氏病源》：“小儿囟填，由乳哺不时，饥饱不节，或热或寒，乘于脾胃，致腑脏不调，其气上冲所为也。其状囟张如物填其上，汗出，毛发黄而短者是也。”又有：“此谓囟陷下不平也。由肠内有热，热气熏脏，脏热即渴引饮。而小儿泄利者，即腑脏血气虚弱不能上冲髓脑，故囟陷也。”

《证治准绳·幼科》：“小儿脏腑有热，渴引水浆，致成泄利，久则血气虚弱，不能上充脑髓，故囟陷如坑，不能平满也。”

《望诊遵经·诊头望法提纲》：“头为五体之尊，百骸之长，自囟至心，如丝相贯不绝，是谓诸阳之会，精神之府，望之之法，可不深求其理哉，按内经阳明之脉行于前，太阳之脉行于后，少阳之脉行于侧，厥阴之脉会于巅，督则自背中行而上头至鼻，任则自腹中行而上颐循面，此皆经络之行，即部位之分也，由是以形言之，则骨部皆大者多寿，骨部皆小者多夭，皮肉肿起者为实，皮肉陷下者为虚，囟陷者，脑髓不足而难治，囟肿者，脏腑不调而难疗，骨缝不合者，赋禀弱，头项皆软者，血气亏，此察头形之纲领也。以容言之，则仰首者，其病在阳，俯首者，其病在阴，蹙其额者，头痛；皱其眉者，心忧；头项强直者，邪气实；头垂倾欹者，正气虚；头独动摇者，风也，更有心绝之证；头难回顾者，寒也，亦属阳明之经，此察头容之纲领也，夫如是，视上下以辨其经络，审左右以究其逆从，合之五官，参之四诊，而形容之变，病症之殊，皆可识常通变矣，至于妊娠四月，欲知男女，遣妊娠面南行，还复呼之，左回首者是男，右回首者是女，亦想当然耳。"

（二）正态常色

正常人头颅大小、形态适度、匀称，头部前倾、后仰、左右旋转等活动自如、随意自然，婴儿出生后头围随年龄增长逐渐增大，2岁以内生长最快，18岁时达到成人大小，成人头围54~58厘米，以后基本不再变化。

（三）局部病变

1. 头大（巨颅）

大头畸形患儿，头围和脑量超过同年龄、性别平均值的2.5标准差，新生儿头围大于36~37厘米，头颅均匀增大呈圆形，前额、顶部、颞侧及枕部头骨突出膨大呈圆形，颅缝裂开，每块头骨闭合不全，颅骨变薄，颜、面相对较小，脑袋低垂，颅内压增高，压迫眼球，两眼下视，巩膜外露，呈"落日状"，面色㿠白，头颈部青筋暴露，身体消瘦，发育迟缓，神志呆钝，终日嗜卧，智力低下，见于脑积水。中医证型多属先天不足，后天失调，肾精亏损，风、湿、痰、热邪气侵袭，水液停聚于脑所致。

2. 头小（小颅）

头围小于同年龄、性别平均值的2.5标准差。小儿头颅狭小，头顶尖圆，出生时头围就小，只有30厘米左右，或出生时头围正常，但颅缝早合，影响发育，形成小颅畸形，大脑发育亦差，前额和后枕部多平坦而狭小，面孔相对较大，头形尖圆，头颅呈舟、橄榄等形状，头发亦粗，头皮较厚，智力低下、行走不稳，多见于痴呆症，中医证型多属于肾精不足、颅骨发育不良。

3. 方颅

额部前突，颞部左右突出，头顶部平坦呈方形。此类患儿多见烦躁不安，夜间惊啼，枕骨部头发脱落，囟门闭合迟缓，出牙较晚，严重者见鸡胸、龟背、手腕和足踝关节畸形，"O"形腿或"X"形腿等表现，多见于小儿佝偻病、先天性梅毒。

4. 尖颅

头顶部尖突高起，又尖又小，前额窄、眼眶浅、两眼间距宽、突鼻、高腭弓等，因矢状缝与冠状缝过早闭合所致，头顶部尖突高起，造成与颜、面比例异常，见于先天性疾患尖颅并指（趾）畸形，即 Apert 综合征。

5. 长颅

自颅顶至下颌部的长度明显增加，见于马凡综合征以及肢端肥大症等。

6. 变形颅

发生于中年人，以颅骨增大变形为特征，常见于变形性骨炎等。

7. 短头畸形

头颅前后径短，枕骨扁平，眼小，两眼裂外侧上斜而内侧低，鼻梁扁平而宽，口常半张，舌常外伸。见于唐氏综合征。

8. 扁头畸形

头颅不坚，多见于小儿长期仰卧所致枕部或颞部不同程度扁平畸形，尤见于 3 月内婴儿。

9. 颅面骨畸形

头面发育不全，畸形，出生时即有舟状头、三角头、短小头等畸形，有的可有囟门开放、矢状和人字缝裂开及脑发育不全、颜面部狭小、鹰嘴鼻、小下颌、口裂小、耳郭异常等，故又有鸟脸畸形综合征之称。本症常伴其他畸形，如脊柱畸形、骨质疏松、匀称性侏儒、智力低下等。见于小儿颅面骨畸形综合征（H-S 综合征）。

10. 颅骨缺损

头颅局部见大小不等凹陷及术后愈合瘢痕，见于开放性颅脑损伤或火器性穿透伤；不能复位的粉碎或凹陷性骨折行扩创术后；严重颅脑外伤患者行去骨瓣减压术后；小儿颅骨骨折，可随头颅的生长而裂口增大形成颅骨缺损。

（四）关联疾患

1. 颅骨骨髓炎

急性者望之头皮红肿，有压痛等炎性反应，远处头皮可有水肿，邻近淋巴结肿大，并可伴有发热、倦怠、寒战等全身症状。慢性骨髓炎，头皮下积脓或破溃成窦道，窦道有时闭合，有时破溃流脓，脓液中可夹杂有坏死的小骨块，当排脓不畅时，局部及全身症状增剧。见于颅骨骨髓炎，病因包括：

在开放性损伤过程中颅骨直接被污染，而伤后清创又不够及时或在处理时不够恰当；头皮损伤合并伤口感染蔓延至颅骨，或头皮缺损使颅骨长期外露坏死而感染；开放性颅骨骨折，累及鼻旁窦、中耳腔和乳突。

2. 颅底畸形

望之颈短、后发际低、头颈歪偏、面颊耳郭不对称。伴有继发神经损害，表现出枕颈疼痛、声音嘶哑、四肢无力、尿潴留、共济失调和发作性眩晕。颅内压增高，表现为头痛、呕吐、双眼视乳头水肿。环枕区 X 线照片（包括断层片）检查示枢椎齿状突分别高出腭枕线 3 毫米、基底线 9 毫米、二腹肌沟连线 12 毫米以上。气脑造影、碘苯酯椎管造影、计算机体层摄影有助于对脑室系统和枕骨大孔区压迫情况的了解。磁共振检查发现小脑扁桃体下部疝出到枕骨大孔以下、脑室扩大等。颅底畸形的发病主要为某些遗传病或者胚胎期受到外界刺激引起的先天性骨质发育不良所致，少数可继发于其他疾病。

3. 颅骨骨瘤

望之见头颅局部隆起的肿块，质硬、与头皮无粘连、表面光滑、边界较清、不活动、偶有压痛，局部头皮无红肿，多无不适感，伴头痛、局部疼痛、头晕。板障型多呈膨胀性生长，边界不清，颅骨广泛隆起。内板型较大者可引起高颅压症状和局限性神经系统功能障碍。眼眶骨瘤可有眼球突出、视力下降。

4. 颅骨骨膜窦

望之一般在头皮上可见一可压缩的软性肿物，无搏动，局部头皮可呈现微红色或青蓝色，有时在头皮表面还存在小的血管瘤、毛细血管扩张、血管痣，任何能增加颅内压的因素均能使肿物增大。当直立和坐位时，肿物消失，此时压迫双侧颈静脉，肿物又复出现。当仰卧、俯卧或低头时，肿物明显增大，在病变处可触及颅骨的孔隙或破坏。

5. 小儿锁骨颅骨发育不全综合征

小儿锁骨颅骨发育不全综合征，也称 Marie-Sainton 综合征，是一种先天性遗传病，其特点是骨形成不良，主要发生在锁骨、颅骨和骨盆。望诊可见奇怪外貌，典型体征是头大、面小，头部发育异常（短头畸形）。在儿童期及成人期可仍存留额骨缝囟门不完全闭合，颌骨小且发育欠佳，鼻骨、颧骨部分或完全缺如（鼻梁塌陷）。上颌发育差，颧弓高而窄，下颌突出，两眼距离增宽，头部短。患侧肩胛骨较小，呈鸟翼状。患儿身材侏儒状，身材矮小，单侧或双侧髋内翻，股骨颈短，肋骨倾斜，胸廓畸形。

6. 囟门早闭

正常小儿前囟在出生后 12～18 个月之间关闭。囟门早闭患者出生时头围小，出生后 5～6 个月前囟门即提前闭合。如果头围小于同年龄、同性别小儿，且头顶又尖又小，前额窄，智力迟钝，则应考虑小头畸形。

7. 囟门迟闭（解颅）

视触小儿头顶部，出生后前囟闭合比正常时间超过 6 个月、后囟闭合时间比正常超过 3 个月则为囟门闭合延迟，中医称为"解颅"。多见于以下 5 种情况。

（1）佝偻病包括维生素 D 缺乏性佝偻病、家族性低磷性抗维生素 D 佝偻病、维生素 D 依赖性佝偻病和范可尼综合征。

（2）遗传性疾病，例如先天愚型、软骨营养障碍、先天性成骨不全、先天性骨骼畸形（锁骨、颅骨发育不良等）。

（3）内分泌疾病，多见于呆小病、侏儒症、先天性甲状腺功能减退。

（4）全身性疾病，如宫内或生后感染以及营养不良、脂肪泻、肠道吸收不良综合征等影响小儿生长发育的疾病。

（5）颅内压力增高，如颅内肿瘤、脑膜炎、脑炎、脑积水和使用四环素等所致颅内压力增高均可引起囟门扩大和关闭延迟。

8. 囟门高突（囟填）

视触小儿头顶部，囟门隆起、紧绷，多见于颅内压增高，可见于各种脑炎、脑膜炎、颅内肿瘤、脑出血及长期服用大剂量的鱼肝油、维生素 A 或四环素以后引起颅内压增高。小儿哭啼时囟门暂时凸起者属正常。中医多属实证，多因温病火邪上攻，或风热、湿热邪气侵袭，或脑髓有病，或颅内水液停聚所致，亦有囟门肿而硬，无发热，四肢不温，为寒气凝滞所致。

9. 囟门下陷（囟陷）

视触小儿头顶部，囟门下陷，伴见眼眶凹陷，皮肤干燥缺乏弹性。见于脱水和极度消瘦。中医多属虚证，因吐泻伤津、气血不足导致先天肾精亏虚、脑髓失充。（6 个月内婴儿囟门微陷属正常）。

10. 头部活动受限

头部活动受限表现为头部不能前后左右地随意运动，以及上下、旋转等某一方面受限，引起疼痛、眩晕。常见于颈椎病，颈部肌肉受伤如落枕引起疼痛而致，以及某些脑供血不足或颈动脉狭窄造成的眩晕，或良性位置性眩晕引起，往往不能向患侧动作。还可见于某些外伤。头部活动受限主要包括以下3方面。

（1）头仰。仰头不下，头后仰，颈不能直立，也不能低头俯下，眼睛上吊，伴手足抽搐、痉挛，见于破伤风、小儿急惊风。

（2）头倾。垂头不举，头倾斜低垂，无力抬举，多见于中期虚衰、气血虚弱或髓海不足，若伴见面黄体弱、气短神疲、纳呆便溏为中气虚弱；若伴见耳鸣耳聋、腰膝酸软、遗精脉沉为髓海不足。

（3）头偏。头部偏向一侧，头侧视型，总是向左或向右看，左右顾盼艰难，见于先天性斜颈、落枕、颈部扭伤、神经根型颈椎病及颈椎肿瘤骨质破坏，偶见于瘿瘤、痈疽、疼痛肿胀。

11. 头部颤动

头部颤动，这种颤动是不随意的、不自主的，多见于患震颤麻痹即帕金森病的患者。

12. 头部不自主地点头运动

头部不自主地点头运动，见于临终前点头呼吸及严重主动脉瓣关闭不全。该点头动作常常和自身的心跳同步进行，有节律感。

13. 头部摇动

头部摇动，也叫独头摇动，患者不由自主地做出一些摇头动作，俗称"摇头风"，又称"独头摇动"，中医学认为多属于肝风上亢或虚风内动的表现。若头摇眩晕、面红口苦，多为风阳上扰；若头摇发生在热病后期，伴见烦热、盗汗、舌红少苔，多为虚风内动。多见于老年人震颤麻痹（即帕金森病）、慢性酒精中毒或服用摇头丸。

附录：

表3-1　一岁半内的儿童头围标准（男婴）

单位：cm

年龄	初生	1个月	2个月	3个月	4个月	5个月
头围平均值（标准差）	34.5（1.2）	38.0（1.3）	39.7（1.3）	41.2（1.4）	42.2（1.3）	43.2（1.3）
年龄	6个月	8个月	10个月	12个月	15个月	18个月
头围平均值（标准差）	44.2（1.4）	45.3（1.3）	46.1（1.3）	46.8（1.3）	47.3（1.3）	47.8（1.3）

表 3-2　一岁半内的儿童头围标准（女婴）

单位：cm

年龄	初生	1个月	2个月	3个月	4个月	5个月
头围平均值 （标准差）	34.0 （1.2）	37.2 （1.3）	38.8 （1.3）	40.2 （1.3）	41.2 （1.2）	42.1 （1.3）
年龄	6个月	8个月	10个月	12个月	15个月	18个月
头围平均值 （标准差）	43.1 （1.3）	44.1 （1.3）	44.9 （1.3）	45.5 （1.3）	46.2 （1.4）	46.7 （1.3）

参考文献

［1］朱文峰. 中医诊断学［M］. 北京：中国中医药出版社，2002.

［2］欧阳兵，王明三，张成博. 中医诊法学［M］. 北京：中国医药科技出版社，2002.

［3］刘强. 中医诊断十四法［M］. 郑州：河南科学技术出版社，2018.

［4］张勤，胡宏宇，吴翥镗. 给自己看病（常见病自测）［M］. 北京：华艺出版社，1997.

［5］刘湘云，陈荣华，赵正言. 儿童保健学［M］. 南京：江苏科学技术出版社，2011.

（王世承）

二、望眼

主编按语

　　眼的望诊，分眼神和眼病。望眼神在"望眼神"篇中已有论述。望察眼睛应由眼的附属器再到眼球，看眼球则由外至内。

　　中医对眼睛的望诊十分细致，白内障、绿内障、黑内障和红白灌瞳仁等，都是很贴切的望诊描述。中医眼科的金针拨障术，亦是在精确的望诊后进行的有效手术。

　　望诊巩膜黄染应有充足或相仿的自然光；望诊角膜、前房、虹膜、瞳孔、晶体等，眼科是用裂隙灯在暗室内进行，非此专科则可用聚光电筒代替。

（一）医经概说

《灵枢·大惑论》云："五脏六腑之精气，皆上注于目而为之睛。精之巢为眼，骨之精为瞳子，筋之精为黑眼，血之精为络，其窠气之精为白眼，肌肉之精为约束。"这为后世眼科疾病的诊断提供了理论依据。

《灵枢·大惑论》云"卫气留于阴，不得行于阳。留于阴则阴气盛，阴气盛则阴跷满，不得入于阳则阳气虚，故目闭也"，指出了患者目喜闭不愿睁的机理。

《灵枢·论疾诊尺》云："视人之目窠，上微痈，如新卧起状，其颈脉动，时咳，按其手足上，窅而不起者，风水肤胀也"，指出眼胞浮肿是诊断水肿的重要方法，强调风水诱发于外感。

《订正仲景全书金匮要略注·百合狐惑阴阳毒病脉证并治第三》："狐惑之为病，状如伤寒，默默欲眠，目不得闭，卧起不安。……其面目乍赤、乍黑、乍白……甘草泻心汤主之。""初得之三四日，目赤如鸠眼；七八日，目四眦黑，若能食者，脓已成也，赤小豆当归散主之。"

《证治准绳·七窍门》："目内外无别证候，但自视昏眇，蒙昧不清也。有神劳，有血少，有元气弱，有元精亏而昏眇者，致害不一。"

《医宗金鉴·眼科心法要诀》："赤膜下垂，初患之时，气轮上边起赤膜一片，垂至风轮，下覆瞳仁。缘肝、肺之热，冲于眼内，致生赤膜，泪流痛痒。"

《重订通俗伤寒论》云"故瞳神散大者，心神虚散……"，描述了肾精耗竭的濒死危象。

又有五轮学说，由外周向中间分：眼睑属脾，称为肉轮；两眦血络属心，称为血轮；白睛属肺，称为气轮；黑睛属肝，称为风轮；瞳仁属肾，称为水轮。还有五色主病和八廓辨证之说。这些理论都为辨证辨病和用药提供理论依据。

（二）正态常色

双眼对称，眨眼有力，注神聚焦正常，眼色明亮，眼球不突不凹，前房深浅正常，瞳孔对光反射灵敏。

（三）局部病变

1. 眼胞（眼睑）红肿

眼胞红肿多由外感风热、热毒上攻于眼所致。如急性结膜炎、角结膜炎、泪腺炎、眼异物或过敏、眼外伤所致，或为急性充血性青光眼的眼睑表现。

2. 结膜水肿

结膜水肿多见于急性结膜炎，尤其是过敏性结膜炎。

3. 结膜充血

望诊可见结膜的表层血管充血，远望见红色，近看见红色丝网状。充血分睫状充血（从角膜向周边放射）、结膜充血（从周边起始）和混合性充血。各种结膜炎、沙眼、视疲劳、结膜异物可致结膜充血；角膜异物、角膜炎、虹膜睫状体炎可致睫状充血；角结膜炎和急性青光眼可致混合性充血。见图 3-1、图 3-2。

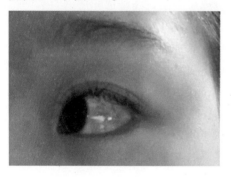

图 3-1　结膜充血

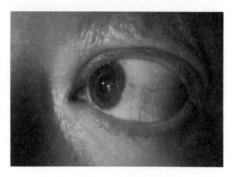

图 3-2　结膜充血及睑裂斑

4. 睑缘炎

中医称眼弦赤烂，又名风弦赤烂，多由脾胃湿热、外感风邪，或化妆品过敏所致。见图 3-3。

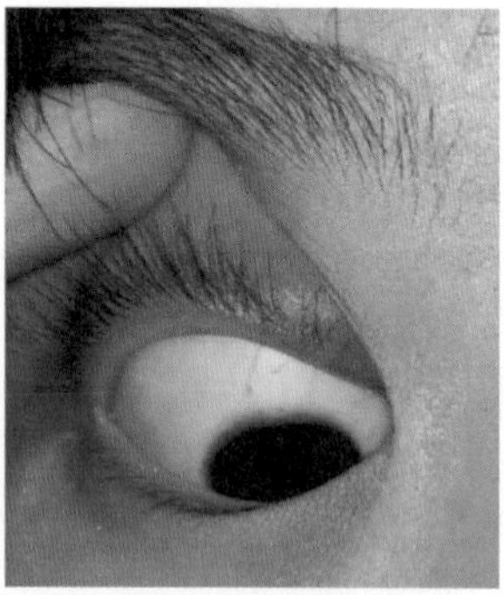

5. 睑腺炎（麦粒肿）

中医称眼丹，又称偷针眼，多因风热或脾胃热毒所致，是长在胞睑的小疖，有内外之分。

6. 睑板腺囊肿（霰粒肿）

中医称眼胞痰核，又名胞睑肿核，多由胃肠蕴热、与湿痰相结、阻塞血络所致。

图 3-3　睑缘炎

7. 沙眼

中医称椒疮，是睑黏膜发生颗粒状病变，多因感受外界毒邪所致。

8. 倒睫

中医称睫毛倒入，多因眼弦赤烂或椒疮失治所致睫毛倒伸入眼。

9. 泪囊炎

中医称漏睛（眦漏），多由肺经风热或鼻窍瘀阻所致，可见内眦泪窍溢泪或溢脓。

10. 急性结膜炎

中医称天行赤目，多由感受四时风热毒厉所致，可见眼睑肿胀，白睛红赤流泪，眼眵稠黏。

11. 上睑下垂

中医称睑废，多由先天发育不全、后天脾虚气弱、脉络失和所致。可见上睑肌肉无力而下垂，睁眼受限。分双单侧，先天与后天病因不同。

12. 翼状胬肉

中医称胬肉攀睛，多因长期风尘外袭及心肺二经积热诱发，可见胬肉从眦角隆起（睑裂斑）逐步侵入黑睛。

13. 斜视

中医称通睛，表现为双眼视力不衡或外伤、瘀阻等致双眼球不对称或不协调。

14. 角膜薄翳或白斑

中医称黑睛斑翳，是黑睛因外伤或病变遗留云雾状薄翳或白斑，阻碍视力。见图3-4。

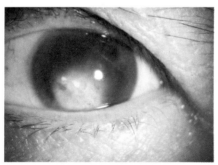

图3-4　黑睛斑翳

15. 前房积血或积脓

中医称红白灌瞳仁，多因外伤或病变所致，令瘀血或脓液积于瞳仁前下方。

16. 白内障（成熟期）

中医称圆翳内障，多因肝肾两亏或外伤、先天或退化所致，使眼内（从瞳仁可见）晶体白色混浊，逐渐影响视力。见图3-5。

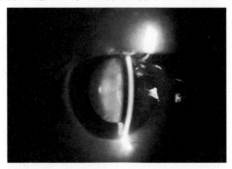

图3-5　圆翳内障（散大瞳孔看晶体）

17. 急性青光眼

中医称绿风内障，多因阴虚阳亢、气血不和所致，表现为眼球胀痛、视力下降。可见患侧虹膜肿胀变形，瞳仁扩大，色呈淡绿。

18. 眼底病所致失明

中医称黑内障，亦称青盲，多因肝肾不足、精血亏损而不能上达于目，致使视力逐渐下降甚至完全丧失，而观察瞳仁是如常黑色的。

19. 眼癌

儿童眼癌大多是视神经母细胞瘤，成人则大多是脉络膜恶性黑色素瘤。眼癌的早期症状为视力下降，眼球胀痛，明显时可见瞳孔变白（白瞳征），眼球变形。

（四）关联疾患

1. 眼睑浮肿

眼睑浮肿是全身浮肿的最早表现之一。

2. 眼睑抽搐

眼睑抽搐轻度可能是疲劳，持续而明显的可能是抽动症。

3. 单侧眼裂缩小伴睁眼受限

单侧眼裂缩小伴睁眼受限的突发者多为中风或面神经麻痹。

4. 单侧上睑下垂

单侧上睑下垂可能是重症肌无力的最先表现。

5. 眼干涩

眼干涩若同时存在长期口干，可能是干燥综合征。

6. 眼球突出

眼球突出若双侧均出现而且是轻微者，可能只是重度近视；若明显突出，可能是甲状腺功能亢进。眼球突出单侧可能是球后肿物或来自脑部的压迫。

7. 眼球凹陷

双侧眼球凹陷为重度脱水，单侧眼球凹陷多见于眶壁骨折、眼球萎缩、霍纳综合征。

8. 眼球震颤

部分眩晕发作时，会出现眼球水平震颤，小脑病变亦会出现双眼震颤的情况。

9. 斜视

双眼屈光系统的差距明显时，一侧废用而出现斜视。当颅内肿瘤病变压迫相关脑神经时，该侧眼球因会运动调节受限而出现斜视。

10. 眼球运动障碍

先天者见于眼肌韧带发育不良。后天出现见于外伤或肿瘤压迫使脑神经的动眼、滑车、外展任何一对神经麻痹。

11. 巩膜结节

巩膜结节多见于类风湿，以及结节病、结核病。

12. 虹膜肿胀伴瞳仁变形

虹膜肿胀伴瞳仁变形可能是与风湿或结核有关的虹膜睫状体炎。

13. 前房积脓

前房积脓可能是狐惑病即白塞病。

14. 睑结膜苍白

睑结膜苍白是贫血的观察指征之一。

15. 巩膜黄染

巩膜黄染是黄疸的最先表现之一。

16. 角膜 K–F 环

角膜 K–F 环是角膜与巩膜交界处呈绿褐色或暗棕色的色素环，为肝豆状核变性的重要特征，是铜在后弹力膜层沉积所致。大多同时双眼出现。

17. 瞳孔改变

（1）双侧瞳孔缩小。双侧瞳孔缩小可受服用或局部使用吗啡、氯丙嗪、巴比妥类、水合氯醛及毛果芸香碱等药物的影响，也可由有机磷类农药中毒引起。瞳孔缩小还可见于流行性乙型脑炎、交感神经麻痹等疾患。如果眼睛局部发生炎症、外伤、异物刺激等情况，亦可发生双侧或单侧瞳孔缩小。

（2）双侧瞳孔散大。急诊时，双侧瞳孔散大多见于脑血管病变，如脑卒中。全身用过阿托品、普鲁本辛等药物，或眼睛局部应用阿托品等扩瞳药，可出现药物性瞳孔散大。如患了青光眼、视神经炎或视网膜中央动脉阻塞等导致失明，病眼瞳孔亦会散大，且对光反应减弱或消失。

（3）双侧瞳孔不等大。见于严重的脑肿瘤、脑疝或脑外伤等疾患，亦可见于颈动脉狭窄等。

（4）单侧或双侧瞳孔分裂。瞳孔区内见到两个以上、大小不等、形态不一但扩缩如常的瞳孔，这是与生俱来的先天异常，对视力无影响。

（5）瞳孔畸形。若瞳孔呈垂直长轴畸形，可能有下肢动脉炎；呈水平长轴形畸形，为全身衰弱征象；呈斜长轴畸形，为脑出血等病变。

（6）瞳孔偏位。瞳孔偏位除先天异常外，多数发生在眼外伤或眼内手术后。

18. 双侧瞳孔散大、固定、对光反射消失

双侧瞳孔散大、固定、对光反射消失是死亡指征之一。

附录：

表 3-3　甲亢非浸润性突眼、浸润性突眼的鉴别诊断

西医病名	非浸润性突眼	浸润性突眼
特点	良性突眼，占大多数。一般两侧对称，个别可一侧突眼先于另一侧	恶性突眼，又叫眼肌麻痹性突眼症，少见。一般不对称

续上表

西医病名	非浸润性突眼	浸润性突眼
病理	交感神经兴奋眼外肌群和提上睑肌肌张力增高所致	眼外肌和球后组织体积增加、淋巴细胞浸润和水肿
表现	患者自觉眼部症状不明显，一般以眼征为主。主要眼征有： 上眼睑挛缩。 少瞬、凝视（Stellwag 征）。 眼裂增宽（Darymple 征）。 上眼睑移动滞缓（Von Graefe 征）：眼睛向下看时上眼睑不能及时随眼球向下移动，可在角膜上缘看到白色巩膜。 惊恐眼神（staring of frightened expression）。 眼睛向上看时，前额皮肤不能皱起（Joffroy 征）。 两眼球内聚减退或不能（Mobius 征）。 上述眼征不一定全部阳性 图 3-6　甲亢非浸润性突眼	患者有明显自觉症状，包括畏光、流泪、复视、视力下降、眼部肿痛刺痛异物感等。除良性突眼眼征之外，检查时还可发现以下表现： 视野缩小、斜视，眼球活动受限甚至固定，眼球突出明显（突眼度 22 mm 以上）。 眼睛不能闭合，导致结膜、角膜充血水肿，角膜溃疡等。甚至出现全眼球炎、失明 图 3-7　甲亢浸润性突眼

参考文献

[1] 中医研究院，广东中医学院. 中医名词术语选释 ［M］. 北京：人民卫生出版社，1973.

[2] 张旭东. 实用眼科学 ［M］. 北京：科学出版社，2015.

[3] 林果为，王吉耀，葛均波. 实用内科学 ［M］. 15 版. 北京：人民卫生出版社，2017.

（顾玉潜）

三、望鼻

主编按语

鼻高踞五官之中，前人标榜其为"面王"；鼻还是"交通枢纽"，通过鼻泪管、耳咽管和咽喉，内联眼、耳、口腔达食道和气管。我们涂在外看鼻色、鼻涕、鼻血和鼻翼翕动外，还可以用聚光手电筒对鼻前庭和鼻腔内加以窥视，此亦属望诊范围。另外，为鉴别鼻腔哪侧不通，鼻涕有否内存，还可交替按一侧鼻翼，让其抽吸，加以观察。

（一）医经概说

《灵枢·五阅五使》："鼻者，肺之官也……"

《灵枢·本神》谓："肺气虚，则鼻塞不利少气。"

《素问·气厥论》谓："胆移热于脑，则辛鼻渊，鼻渊者，浊涕下不止也。"

《灵枢·脉度》说："肺气通于鼻，肺和则鼻能知臭香矣……五脏不和，则七窍不通。"

《金匮要略·脏腑经络先后病脉证第一》："鼻头色青，腹中痛，苦冷者死。鼻头色微黑者，有水气，色黄者，胸上有寒，色白者，亡血也。"

《礼记·月令》记载"季秋行夏令，则其国大水，冬藏殃败，民多鼽嚏"，认为气候的异常变化是鼻鼽发病的重要原因。

《灵枢·刺节真邪》谓："刺邪以手坚按其两鼻窍，而疾偃其声，必应于针也。"这是类似咽鼓管自行吹张法的最早记载。

《伤寒论》第八十八条说"衄家，不可发汗"，指出反复鼻衄的患者，虽有表证也不可发汗，发汗则加重伤阴液而致各种并发症。

《金匮要略·痉湿暍病脉证并治第二》说"湿家病身疼发热，面黄而喘，头痛鼻塞而烦……病在头中寒湿，故鼻塞，纳药鼻中则愈"，首次提出了鼻腔局部用药的治疗方法。后世的滴鼻药多源于此。

《外科正宗》载有鼻息肉摘除方法："取鼻痔秘法：先用回香草散连吹二次，次用铜筋二根，筋头钻一小孔，用丝线穿孔内，二筋相离五分许，以二筋头直入鼻痔根上，将筋线绞紧，向下一拔，其痔自然拔落，置水中观其大小。预用胎发烧灰同象牙末等分吹鼻内，其血自止。戒口不发。"

（二）正态常色

1. 鼻的色泽

鼻色明润，是胃气未伤或病后胃气来复的表现。

2. 鼻的形态

正常鼻的形态：外鼻无红肿，无畸形，无歪斜；鼻翼无翕动；鼻窦表面区无红肿，无隆起；鼻前庭无红肿，无糜烂，无皲裂，无结痂；无鼻毛脱落。

3. 鼻的分泌物

鼻无异常分泌物。

（三）局部病变

1. 鼻的色泽

（1）润枯。

①鼻端微黄明润见于新病者，为胃气未伤，属病势较轻；见于久病者，为胃气来复，属病势向愈。

②鼻端晦暗枯槁为胃气已衰，属病重。

（2）颜色。

①鼻端色白，多为气血亏虚；色赤，为肺脾蕴热；色黄，为有湿热；色青，为阴寒腹痛。

②小儿山根出现青筋，多因肝经气滞寒凝、肝脾不和、乳食积滞所致。

2. 鼻的形态

（1）鼻头肿胀。

①红肿或生疮，并感疼痛，属邪热盛，常见于胃热或血热。

②酒糟鼻（鼻及鼻周围皮色暗红或血络扩张，伴丘疹、脓疱或鼻赘）多因肺胃蕴热，血瘀成齄所致。

（2）鼻柱溃陷。

鼻柱溃陷多见于梅毒患者。如兼眉毛脱落者，为麻风恶候。

（3）鼻翼翕动。

鼻翕（鼻孔两翼因呼吸急促而翕动的症状），多因肺热，或见于哮病，是肺气不宣、呼吸困难的表现。小儿呼吸困难时，鼻翼翕动更为明显。若重病中出现鼻孔翕张，喘而额汗如油，是肺气衰竭之危候。

（4）蛙形鼻。

蛙形鼻见于鼻息肉增大向鼻腔两侧膨胀。

3. 鼻内病变

（1）鼻流清涕。

①鼻流清涕伴见恶寒发热、鼻塞等，多属风寒表证。

②鼻常流清涕，量多，经久不愈，多为鼻鼽，多因阳气虚弱所致。

（2）鼻流浊涕。

①鼻流浊涕伴见恶寒发热、咽痛等，多属风热表证。

②鼻常流浊涕，量多不止，其气腥臭，常伴头痛、鼻塞、嗅觉减退，为鼻渊，多因外感风热或胆经蕴热上攻于鼻所致。

（3）鼻腔出血（中医称鼻衄）。

①外感引起者，多因风热犯肺、燥邪伤肺所致。

②前鼻孔出血：多因鼻中隔偏曲，黏膜破损，量较少。

③后鼻孔出血：常因鼻较大血管出血，量多难止。

④倒经：个别妇女经期鼻衄随月经周期而作。

⑤使用抗凝药物致出血。

（4）鼻息肉。

鼻息肉常并发于鼻窦炎或过敏性鼻炎。

4. 酒糟鼻

酒糟鼻为外鼻的慢性皮肤损害，常伴有鼻尖及鼻翼痤疮和皮肤充血，发病年龄较寻常痤疮为晚。

5. 鼻损伤

鼻损伤指鼻部遭受外力作用而致的损伤。由于外力作用大小及受力方式不同，损伤的程度也不同，常见的有鼻伤瘀肿、皮肉破损、鼻骨骨折、鼻伤衄血等。若伤势较重，可危及生命。

（四）关联疾患

1. 鼻咽癌

鼻咽癌部分患者会涕中带血或反复鼻衄，颅内压迫可现三叉神经炎体征。

2. 血液病

血液病表现为反复鼻衄。不少病例的首现症状就是鼻衄。

3. 过敏性鼻炎

过敏性鼻炎中医称鼻鼽，反复喷嚏，流清涕。窥鼻腔可见黏膜苍白水肿。

4. 鼻窦炎

鼻窦炎中医称鼻渊，反复流黏稠涕或脓涕。窥鼻腔可见中或上鼻道有分泌物引流，急性上颌窦炎可见鼻翼两旁红肿发胀并按压痛。

5. 萎缩性鼻炎

萎缩性鼻炎俗称臭鼻症，窥鼻腔可见鼻甲萎缩，鼻腔增宽，并常有焦痂附着。

6. 梅毒性鼻病

梅毒性鼻病：鼻中隔穿孔，鼻柱塌陷，形成马鞍鼻。

7. 空鼻症

空鼻症常因鼻甲切除或其他相关手术引起鼻干、鼻痛、头痛、头晕甚至窒息感。窥鼻可见鼻腔空虚干燥。

8. 睡眠窒息症

睡眠窒息症表现为睡眠中多次短暂停止呼吸，多伴有鼻鼾症。分阻塞性、中枢性和混合性三种。

附录：

表 3-4　鼻鼽、鼻渊、鼻息肉的鉴别诊断

病名	鼻鼽	鼻渊	鼻息肉
病因	①肺气虚寒，卫表不固 ②脾气虚弱，清阳不升 ③肾阳亏虚，温煦失职 ④肺经郁热，上犯鼻窍	①外邪侵袭，循经犯肺 ②胆腑郁热，移脑犯鼻 ③肺经郁火，壅遏鼻窍 ④脾胃湿热，蒸灼鼻窍 ⑤肺气虚寒，邪滞鼻窍 ⑥脾气虚弱，鼻失温养	①肺脾气虚，寒湿凝聚 ②运化失调，湿热蕴结

续上表

病名	鼻鼽	鼻渊	鼻息肉
症状、体征	具有突发性和反复性发作的特点，以鼻痒、阵发性喷嚏、大量水样鼻涕、鼻塞为主要表现，或伴有眼痒、流泪、腭痒等症状。局部检查：发作期鼻黏膜多为苍白、灰白或浅蓝色，亦可充血色红，鼻甲肿大，鼻腔有较多水样分泌物。间歇期上述体征多不明显。 其他：免疫学检查，如皮肤变应原检测、黏膜激发试验、血清总 IgE 及血清或鼻分泌物特异性 IgE 检测、组胺释放试验、嗜碱粒细胞脱颗粒试验等有助于本病的诊断	鼻涕量多、鼻塞、头痛、嗅觉减退。 局部检查：鼻黏膜充血肿胀，鼻甲肿大，尤以中鼻甲为甚，中鼻道或嗅裂可见黏性或脓性分泌物，持续日久者可见鼻甲息肉样变或息肉形成	鼻塞日久，逐渐加重，嗅觉减退，涕多，头昏头痛。 局部检查：鼻内灰白色、半透明，如龙眼、荔枝等质软无痛的赘生物为本病的主要诊断依据。若息肉较多较大，可引起鼻外形的改变，鼻梁变宽而膨大

表 3-5　鼻衄、鼻异物、鼻损伤的鉴别诊断

病名	鼻衄	鼻异物	鼻损伤
病因	①风热犯肺，灼伤鼻窍 ②胃火炽盛，迫血妄行 ③肝火上逆，蒸迫鼻窍 ④心火亢盛，迫血妄行 ⑤肝肾阴虚，虚火伤络 ⑥脾不统血，血溢脉外	①植物类，如黄豆、花生粒等 ②生物类，如小昆虫、蚂蚁等 ③非生物类，如纸团、橡皮等	①锐器所伤，恶血留内 ②利器损伤，皮肉破损 ③直接暴力，骨折畸形 ④损及血脉，伤鼻衄血

续上表

病名	鼻衄	鼻异物	鼻损伤
症状体征	鼻中出血单侧多见，双侧同时发生少见；轻者仅涕中带血，较重者渗渗而出，或点滴而下；严重者血涌如泉，鼻口俱出，甚者出现气随血脱之危证。 局部检查在前鼻镜和间接鼻咽镜和鼻内镜下寻找出血点或渗血面。鼻中隔前下方的易出血区和鼻腔后部的吴氏鼻—鼻咽静脉丛为鼻衄的好发部位，同时鼻咽顶部、咽隐窝、鼻窦是肿瘤的好发区，亦为鼻衄多发之处	因其异物的种类、大小及滞留的时间长短而有不同的临床表现。异物滞留，可出现患侧闭塞不通，时间已久，咳有黏脓涕或脓血涕，并有臭味。昆虫类异物，常有骚动爬行感。若异物进入位置较深，损伤部位较广时，可有出血、头痛、视力障碍。儿童单侧鼻塞及流脓血涕且伴秽臭者，应首先考虑鼻腔异物。 鼻腔检查发现异物可确立本病，诊断有金属异物时可行X线摄片协助	鼻及周围面部肿胀疼痛、鼻中衄血、鼻塞及呼吸、发音、咬合失常。 检查：外鼻挫伤，鼻部多青紫、肿胀和衄血，可伴有鼻骨骨折。鼻部受锐器所伤多有皮肉裂开、伤缘整齐或不整，或见部分断离；鼻骨骨折，鼻梁塌陷、歪斜。同时多见鼻中隔脱离中线及鼻中隔血肿。若为移位性鼻骨骨折，上述表现明显，并触之有骨摩擦音；若非移动性鼻骨骨折则外形不变，触之骨折处有明显压痛和变形。鼻骨正侧位X线拍片，可确诊

参考文献

［1］熊大经. 中医耳鼻咽喉科学［M］. 上海：上海科学技术出版社，2008.

［2］王士贞. 中医耳鼻咽喉科学［M］. 北京：中国中医药出版社，2003.

［3］黄选兆，汪吉宝. 实用耳鼻咽喉科学［M］. 北京：人民卫生出版社，2005.

（段骄）

四、望耳

主编按语

　　双耳在头侧，望诊往往易被忽视。其实，在耳前、耳后、耳郭、耳道口，都可望及病变信息，若把耳郭向后上牵（小儿只需向后牵），用手电筒照就能窥见外耳道全段甚至鼓膜。

　　据现代全息理论，可把耳视为人体缩影，耳郭上包含了人体各脏器的对应信息，我们不妨在望诊中探讨。

（一）医经概说

　　《灵枢·邪气脏腑病形》："十二经脉，三百六十五络，其血气皆上于面而走空窍……其别气走于耳而为听。"

　　《六书·耳鸣篇》："盖耳为肾之窍，交会手太阳、少阳、足厥阴、少阴、少阳之经。"

　　《古今医统大全》："精气调和，血气充足，则耳闻而聪……且十二经脉上络于耳，其阴阳诸经适有交并。"

　　《类经》："手足三阴三阳之脉皆入耳中。"

　　以上这些论述为后世的耳针发展奠定了理论基础。

　　《医贯·耳病》："耳鸣以手按之而不鸣，或少减者，虚也；手按之而愈鸣者，实也。"

　　《素问病机气宜保命集》中提了"耳聋治肺"的观点，与今之咽鼓管不通所致的耳胀、耳闭、听力障碍等病十分相似。

　　《丹溪心法》记载"眩者，言其黑运转旋，其状目闭眼暗，身转耳鸣，如立舟船之上，起则欲倒"，与现代所称的内耳性眩晕十分相似，对其病因病机则提出"无痰则不作眩"的观点；还首次提出用棉签清洗外耳道再用药的方法："绵缠竹签拭耳，换绵蘸药入耳。"

　　《景岳全书·卷二十七》记载了鼓膜按摩法："凡耳窍或损或塞，或震伤，以致暴聋，或鸣不止者，即宜以手中指于耳窍中轻轻按捺，随捺随放，随放随捺，或轻轻摇动，以引其气。捺之数次，其气必至，气至则窍自通矣。"

　　《证治准绳·察耳》指出："凡耳轮红润者生，或黄，或黑，或青而枯燥者死，薄而白，薄而黑，皆为肾败。凡耳聋，耳中疼，皆属少阳之热，而为可治；若再聋，舌卷、唇青，皆属厥阴，为难治也。"

（二）正态常色

1. 耳郭、耳周

耳郭无畸形，形态两侧对称，大小位置适中；局部皮肤无红肿、无增厚、无瘘口、无赘生物、无瘀斑、无疤痕、无破损、无溃疡、无糜烂、无渗液、无结痂等变化。

2. 外耳道

正常外耳道无狭窄、闭锁、塌陷、红肿、疖肿、瘘口、新生物、耵聍、异物、分泌物等。

3. 鼓膜

椭圆形、淡灰色、半透明的薄膜，窥见光锥，呈珍珠光泽。位于外耳道底，为外耳与中耳的分界。无外陷或外凸、液平、气泡、瘢痕、疱疹、肉芽等改变。

（三）局部病变

1. 耳瘘

耳瘘指发生于耳前或是耳后的瘘管。发生于耳前者称耳前瘘，多属先天性；发生于耳后者称耳后瘘，多由痈疮、耳后附骨痈治疗不彻底，或体虚邪毒未尽，脓液从窍内蚀骨成瘘。

2. 耳郭痰包

耳郭痰包指以耳郭局限性、无痛性肿胀、肤色不变、按之柔软、穿刺可抽出淡黄色液体为主要特征的疾病。本病多发于青壮年，男性多于女性。若染毒，则可发展为断耳疮。

3. 旋耳疮

旋耳疮指旋绕耳郭或耳周而发的湿疮。以耳部皮肤潮红、瘙痒、黄水淋漓或脱屑、皲裂为特征，以小儿为多见。见图3-8。

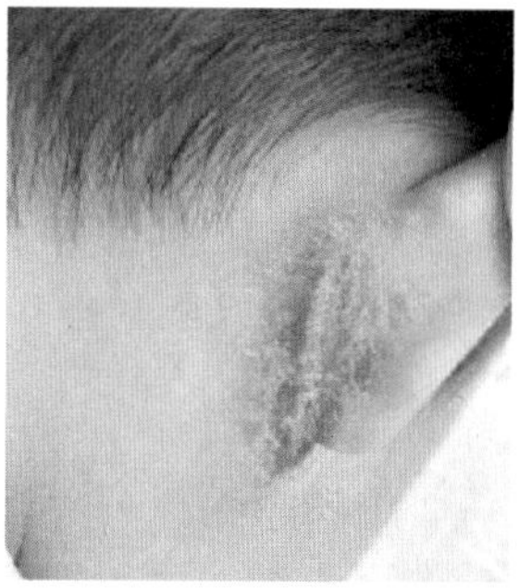

4. 耳疖

耳疖指发生于外耳道的疖肿，以耳痛、外耳道局限性红肿、突起如椒目为特征。

图3-8 耳郭湿疹

5. 耵聍栓塞

耵聍俗称耳垢、耳屎，是耳道正常分泌物，多可自行排出，不发生堵塞和引起症状。若耵聍分泌过多或排出受阻，耵聍凝结成核，阻塞耳道，致耳道不通，则为耵耳，即耵聍栓塞。

6. 外耳道异物

外耳道异物指外来物体误入耳道。外来物体包括了一切可入耳的动植物及非生物类异物。

7. 耳损伤

耳损伤指耳部遭受外力作用而致的损伤。外力的大小、作用方式、方向不同，耳损伤的部位、程度、临床表现、预后也不同。

8. 外耳道闭锁

小耳畸形、外耳道闭锁与中耳畸形经常伴随发生，因为在胚胎发育过程中，外耳与中耳来源于同一胚层。小耳畸形患者中15%患者看起来像有一个"外耳道"，但实际上只是一个"盲端"，并无真正意义上的外耳道。

（四）关联疾患

1. 耳带状疱疹

耳带状疱疹指发生在外耳及耳周皮肤的带状疱疹。临床以耳痛、外耳疱疹，甚至耳聋、眩晕、口眼歪斜为主要表现。本病多为单侧发病，青年及老年患者居多。部分患者疱疹消失后，仍遗留较长时间的耳部阵发性刺痛。

2. 耳垂皱纹

耳垂皱纹也被称为 Frank 征，折痕自耳珠呈 45° 角向后方延伸，横跨耳叶和耳郭边缘叶，预示患者可能患有冠心病。

3. 低位耳

与此有关的两个常见情况是唐氏综合征和特纳综合征，两者都是由于染色体的问题所导致。唐氏综合征的患者多表现为特殊面容、发育迟缓、智力低下等；特纳综合征患者多表现为身矮，生殖器与第二性征不发育，以及骨骼、心、肾、甲状腺、听觉等一系列躯体的发育异常。

4. 胆脂瘤

胆脂瘤亦称表皮样囊肿、珍珠瘤等。目前认为系源于异位胚胎残余的外胚层组织的先天性乏血管的良性肿瘤。好发于脑部和耳部。根据分布的位置不同，胆脂瘤可以分为颅内胆脂瘤、外耳道胆脂瘤和胆脂瘤型中耳炎等。望诊可见患者有不同程度的三叉神经痛或耳痛、耳胀、眩晕、偏头痛等症状体征。

5. 中耳炎

中耳炎中医称脓耳，是累及中耳全部或部分结构的炎症病变。望诊可见患者有明显的耳部胀痛和听力下降表现，当中耳渗出物增多导致鼓膜穿孔时，外耳道口可见脓水或脓血分泌物流出。慢性化脓性中耳炎在发作时亦见溢脓。见图3-9。

6. 中耳乳突炎

中耳乳突炎是一种继发于慢性中耳炎的炎症病变。望诊可见耳后乳突表面充血隆起，并有压痛，窥外耳道深部可见脓性分泌物。

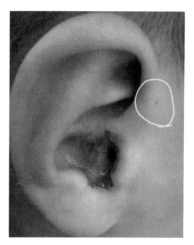

图3-9　耳前瘘管及化脓性中耳炎

7. 耳郭软骨膜炎

中医称耳郭软骨膜炎为断耳疮，是指耳郭的软骨与软骨膜之间的渗出性炎症，分浆液性与化脓性两种。望诊可见耳郭局部充血肿胀，并有波动感，患者感觉患处明显胀痛发热，严重时耳部会溃烂变形。

8. 耳聋

耳聋分单耳聋与双耳聋。单耳聋望诊可见患者有侧听习惯；双耳聋则呈不领会状；轻度耳聋称"重听"；突发耳聋称"暴聋"。

9. 中耳癌

中耳癌中医称耳菌。望诊可见有反复的脓性甚至血性分泌物溢出，窥耳道深部或鼓室内可见新生物，触之易出血。患者感觉患耳深部持续疼痛，听力障碍。

附录：

表3-6 脓耳、耳损伤、耳菌的鉴别诊断

中医病名	脓耳	耳损伤	耳菌
病因	①风热外侵 ②肝胆外盛 ③脾虚湿困 ④肾元亏损	①血瘀耳窍 ②皮肉破损 ③骨折脉伤	①湿毒困结 ②气滞血瘀
症状体征	急发者，以耳痛逐渐加重、听力下降、耳内流脓为主要症状；全身可有发热、恶风寒、头痛等症状；小儿急性发作者，症状较重，可见高热并伴有呕吐、泄泻或惊厥。鼓膜穿孔流脓后，全身症状逐渐缓解。病久者，主要表现为耳内反复流脓或持续流脓、听力下降。 检查：①鼓膜检查。发病初期，可见鼓膜充血膨隆；鼓膜穿孔前，局部可见小黄亮点；鼓膜穿孔后则有脓液溢出；病程迁延日久者，常见鼓膜紧张部或松弛部大小不等的穿孔。②乳突部触诊，可有轻度触压痛。③听力检查，以传导性耳聋为主，亦可见混合性耳聋。④血常规检查。早期鼓膜穿孔前，白细胞总数偏高；鼓膜穿孔后或慢性者，血象可正常。⑤影像学检查：颞骨X线或CT检查有助于鉴别脓耳的类型	耳损伤的部位、程度不同，临床表现也不同。耳郭和外耳道损伤表现为耳郭疼痛、瘀肿、耳闷；鼓膜破裂，表现为耳鸣、耳聋、耳痛、少量出血；损及耳窍深部时则可出现耳聋，甚至全聋、眩晕、面瘫及耳窍内流血、流液等症状。 检查：耳郭呈现青紫肿胀，有瘀血斑块，或耳甲腔及耳郭背侧面紫红色半球状隆起的瘀肿；或见外耳肌肤裂伤出血，软骨暴露或缺损，甚则耳郭撕脱或离断；鼓膜破裂者可见鼓膜表面血迹或出血，有不规则裂孔或裂隙，听力检查呈传导性聋；耳窍深部损伤则有耳内流血、流液，鼓膜暗蓝等表现；X线或CT显示有颞骨骨折	耳部呈刺痛或跳痛，向颞枕部放射，耳流脓或脓血。可有耳胀闷、耳鸣、听力减退、眩晕和面瘫。晚期随着肿物浸润范围不同，可出现复视、吞咽困难、声嘶、伸舌偏斜等症状。 检查：①外耳道或耳郭见菜花样肿物，或鼓室内见肉芽样或息肉样新生物，质脆易出血，常合并有脓血性分泌物。②耳下或颈部淋巴结肿大，质硬。③乳突X线照片或CT扫描，常提示肿块及骨质破坏，严重者可致颞骨及颅底骨质破坏。④经病理检查确诊

参考文献

［1］熊大经. 中医耳鼻咽喉科学［M］. 上海：上海科学技术出版社，2008.

［2］王士贞. 中医耳鼻咽喉科学［M］. 北京：中国中医药出版社，2003.

［3］黄选兆，汪吉宝. 实用耳鼻咽喉科学［M］. 北京：人民卫生出版社，2005.

（段骄）

五、望口齿

主编按语

当患者向你张口示舌时，你在舌诊的同时，还可以望口腔牙齿。口腔黏膜的溃疡、白斑、脓肿、囊肿以及肿胀萎缩等都应在望诊之列。在这里，我们还可以说是人的露骨之处，因为是牙齿的所在。通过对牙齿的排列、牙质、残缺和牙龈病变的观察，也可直接或间接获得先天发育、咀嚼消化、炎症感染或虚火实热等信息。

（一）医经概说

《灵枢·五阅五使》："口唇者，脾之官也。"

《灵枢·脉度》："脾气通于口，脾和则口能知五谷矣。"

《备急千金要方》："胃腑者，主脾也。口唇者，是其候也。"

《素问·气厥论》："膀胱移热于小肠，膈肠不便，上为口糜。"

《三因极一病证方论·口病证治》："夫口……热则苦，寒则咸，宿食则酸，燥则涩，虚则淡，疽则甘……劳郁则口臭，凝滞则生疮。"

《医方考》："肝胆气虚，口苦舌疮者。"

《万病回春·小儿杂病》："撮口者，由胎气挟热，风邪入脐，毒流心脾之经……鹅口疮者，胃中湿热也……"

《仁斋直指方·齿论》论述："齿者，骨之所终，髓之所养，肾实主之。故肾衰则齿豁，精盛则齿坚，肾热则齿动。"

《杂病源流犀烛》："齿者，肾之标，骨之本也。"

《景岳全书》："齿牙之病有三证，一曰火，二曰虫，三曰肾虚。"

《温热论》："齿若光燥如石者，胃热盛也。证见无汗畏寒，卫偏胜也……若如枯骨色者，肾液枯也，为难治。……齿焦无垢者死，齿焦有垢者，肾热胃劫也。"

因此，口齿部疾病，多因脾胃、肝胆、心肾或受邪毒侵袭，或本身脏腑火毒炽盛、湿热内盛，或因脏腑精气亏虚、脏腑功能失和所致。

（二）正态常色

正常人口唇红润光洁，口唇开合随意协调，牙齿洁白润泽坚固，咬合自如，牙龈淡红润泽而光洁，坚韧有弹性。

（三）局部病变

1. 牙痛

牙痛多因虫蚀、损伤或外感风热、脏腑实热、虚火上犯所致，可见牙体缺失磨损、牙龈红肿萎缩等，相当于现代医学龋齿、牙髓炎、牙周病等范畴。

2. 牙痈

牙痈多因阳明火热内炽，初期可见患牙局部红肿，中后期局部明显红肿，触痛拒按，溃口见溢脓，颌下淋巴结肿大，相当于现代医学牙周脓肿、急性根尖周炎等范畴。

3. 牙咬痈

牙咬痈多因热毒蕴结、血败肉腐真牙周围所致，患处可见真牙牙位不正或未完全萌出，牙龈红肿，严重时可见龈齿间溢脓，同侧颌下淋巴结肿大，相当于现代医学智齿冠周炎。

4. 牙宣

牙宣又称"齿龀""牙龀"，因胃火上炎、肾精亏虚、气血不足导致齿龈失养、龈肉萎缩、牙根宣露，严重时龈肉见溢脓、牙齿松动。可见于现代医学牙周病、血液病及自身免疫病。

5. 口疮

口疮，又称"口疡""赤口疮"，多因心脾积热、虚火上炎导致口腔唇内、颊、舌、齿龈等处出现豆大的小溃疡，周围红晕、表面凹陷。相当于现代医学复发性口疮。见图3-10。

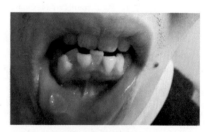

图3-10 口疮

6. 口糜

口糜，又称"鹅口疮""燕口疮""白口疮"，因湿热、心脾积热、虚火上犯致口腔黏膜白色凝乳状斑点。相当于现代医学口腔白色念珠菌病。

7. 唇风

唇风因风火湿热外邪或阴虚血燥致唇部红肿、糜烂、渗液、肥厚、干燥脱屑等，相当于现代医学慢性唇炎、继发感染性唇炎。见图3-11。

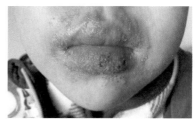

图3-11　唇炎

8. 唇腭裂

唇腭裂多因先天因素导致口腔颜面畸形、吸吮功能障碍、牙列错乱、上颌骨发育不良等，发生在嘴唇部者又称"唇裂""兔唇"，俗称兔唇狼咽。

9. 舌疳

舌疳多因后天气滞血瘀、痰瘀互结、火毒郁结导致舌运动受限、进食及吞咽困难、舌缘局部肿大、颌下淋巴结肿大等，相当于现代医学舌癌。

10. 口形六态

（1）口张，口开而不闭，多虚证；若张口气直，只见气出不入，提示病危。

（2）口噤，口闭而难开，牙关紧闭，多实证，见于中风、痫病、惊风、破伤风等。

（3）口撮，上下口唇紧聚，多见于新生儿脐风，伴有角弓反张者，多见于破伤风。

（4）口㖞，口角㖞向一侧，多见于中风或面瘫。

（5）口振，口唇振摇，多见于阳衰寒盛或正邪剧争。

（6）口动，口频繁开合，多见于热急生风、脾虚生风。

（四）关联疾患

1. 麻疹

麻疹指口腔两侧与第二臼齿相对的颊黏膜可见针尖大小的白色斑疹，此为麻疹特有的口腔黏膜斑。

2. 白塞氏综合征

白塞氏综合征中医称"狐惑病"，可见口腔溃疡数目多、形状小，多伴生殖器溃疡、皮肤结节性红斑等。

3. 白喉

白喉的白色伪膜多见于咽喉，凝乳状白色斑点可发生于口腔任何部位。

4. 干燥综合征

干燥综合征表现为口齿部可兼见龋齿、舌面干裂、口腔溃疡，同时伴有口干、眼干、乏力、低热、关节痛等一系列症状。

附录：

表 3-7　口齿疾病鉴别诊断

中医病名	鉴别要点		
	望诊特点	常见病因	西医病名
牙痛	牙体缺失磨损、牙龈红肿萎缩	虫蚀、损伤或外感风热、脏腑实热、虚火上犯所致	龋齿、牙髓炎、牙周病
牙痈	初期可见患牙局部红肿，中后期局部明显红肿，触痛拒按，溃口见溢脓，颌下淋巴结肿大	阳明火热内炽	牙周脓肿、急性根尖周炎
牙咬痈	真牙牙位不正或未完全萌出，牙龈红肿，严重时可见龈齿间溢脓，同侧颌下淋巴结肿大	热毒蕴结，血败肉腐真牙周围	智齿冠周炎
牙宣	龈肉萎缩，牙根宣露，严重时龈肉见溢脓，牙齿松动	胃火上炎、肾精亏虚、气血不足	牙周病、血液病及自身免疫病
口疮	口腔唇内、颊、舌、齿龈等处豆大的小溃疡，周围红晕，表面凹陷	心脾积热、虚火上炎	复发性口疮
口糜	口腔黏膜白色凝乳状斑点	湿热、心脾积热、虚火上犯	口腔白念珠菌病
唇风	唇部红肿、糜烂、渗液或肥厚、干燥脱屑	风火湿热外邪或阴虚血燥	慢性唇炎、继发感染性唇炎
腭裂	口腔颜面畸形、吸允功能障碍、牙列错乱、上颌骨发育不良	先天因素	唇裂
舌疳	舌运动受限、进食及吞咽困难、舌缘局部肿大、颌下淋巴结肿大	气滞血瘀、痰瘀互结、火毒郁结	舌癌

参考文献

朱文锋. 中医诊断学［M］. 北京：中国中医药出版社，2002.

（陈四新）

六、望咽喉

主编按语

　　咽喉是望诊可及的至阴之处，你可借助手电筒的灯光，用压舌板或棉签压舌窥视。这样，既可发现咽部病变和后鼻孔、上咽（鼻咽）的引流物，还可通过咽部黏膜的色和质的改变，为寒热燥火等的辨证提供依据。

　　用压舌板看咽，其实不难，注意下面几点便是：一是让受检者自然张口，舌勿伸外或拱起；二是用压舌板斜压舌面的中段，便可看到口咽，此时若请对方发"啊"声，而自己略提高身位向前下方窥，还可望及会厌；三是若对方咽部敏感不便用压舌板，也可请对方稍仰高头，大声而持续发"啊"声，则可望及口咽部的2/3。

（一）医经概说

　　《增删喉科心法》载："夫人身五脏六腑，十二经脉，除足太阳经，其余十一经，皆内循咽喉。"十二经脉乃人身气血之交通系统，因此，咽喉与全身各脏腑联系密切，咽喉疾病是各脏腑病理变化的一个反应。

　　《灵枢·经脉》载："胃足阳明之脉……其支者，从大迎前，下人迎，循喉咙，入缺盆……脾足太阴之脉……上膈，挟咽，连舌本，散舌下……肝足厥阴之脉……布胁肋，循喉咙之后……肾足少阴之脉……入肺中，循喉咙，挟舌本。"胃经、脾经、肝经、肾经循行直接经过咽喉部。

　　《灵枢·忧恚无言》："人卒然无音者，寒气客于厌，则厌不能发，发不能下，至其开阖不利，故无音。"

　　《诸病源候论·咽喉心胸病诸候》："咽喉者，脾胃之候也。由脾胃热，其气上冲咽喉，所以生疮。……若风毒结于喉间，其热盛则肿塞不通。"

　　《景岳全书·杂证谟·咽喉》："喉痹一证，在古方书虽有十八证之辨，而古人悉指为相火。然此证虽多由火，而复有非火证者，不可不详察也。盖火有真假，凡实火可清者即真火证也，虚火不宜清者即水亏证也，且复有阴盛格阳者，真寒证也。"

《景岳全书·杂证谟·口舌》："声音出于脏气，凡脏实则声弘，脏虚则声怯，故凡五脏之病，皆能为喑。喑哑之病当知虚实，实者其病在标，窍闭而喑也；虚者其病在本，因内夺而喑也。"

《张氏医通·卷八》："缠喉风证，先二日头目眩晕，胸膈紧塞，气息短促，蓦然咽喉肿痛，手足厥冷，气闭不通，饮食不下，痰毒壅盛，其证最急。又有血块结于喉旁，甚则大如鸡卵，气塞不通，痰鸣不止者，为锁喉风，其证更剧。"

咽喉部疾病多与肺、脾胃、肝、肾有关，外感时邪、七情内伤、饮食不节、内生痰饮瘀血，均可致咽喉部气血失调而发病。

（二）正态常色

正常人咽喉部红润光泽，不痛不肿，发声正常，呼吸、饮食通畅。

（三）局部病变

1. 乳蛾

乳蛾又名喉蛾，多因邪毒积聚、虚火上炎所致，可见喉核红赤肿起、表面黄白脓点、颌下有淋巴结肿大。相当于现代医学扁桃体炎。见图3-12。

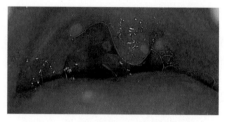

图3-12 扁桃腺肿大及口腔溃疡

2. 喉痈

喉痈可见咽喉及喉核周围红赤肿起、吞咽困难，严重者呼吸困难，颈部有淋巴结肿大，多因外邪壅遏肺系、火毒上攻咽喉、余邪未清、气阴暗耗所致，因发病部位、原因、痈肿的形色及症候特点有不同的称谓，如"骑关痈""外喉痈""里喉痈""锁喉痈""肿烂喉痈"等。相当于现代医学扁桃体周围脓肿、急性会厌炎、会厌脓肿、咽旁脓肿等。

3. 喉癣

喉癣多继发于肺痨，又名"尸咽""肺花疮"等，因气阴暗耗虚火上炎、瘵虫蚀喉导致，可见咽部灰白色或红色斑点状溃疡，形似苔藓，边缘不整齐，或有粟粒状小结节，相当于现代医学咽、喉结核。

4. 急喉风

急喉风又名"缠喉风""锁喉风""走马喉风"等，可见吸气性呼吸困难、咽喉部红肿、语言难出、汤水难下等，多因风邪、热毒、痰火所致，相当于现代医学急性喉阻塞、喉头水肿。本病病情危急，变化迅速，严重者瞬息间可窒息死亡。

5. 白喉

白喉又名"白缠喉""白菌"，因疫毒外袭、上犯咽喉所致，可见咽喉部红肿、腐溃有白色伪膜，伪膜不易剥离，强行剥离可出血，颈部有淋巴结肿大，甚至颈部肿大。本病在现代医学中也称白喉，为急性传染病。

6. 烂喉丹痧

烂喉丹痧又称"烂喉痧""疫喉痧"等，因外感疫毒引起，可见咽喉充血肿胀、表面黄白腐物、颈部淋巴结肿大、肌肤丹痧密布、发热，有传染性，相当于现代医学猩红热。

7. 杨梅喉疳

杨梅喉疳又名"过桥疳"，因肝肾阴虚、杨梅邪毒结聚咽喉，可见咽喉部红肿、黄白色点状溃疡或红斑，严重者可见咽部腐溃、瘢痕挛缩、穿孔等，相当于现代医学咽喉部梅毒。

8. 咽喉瘤

咽喉瘤因痰湿浊、瘀血等结聚于咽喉部所致，可见咽喉部黄豆大或蚕豆大的桑葚状、息肉状肿物，相当于现代医学咽喉部的良性肿瘤。

9. 喉菌

喉菌因火毒、痰浊、瘀热交织喉部所致，可见喉部菌样肿块、咯痰带血、颈部恶核等，相当于现代医学喉癌、扁桃体癌等喉咽恶性肿瘤。

10. 颃颡岩

颃颡岩又名"石上疽""恶核""失荣"等，多因正虚邪实、邪毒结聚于颃颡处而成，可见鼻咽处有菜花状、结节状肿块或弥漫性膨隆，相当于现代医学鼻咽癌。

（四）关联疾患

1. 喉痹

喉痹可见喉底红肿、咽后壁有颗粒状隆起、脓点、咽黏膜干燥等，咽喉肿胀不明显，以咽部疼痛为主要特征。若单见咽喉悬雍垂偏向一侧，应考虑局部神经麻痹或肿瘤压迫。

2. 喉瘖

喉瘖以声音嘶哑为主要临床变现，可见声带及喉部黏膜充血、肿胀，或声带肥厚、声带麻痹、声带小结或息肉等。

3. 鼾眠

鼾眠以睡眠时打鼾为主要表现，多有喉核、腺样体肥大、鼻渊等病史，也可因先天禀赋异常如鼻中隔偏曲、巨舌、小颌畸形等。阻塞性睡眠呼吸暂停综合征可见鼾眠。

4. 骨鲠

骨鲠相当于咽、食管、喉异物。异物在不同位置则有不同症状，如咽喉疼痛、吞咽不利、吐痰带血、剧烈咳嗽，可见呼吸困难甚至窒息。

5. 梅核气

梅核气以咽中异物感、咯之不出、咽之不下为主要表现，与情志有关，以咽喉局部未见充血肿胀，无异物及新生物为主要特点，见于咽部神经症、癔球症或慢性咽炎。

6. 喉咳

喉咳以突然或反复发作的咽喉干痒、咳嗽痰少为表现，咽喉局部未见异常，排除下呼吸道疾病后考虑为急慢性咽炎、喉炎。临床上外感后多遗留喉咳，现代医学称为感染后咳嗽。

附录：

表 3-8　咽喉疾病鉴别诊断

中医病名	鉴别要点		
	望诊特点	常见病因	西医病名
乳蛾	喉核红赤肿起，表面黄白脓点，颌下有淋巴结肿大	邪毒积聚、虚火上炎	扁桃体炎
喉痈	喉及喉核周围红赤肿起、吞咽困难，严重者呼吸困难，颈部有淋巴结肿大	外邪壅遏肺系、火毒上攻咽喉、余邪未清、气阴暗耗	扁桃体周围脓肿、急性会厌炎、会厌脓肿、咽旁脓肿

续上表

中医病名	鉴别要点		西医病名
	望诊特点	常见病因	
喉癣	咽部灰白色或红色斑点状溃疡形，似苔藓，边缘不整齐，或有粟粒状小结节	气阴暗耗、虚火上炎、瘵虫蚀喉	咽、喉结核
急喉风	吸气性呼吸困难、咽喉部红肿、语言难出、汤水难下	风邪、热毒、痰火	急性喉阻塞
白喉	咽喉部红肿、腐溃有白色伪膜，伪膜不易剥离，强行剥离可出血，颈部有淋巴结肿大，甚至颈部肿大	疫毒外袭，上犯咽喉	白喉
烂喉丹痧	咽喉充血肿胀、表面黄白腐物、颈部淋巴结肿大、肌肤丹痧密布	外感疫毒	猩红热
杨梅喉疳	咽喉部红肿、黄白色点状溃疡或红斑，严重者可见咽部腐溃、瘢痕挛缩、穿孔	肝肾阴虚、杨梅邪毒结聚咽喉	咽喉部梅毒
咽喉瘤	咽喉部黄豆大或蚕豆大的桑葚状、息肉状肿物	痰湿浊、瘀血等结聚于咽喉部	咽喉部的良性肿瘤
喉菌	喉部菌样肿块、咯痰带血、颈部恶核	火毒、痰浊、瘀热交织喉部	喉癌、扁桃体癌等喉咽恶性肿瘤
颃颡岩	鼻咽处有菜花状、结节状肿块或弥漫性膨隆	正虚邪实，邪毒结聚于颃颡处	鼻咽癌

参考文献

［1］灵枢经［M］. 田代华，刘更生，整理. 北京：人民卫生出版社，2005：31-35.

［2］赖克方，聂怡初. 感染后咳嗽发病机制、诊断与治疗研究进展［J］. 中华肺部疾病杂志（电子版），2014，7（5）：1-5.

［3］赖克方，钟南山.《咳嗽的诊断与治疗指南（2009版）》解析［J］. 中国实用内科杂志，2009，29（12）：1088-1090.

（陈四新）

七、望舌

主编按语

舌诊是中医独特的诊法之一，在望诊中占重要地位。历代医家都十分重视舌诊，把观察舌象变化作为辨证的重要依据。舌位于口腔内，是最易让医者诊察的器官之一，而且舌质舌苔随症候而易变，因而被称为观察内脏病变的窗口。

在望舌苔时，应注意光线的影响，民国初年的曹炳章《辨舌指南》就有"灯下看黄苔，每成白色"之说，虽然今时之灯光已远胜昔日，但却提示望诊舌象时应注意辨别真伪颜色。

（一）医经概说

《内经》早有所云，"心主舌""舌者，心之官也""心气通于舌""脾足太阴之脉……连舌本，散舌下"，奠定了中医舌诊的理论基础。

《敖氏伤寒金镜录》是最早的舌诊专著，成书于 14 世纪。历代医家都极为重视舌诊，在舌诊方面的论著汗牛充栋，研究深刻，发挥精到。

《临证验舌法》说："凡内外杂证，亦无一不呈其形，著其色于舌……据舌以分虚实，而虚实不爽焉；据舌以分阴阳，而阴阳不谬焉；据舌以分脏腑配主方，而脏腑不差，主方不误焉。危急疑难之顷，往往证无可参，脉无可按，而惟以舌为凭；妇女幼稚之病，往往闻之无息，问之无声，而惟有舌可验。"

《辨舌指南》云："……舌之苔，胃蒸脾湿上潮而生。"

叶天士的《温病论》认为，验舌辨证在温病的诊断上，占有极其重要的作用。

归纳而言，中医传统理论认为舌与经络相连，直接或间接联络脏腑，手少阴心经沿食管，其经别系舌本；足少阴肾经循咽喉，夹舌本；足厥阴肝经络舌本；足太阴脾经连舌本、散舌下；足太阳膀胱经经筋结于舌本；肺系上达咽喉，与舌根相连。舌象的变化，能客观地反映正气盛衰、病邪深浅、邪气性质、病情进退，可以判断疾病转归和预后，指导处方遣药。

对于舌诊望诊，中医主要是观察舌质和舌苔两个方面的变化。前人有舌体应内脏部位之说。其基本规律是上以候上，中以候中，下以候下。具体划分法有下列 2 种：①以脏腑分属诊舌部位。心肺居上，故以舌尖主心肺；脾胃居中，故以舌中部主脾胃；肾位于下，故以舌根部主肾；肝胆居躯体之侧，故以舌边主肝胆，左边属肝，右边属胆。这种分法，一般用于内伤杂病。②以三焦分属诊舌部位。以三焦的上下次序来分属诊舌部位，舌尖主上焦，舌中部主中焦，舌根部主下焦。

（二）正态常色

正常舌象，表现为淡红舌、薄白苔。具体说，其舌体柔软，运动灵活，颜色淡红而红活鲜明；其胖瘦、老嫩、大小适中，无异常形态；舌苔薄白润泽，颗粒均匀，薄薄地铺于舌面，揩之不去，其下有根与舌质如同一体，干湿适中、不黏不腻等。

（三）局部病变

1. 舌色异常

（1）淡白舌。舌色较正常人的淡红色浅淡，甚至全无血色，称为淡白舌。由于阳气不足，生化阴血的功能减弱，推动血液运行的力量亦衰，致使血液不能充分营运于舌质中，故舌色浅淡。主虚证、寒证或气血两亏。若淡白湿润、舌体胖嫩，多为阳虚寒证；淡白光莹、舌体瘦薄，则属气血两亏。可见于慢性肝病、心功能不全、肾性水肿、甲状腺功能减退症、维生素 B 族缺乏症以及慢性消化吸收不良等疾病，也常见于席汉氏综合征、黏液性水肿等病症。晚期恶性肿瘤、长期消耗性发热伴失血、贫血以及各种原因所引起的慢性失血或急性大出血等，亦可见及淡白舌。

（2）红舌。较淡红色为深的，甚至呈鲜红色，称为红舌。因血得热则行，热盛则气血沸，舌体脉络充盈，故色呈鲜红。主热证：若舌鲜红而起芒刺，或兼黄厚苔的，多属实热证；若鲜红而少苔，或有裂纹、光红无苔，则属虚热证。红舌也常见于高热症以及化脓性感染症。另外，舌边发红，常见于高血压、甲状腺功能亢进症或正在发热的患者；舌尖发红，常因工作时间过长，经常性失眠，心火亢盛，以致消耗过多、体内缺乏维生素或其他营养物质所致；舌质红而有刺，极像杨梅状，称为"杨梅舌"，常见于猩红热或高热持续数日的患者。

（3）绛舌。较红舌更深的红色，称为绛舌。主病有外感与内伤之分。在外感病，若舌绛或有红点、芒刺，为温病热入营血；在内伤杂病，若舌绛少苔或无苔，或有裂纹，则是阴虚火旺。另有舌绛少苔而津润者，多为血瘀，常见于久病、重病之人，如术后、严重烧烫伤、甲状腺功能亢进症、肝硬化腹水后期、严重的结核病、败血症、恶性肿瘤的晚期以及感染性发热等患者。

（4）紫舌。舌质色紫，即为紫舌。主病有寒热之分。绛紫而干枯少津，属热盛伤津、气血壅滞；淡紫或青紫湿润者，多为寒凝血瘀。可见于心脏病、出血性疾病、缺氧、中毒、呼吸困难、严重感染等病症。长期出现紫舌的人，应排除恶性肿瘤和其他严重内脏疾病的存在。部分患者在做舌诊检查时，常因伸舌时间太长，且过分用力，以致舌面处于紧张状态，亦可出现紫舌，缩回后即恢复原色。

（5）青舌。舌色如皮肤上暴露之"青筋"缺少红色，称为青舌，古书形容如水牛之舌。由于阴寒邪胜，阳气郁而不宣，血液凝而瘀滞，故舌色发青。主寒凝阳郁和瘀血。全舌青者，多是寒邪直中肝肾，阳郁而不宣；舌边青者，或口干而漱水不欲咽，是内有瘀血。可见于心功能不全、乙醇中毒性肝硬化、原发性肾上腺皮质功能减退症、结节性动脉周围炎、恶性肿瘤、急性周围循环衰竭、休克等急危重症。另外，孕妇胎死腹中亦可出现青舌。

2. 舌形异常

（1）苍老舌与娇嫩舌。苍老舌是指舌质纹理粗糙，形色坚敛苍老，称为"老舌"。苍老舌不论苔色如何，都属实证。娇嫩舌是指舌质纹理细腻，形色浮胖娇嫩，称为"嫩舌"，一般都属虚证。苍老舌与副交感神经的张力减低而交感神经的张力亢进有关，使唾液浆液性分泌减少，黏液性分泌取而代之。娇嫩舌常见于慢性病的后期。

（2）肿胀舌。舌体肿大，盈口满嘴，甚者不能闭口，不能缩回，称为"肿胀舌"。其成因有三：一是心脾有热，血络热盛而气血上壅，舌多鲜红而肿胀，甚者伴有疼痛。二是素善饮酒，又病温热，邪热挟酒毒上壅，多见舌紫而肿胀。三是因中毒而致血液凝滞，则舌肿胀而青紫晦暗。亦有因先天舌部血络郁闭，以致舌紫而肿胀者，如舌血管瘤患者便是。常见于甲状腺功能减退症或垂体前叶功能亢进症所引起的肢端肥大症以及感染发热性疾病、传染性疾病、舌炎、舌癌、舌血管疾病、乙醇中毒、食物或药物中毒等。若见舌体充血肿胀，舌质为蓝红色者，是为肝硬化的特异性表现之一。

（3）胖大舌。舌体较正常舌为大，伸舌满口的，称为"胖大舌"。多因水湿痰饮阻滞所致。若舌淡白胖嫩，舌苔水滑，属脾肾阳虚，津液不化，以致积水停饮。若舌淡红或红而胖大，伴黄腻苔，多是脾胃湿热与痰浊相搏，湿热痰饮上溢所致。可见于贫血、黏液性水肿、低蛋白血症、营养不良、甲状腺功能减退症、基础代谢降低等病症。见图 3-13、图 3-14。

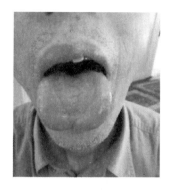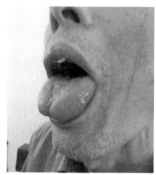

图 3-13　舌质胖大（正面）　　图 3-14　舌质胖大（侧面）

（4）瘦薄舌。舌体瘦小而薄，称为"瘦薄舌"。总由气血阴液不足，不能充盈舌体所致。因此主气血两虚和阴虚火旺。瘦薄而色淡者，多是气血两虚瘦薄；色红绛干燥者，多是阴虚火旺，津液耗伤。常见于慢性消耗性疾病，如严重的肺结核以及恶性肿瘤晚期等，常伴见全身消瘦症状。

（5）齿痕舌。舌体边缘见牙齿的痕迹，称为"齿痕舌""齿印舌"。多因舌体胖大而受齿缘压迫所致，故常与胖大舌同见。由于脾虚不能运化水湿，以致舌体胖大，因此齿痕舌主脾虚和湿盛。若淡白而湿润，则属寒湿壅盛；淡红而有齿痕，多是脾虚或气虚。临床上常见于水肿、贫血、慢性肾炎、维生素 B 缺乏、糖尿病、甲状腺疾患、舌肌张力减弱等病症。若见舌淡红而嫩，舌体不大而边有轻微齿痕者，可为先天性齿痕舌，无临床意义。

（6）裂纹舌。舌面见有明显裂纹即为"裂纹舌"。舌红绛兼裂纹，多属热盛伤阴；舌淡白兼裂纹，多属血虚不润；舌淡白兼齿印和裂纹，多属脾虚湿侵。见图 3-15。

（7）点刺舌。所谓的"点"，是指鼓起于舌面的红色、白色或黑色星点，其红色者称为"红点舌"。舌面上的软刺及颗粒增大，形成尖锋，高起如刺，摸之棘手，称为"芒刺舌"。点与刺极为相似，时常并见，故可合称为"点刺舌"。无论热在上焦、中焦或下焦，也无论在气分或营分，总属邪热亢盛。常为邪热亢盛、充斥舌络所致。一般

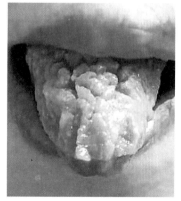

图 3-15　裂纹舌

点刺愈多，其邪热愈甚。点较为轻，刺较为重。舌生点刺兼有舌苔出现，提示实热内结；舌生点刺少苔或无苔者，提示热盛气阴大伤。常见于感染性、发热性疾病的极期，如猩红热，大面积烧伤、烫伤患者，慢性消耗性营养不良等。

（8）痿软舌。舌体软弱，无力屈伸，痿废不灵，称为"痿软舌"。多由气血虚、阴液亏损、筋脉失养所致。故其主病有三：气血俱虚、热灼津伤、阴亏已极。久病舌淡而痿，多是气血俱虚；新病舌干红而痿，是热灼津伤；久病舌绛而痿，是阴亏已极。常见于唾液分泌减少、神经系统疾患、舌肌无力等病症。

（9）强硬舌。舌体板硬强直，运动不灵，以致语言謇涩，称为"强硬舌""舌强"。其成因有二：一是外感热病，热入心包，扰乱心神，高热伤津，使筋脉失养，因而舌体失其灵活与柔和，呈现强硬；二是内伤杂病，肝风挟痰，阻于舌络，或肝阳上亢，风火上攻，筋脉失于濡养，以致舌体强硬失和。因此其主病是热入心包、高热伤津、痰浊内阻、中风或中风先兆。因热盛者，舌质多见深红；因痰浊者，多舌胖而有厚腻苔；属中风者，舌多淡红或青紫。多见于神经系统严重损害，如颅内感染、脑卒中、严重脑部受伤、肝昏迷等。

（10）斜舌。舌体偏于一侧，称为"歪斜舌"。多因风邪中络或风痰阻络所致。病在左，偏向右，病在右，偏向左，主中风或中风先兆。若舌紫红势急者，多为肝风发痉；舌淡红势缓者，多为中风偏枯。常见于脑卒中、舌下神经损伤、面神经炎等病症。舌伸出时偏向一侧，是舌下神经受损的重要特征性表现。

（11）颤动舌。舌体震颤抖动，不能自主，称为"颤动舌"，亦称"颤抖""舌战"。其成因不外虚损和动风两个方面。由于气血两虚，亡阳伤津，使筋脉失于温养和濡润，因而抖颤难安；或为热极津伤而动风，于是颤动不已。久病舌颤，蠕蠕微动，多属气血两虚或阳虚；外感热病见之，则习习煽动者，多属热极生风，或见于酒毒患者。常见于脑卒中、感染性疾病的高热期、甲状腺功能亢进症、动脉硬化症、帕金森病等。

（12）吐舌、弄舌。两者皆因心、脾二经有热所致。吐舌多见于疫毒攻心或正气已绝，往往全舌色紫；弄舌多见于动风先兆，或小儿智力发育不全，或老年性痴呆。

（13）短缩舌。舌体紧缩不能伸长，称为"短缩舌"。无论因虚因实，皆属危重证候。其成因有四：一是寒凝筋脉，则舌多淡白或青紫而湿润；二是痰浊内阻，多舌胖而苔黏腻；三是热盛伤津动风，舌多红绛而干；四是气血俱虚，则舌多淡白胖嫩。常见于急性心肌梗死的休克期、肝性脑病、乙型脑炎深度昏迷的患者。还见于一种先天性舌系带过短，临床无病理意义。

　　3. 舌苔异常

　　（1）苔色异常。

　　①白苔。一般常见于表证、寒证。由于外感邪气尚未传里，舌苔往往无明显变化，仍为正常之薄白苔。在伤寒为太阳病，在温病为卫分证。若舌淡苔白而湿润，常是里寒证或寒湿证。但在特殊情况下，白苔也主热证。如舌上满布白苔，有如白粉堆积，扪之不燥，称为"积粉苔"，或"粉白苔"，是由外感秽浊不正之气，毒热内盛所致，皆因温病化热迅速，内热暴起，津液暴伤，苔尚未转黄而里热已炽，常见于温病或误服温补之药，也见于急性传染病如伤寒、流行性感冒、肺炎以及其他热性传染病的早期阶段。全身器官系统中，以消化系统疾患所见白苔最多，其次为循环、泌尿、生殖、呼吸、造血与内分泌系统的疾病。

　　②黄苔。一般主里证、热证。由于热邪熏灼，所以苔现黄色。淡黄热轻，深黄热重，焦黄为热结。外感病，苔由白转黄，为表邪入里化热的征象，在伤寒为阳明病，在温病为气分证。但是苔薄淡黄也常见于外感风热表证或风寒化热。若舌淡胖嫩，苔黄滑润者，多是阳虚水湿不化。常见于各种感染疾病，如肺炎、脑膜炎、胸膜炎、盆腔炎、阑尾炎等以及胃癌、食管癌、肝癌等恶性肿瘤。

　　③灰黑苔。常由白苔晦暗转化而来，也可与黄苔同时并见。主里证，常见于里热证，也见于寒湿证。苔灰而干，多属热炽伤津，可见外感热病；或为阴虚火旺，常见于内伤杂病。苔灰而润，见于痰饮内停，或为寒湿内阻，常见于疾病的严重阶段，如脓毒败血症、白血病、昏迷等。

　　（2）苔质异常。

　　①薄苔与厚苔。透过舌苔能隐隐见到舌质，属于薄苔；透过舌苔不能见到舌质，属于厚苔。薄苔是正常舌苔，也可见于病证在表、病情轻浅；舌苔增厚，主病邪入里，或病位在里，有痰浊、水湿、食积等。舌苔由薄转厚，提示病邪转盛、入里；由厚逐渐变薄，或厚苔渐除，复生薄白苔，提示病邪消退、正气恢复。若薄苔突然增厚，提示邪气极盛、迅速入里；若厚苔突然消退而无新生薄苔，提示正不胜邪或胃气暴绝。

　　②润苔、滑苔、燥苔与糙苔。舌苔干湿适中，为润苔；舌苔水分过多，伸舌欲滴，扪之湿滑，为滑苔；舌苔水分少、无津干燥甚至裂，为燥苔；舌苔完全无水分，质地粗糙，为糙苔。润苔可见于正常人，或病情轻浅；滑

苔见于阳虚、寒证，或水湿痰饮内停；燥苔见于各种津液大伤之证（如高热、吐泻、大汗等），或痰饮内停致气不化津、津液不能上承（例如湿温中阻）；糙苔乃由燥苔加重而成，见于热盛津伤之重证。

③腻苔与腐苔。腻苔多是湿浊内蕴，阳气被遏所致，因此其主病为湿浊、痰饮、食积、顽痰等。凡苔黄厚腻（见图 3-16、图 3-17），多为痰热、湿热、暑温、湿温、食热积滞，以及湿痰内结、腑气不利等；若苔白滑腻，则为寒湿、寒痰、寒饮、寒食积滞；若厚腻不滑，白如积粉，多为时邪夹湿，自里而发；若白腻不燥，自觉胸闷，多是脾虚湿重；若白厚黏腻，口中发甜，乃脾胃湿热、气聚上泛所致。临床上多见于消化不良、胃炎、胃溃疡等胃肠道疾患和风湿病等。

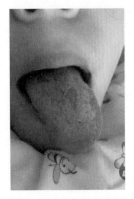 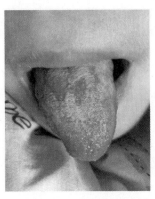 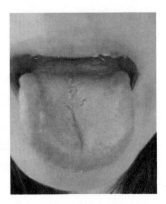

图 3-16　小儿黄腻苔　　　图 3-17　小儿黄腻苔　　　图 3-18　腐苔
　　　　（发热期）　　　　　　　　（热退）

腐苔（见图 3-19）是指苔厚而颗粒粗大疏松，形如豆腐渣堆积舌面，揩之可去。多因体内阳热有余，蒸腾胃中腐浊之气上泛而成，常见于痰浊、食积，且有胃肠郁热之证。临床上多见于危重患者或疾病后期的患者，属预后不良的表现。霉腐是机体免疫功能低下、口腔内的真菌大量繁殖所引起。一般见于久病、重病或机体免疫功能低下的人，比如老人、小儿、放化疗患者；也可因抗生素、肾上腺皮质激素使用不当，以致机体或口腔正常菌群紊乱。

④剥落苔。舌本有苔，忽然全部或部分剥脱，剥处见底，称"剥落苔"。若不规则地大片脱落，边缘厚，苔界清楚，形似地图，称为"地图舌"。剥苔是胃气不足所致，是脾胃虚损的重要标志。剥苔的程度反映了脾胃虚损的程度，即剥苔的面积越大，反映脾胃虚损越严重，常与消化不良、营养缺乏、肠道寄生虫等疾病有关。亦有部分人群为先天性剥落苔，无病理意义。

⑤真苔与假苔。无论苔之厚薄，若紧贴舌面，似从舌里生出者，称为有根苔，又叫真苔；若苔不着实，似浮涂舌上，刮之即去，非如舌上生出者，称为无根苔，又叫假苔。有根苔表示病邪虽盛，但胃气未衰；无根苔表示胃气已衰。辨明舌苔之真假，可判断疾病的轻重与预后好坏。病之后期出现假苔，属胃无生气之逆证；新病出现假苔，提示邪浊渐聚，病情较轻；久病出现假苔，提示胃气匮乏，不能上潮，病情危重。常见于各种疾病危重、极期阶段。

（3）舌下络脉。舌下络脉粗或青紫、绛紫、紫黑或瘀血结节，多属肝郁失疏、瘀血阻络，或为痰热内阻，或为寒凝血瘀，是瘀血证重要的指征之一。常见于肺心病、高血压、冠心病、肝病、门脉高压症、再生障碍性贫血、肿瘤等瘀血性疾病。

（四）关联疾病

1. 舌衄

多由心经热甚、迫血妄行所致，但亦有肺胃热盛、肝火、脾虚不能统摄所致者。所以其主病是心火、胃热、肝火、脾虚或阳浮。相当于各种原因引起的舌出血。抓伤或咬破导致的出血，无病理意义。

2. 舌痈

舌上生痈，色红高起肿大，往往延及下颏亦红肿硬痛，称"舌痈"。一般也是心经火热亢盛所致；若生于舌下者，多为脾肾积热、消津灼液而成。相当于现代医学的舌脓肿。

3. 舌疔

舌上生出豆粒大的紫色血疱，根脚坚硬，伴有剧痛，称"舌疔"。多由心脾火毒引起。

4. 舌疮

舌生疮疡，如粟米大，散在舌四周上下，疼痛，称"舌疮"。若由心经热毒上壅而成，则疮凸于舌面而觉痛；若为下焦阴虚、虚火上浮而成，则疮多凹陷不起，亦不觉痛。相当于现代医学的舌体溃疡。

5. 舌白斑

舌白斑多发于舌面、舌缘，边界清楚，稍高于黏膜表面，为乳白、微黄、灰白色，病损表面粗糙，或伴有颗粒增生。分良性的角化病变和癌前病变。

6. 舌菌

舌生恶肉，初如豆大，渐渐头大蒂小，好像"泛莲""菜花""鸡冠"，表皮红烂，流涎极臭，因其形似蕈，称"舌菌"。伴有剧痛，妨碍饮食。多由心脾郁火、气结火炎而成。溃烂者，多属恶候，相当于现代医学的舌癌。

附录：

表 3-9　淡白舌兼各色舌苔

舌质	相兼舌苔	描述	主病
淡白舌	透明苔	舌色浅淡，苔薄白而透明，淡白湿亮，似苔非苔	脾胃虚寒
	白干苔	舌淡白，苔干而板硬，或苔糙如砂石	脾胃热滞或热结津伤
	黄裂苔	舌淡而满布浅黄色苔，或厚或薄，却有裂纹，津液微干	气虚津少
	黑燥苔	舌淡白而苔灰黑，干燥如刺，刮之即净	阳虚寒甚

表 3-10　淡红舌兼各色舌苔

舌质	相兼舌苔	描述	主病
淡红舌	光莹苔	舌淡红而嫩，光莹无苔，干湿适中	胃肾阴虚或气血两亏
	白滑苔	舌质淡红，边有白滑苔一条，余处光净无苔	邪入半表半里，或病在肝胆，湿浊化燥伤阴，或阴虚而胃停宿垢
	舌边尖有红点，白腻干苔	淡红而边尖有红点，苔白腻而干	风寒外束，热蕴营血；或热盛伤津，而脾胃湿滞
	根白尖黄苔	舌淡红，满布薄白苔，尖部淡黄色	热在上焦，或外感风热在表，或风寒化热，将欲传里
	黄黑苔	舌质淡红，外周为黄糙苔，中心为厚腻之黑褐苔	痰湿郁热，有化燥伤阴之势，或为脾胃湿热蕴结

表 3-11　红绛舌兼各色舌苔

舌质	相兼舌苔	描述	主病
红绛舌	浮垢苔	舌质红而有晦暗之浮垢苔	主正气虚，湿热未净
	白滑苔	舌鲜红而苔白滑润，津液甚多	若舌质苍老，主里热挟湿；若舌质娇嫩浮胖，主阳虚湿盛
	黑（灰）滑苔	舌红而质浮胖，苔灰黑带白，润滑易剥落	因寒极之时，虚阳上越，主虚寒证
	舌色边红，黑润苔	舌边尖鲜红，中心有黑润苔	寒热兼夹的病变。其主病有三：一是里寒外热；二是外感暑热，内停生冷；三是肝胆热而胃肠寒
	舌根红尖黑苔	舌尖满布黑苔，中根部无苔而色红	心热内炽
	红瘦舌黑苔	舌红不润，舌体瘦瘪，上布薄黑苔	主津枯血燥
	薄白苔	舌深红，苔薄白均匀，不滑不燥	素体阴虚火旺，复感风寒之邪；或为表邪未解，热入营血
	黏腻苔	舌绛而上有黏腻透明的一层黏液，似苔非苔	热盛而中焦挟有秽浊之征，或为营热或为阴虚火旺
	黄白苔	舌初起绛色，上有白黄苔	主气营两燔
	黄润苔	舌深红，苔色黄，滑而光亮	病有四：一是阴虚夹湿，阴虚火旺而胃肠积有湿热；二是血热夹湿；三是营热湿重，外感邪热入营，而胃肠湿重于热；四是热邪由气分初入营分
	黄黏腻苔	舌深红，上铺一层黄黏液，颇似鸡子黄	主阴虚营热兼痰饮
	黄瓣苔	舌鲜红，黄苔满布，干涩而厚，分裂成若干小块，裂缝可见红底	主胃肠热结且热已入营分
	类干苔	舌鲜红或深红，满布厚或薄白苔，望之似干，扪之湿润	舌绛而苔厚腻者，主湿热伤津；舌淡红而苔薄者，主气虚挟湿

表 3-12 青紫舌兼各色舌苔

舌质	相兼舌苔	描述	主病
紫舌	白腻苔	舌紫而苔白厚腻	主酒毒内积，或湿热内盛
青紫舌	黄滑苔	舌色紫中带青，苔黄厚润滑	主寒凝血脉，或食滞脾胃
淡紫舌	灰苔	舌淡紫，苔色灰。或边尖淡紫，中铺灰苔；或中心淡紫，边有灰苔	主虚弱病体，热入血分
青舌	黄苔	舌淡白带青，上布淡黄苔	因夏日感受暑热，又恣食生冷，以致中寒吐泻；或因阴盛于内，逼热上浮，而成真寒假热之象，故黄苔不作热论，而是寒湿蕴积，深陷于血分

参考文献

季绍良，成肇智. 中医诊断学［M］. 北京：人民卫生出版社，2002.

（潘艳芳）

八、望颈

主编按语

　　颈是头颅与躯干的桥梁，是心脑舒通的保证。城市交通有瓶颈之患，人体也同样有之。气管切开、气管插管、鼻饲喂食等术法，就是应急之计，无奈之举。

　　颈项是常可直观的无遮盖之处，但也是医者望诊容易忽略之处。颈内有气道和食道入口，有丰富的血管、淋巴、肌肉和骨骼。头部和胸部不少病变特征都会在颈项表现。我们还可请患者旋颈、俯仰、吞咽以配合望诊，因而特设此篇。

（一）医经概说

前人将颈部称为颈项，前为颈，后为项，颈椎称为天柱骨，人迎脉位于颈。

《素问·至真要大论》载："诸痉项强，皆生于湿。"

《伤寒论·辨太阳病脉证并治》载："太阳之为病，脉浮，头项强痛而恶寒。""太阳病，项背强几几。"

《金匮要略·痉湿暍病脉证治》载："病者，身热足寒，颈项强急，恶寒，时头热，面赤、目赤，独头动摇，卒口噤，背反张者，痉病也。"

《景岳全书·痉证》："痉之为病，强直反张病也。其病在筋脉，筋脉拘急，所以反张；其病在血液，血液枯燥，所以筋挛。"

《诸病源候论·瘿候》引《养生方》云"诸山水黑土中，出泉流者，不可久居，常食令人作瘿病"，又载"瘿病由忧恚气结所生"。

《三因极一病证方论·瘿瘤证治》载："坚硬不可移者，名曰石瘿；皮色不变，即名肉瘿；筋脉露结者，名筋瘿；赤脉交络者，名血瘿；随忧愁消长者，名气瘿……五瘿皆不可妄决破，决破则脓血崩溃，多致夭枉。"

《医学入门·瘿瘤篇》载："原因忧恚所致，故又曰瘿气。"

《外科大成》载"项之中属督脉经，项之旁大筋中属足太阳经，大筋之旁耳之后属手少阳经，耳之下属足少阳经，颊下属手太阳经，颊前一寸属手阳明经，挟喉两旁动脉属太阳阳明二经"。

（二）正态常色

1. 肌肉与骨骼

正常人颈部直立，两侧对称，转头时可见胸锁乳突肌突起；男性甲状软骨比较突出，女性甲状软骨平坦不显著。

2. 运动

正常人颈部前屈（低头）、后伸（仰头）范围各为 35°～45°，左侧与右侧范围约 45°，左旋与右旋范围为 60°～80°。

3. 血管

正常人在安静状态下颈动脉搏动不可见，只有在剧烈运动后才可见微弱的颈动脉搏动。正常人去枕平卧时可见颈静脉充盈，坐位或半坐位时颈静脉塌陷。

4. 气管

正常人气管位于颈部中部。患者颈部处于自然直立状态，医者以食指、无名指分别置于两侧胸锁关节上，中指置于气管上。当中指处于食指与无名指中间时，为正常。

5. 甲状腺与淋巴结

正常人甲状腺、颈部淋巴结无肿大，外观不突出。

（三）局部病变

1. 颈斜

颈斜也称歪脖子，望诊见颈斜向一侧。大多是先天性的颈部肌群（主要是胸锁乳突肌）异常。后天的颈斜是由于各种原因引起中枢神经损害，使椎体外系运动障碍。

2. 颈胀

望诊见颈前方自下而上明显发胀，影响呼吸。多见于纵隔肿瘤或胸腺瘤。

3. 颈肌紧张与颈部活动受限

望诊可见患者颈部某个方向或多个方向活动受限、疼痛，可见于颈椎病变、落枕等。

4. 颈静脉充盈、怒张与搏动

患者取坐位或半坐位时，颈静脉不塌陷者属颈静脉充盈；若颈静脉粗大、饱满甚至弯曲者，属颈静脉怒张。颈静脉充盈、怒张与搏动可见于右心衰竭、缩窄性心包炎、心脏瓣膜病变（如三尖瓣关闭不全等）、心包积液、上腔静脉压迫综合征（如肺癌等胸腔肿瘤压迫）、腹腔压力增加（如门静脉高压、腹水等）等情况。

5. 颈动脉搏动增强

望诊可见患者在安静状态下仍有颈动脉明显搏动。可见于主动脉瓣关闭不全、高血压、甲状腺功能亢进、严重贫血等情况。

6. 气管偏移

气管不居中，偏向某一侧（具体检查方法见"正态常色"），可见于大量胸腔积液、气胸、纵隔肿瘤、单侧甲状腺肿大、肺不张、肺硬化、胸膜粘连等情况。

7. 甲状腺肿大

当患者甲状腺 I 度肿大时，望诊不能发现颈前肿大；当患者甲状腺肿大达 II 度或以上时，望诊才可发现颈前肿大；当甲状腺肿大范围超出胸锁乳突肌时，属 III 度肿大。甲状腺肿大与颈部淋巴结肿大的鉴别要点是甲状腺肿物可随患者吞咽动作而向上移动；淋巴结不会随吞咽动作而移动。甲状腺肿大可见于 Graves 病、单纯性甲状腺肿、甲状腺肿瘤、桥本甲状腺炎等。见图 3-19。

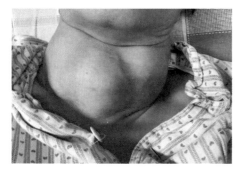

图 3-19　甲状腺肿大

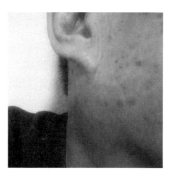

图 3-20　慢性腮腺炎急性发作

8. 腮腺肿大

望诊可见患侧以耳垂为中心的肿胀、肿大，范围可延至颈部。可见于腮腺炎、腮腺肿瘤等。见图 3-20。

（四）关联疾患

1. 瘿

汉代《释名·释疾病》载"瘿者，婴也，在颈婴喉也"。瘿有缠绕之意，由此可知瘿是指颈前喉结两侧肿大的一类疾病，其病变部位与现代医学甲状腺的解剖位置相吻合，因此现代中医将瘿作为甲状腺疾病的总称。现代中医学对本病的认识和分类主要有气瘿（又称"瘿气"）、肉瘿、石瘿、瘿痈。

（1）气瘿。患者颈前肿大，绝大多数患者颈前两侧肿大对称，其结块肿大均匀、质地柔软、触之无痛，可随喜怒消长。气瘿又可分两大类，一类患者仅有颈前肿大，不伴有怕热、多汗、心悸、消瘦、烦躁易怒、失眠、手震等症。现代医学的单纯性甲状腺肿属此范畴。另一类患者除颈前肿大外，还伴有怕热、多汗、消瘦、心悸、手震、失眠、烦躁易怒、眼突、女子月经紊乱等症。现代医学的毒性弥漫性甲状腺肿（又称 Graves 病）属此范畴。

（2）肉瘿。患者颈前肿大，但双侧不对称，部分患者仅见一侧结块，结块肿大不均匀、大小不一、质地柔韧，触之无痛，不随喜怒消长，结块发展缓慢。现代医学的甲状腺良性结节、甲状腺良性肿瘤属此范畴。

（3）石瘿。患者颈前一侧或两侧结块、肿大，大小不均、表面高低不平、质地坚硬如石。现代医学的甲状腺恶性肿瘤属此范畴。

（4）瘿痈。患者颈前单侧或双侧肿大、结块，局部疼痛、皮温升高，甚则化脓溃破，常伴发热、恶寒、头身疼痛等症候。现代医学的急性甲状腺炎和部分亚急性甲状腺炎属此类范畴。

2. 瘰疬

望诊见一侧或双侧颈部肿物，多为淋巴结肿大所致。颌下淋巴结肿大多因口腔内的炎症；胸锁乳突肌上群肿物多为鼻咽癌淋巴转移；中群呈串状者（连珠病）多为淋巴结核；下群连锁骨上窝，左侧肿物多为腹腔或同侧乳腺癌性转移，右侧肿物多为胸腔或同侧乳腺癌性转移。另外，也应注意与淋巴结炎和恶性淋巴瘤区别。

3. 痄腮与发颐

痄腮多发于儿童。望诊可见单侧或双侧以耳垂为中心肿胀，范围可向前、后、下扩大，边界不清，伴发热和局部疼痛。检查口腔可见腮腺管口红肿，但按压腮腺后管口无脓性渗液流出。本病相当于现代医学的流行性腮腺炎等各种腮腺炎。

发颐多发于成人。望诊可见单侧以耳垂为中心肿胀，局部皮色发红、皮温升高、触痛明显（红肿热痛）。按压腮部可见口腔内腮腺管口有脓性渗液流出。本病相当于现代医学的化脓性腮腺炎。

4. 甲状软骨囊肿

甲状软骨囊肿表现为在颈前喉结附近的类圆形肿物，表面光滑，随着伸舌或吞咽活动可上下移动。大多属于先天性。

5. 落枕

落枕即急性颈肌筋膜炎，望诊见颈部活动受限并呈牵痛状。多因睡时感受风寒或过于疲惫，睡姿没调整好，枕头位置不正等导致。

6. 颈椎骨折

望诊见患者双手托住头部，局部虽骨突不明显，但颈部活动受限，局部压痛，有外伤史。

7. 摇头病

摇头病多见于老年人，望诊见不自主地点头（允诺型震颤）和摇头（否定型震颤），是老年性震颤的一种表现。

8. 上腔静脉压迫综合征

望诊可见患者颈部肿胀，颈静脉怒张，伴头面部及上半身瘀血水肿，前胸壁可见扩张的静脉侧支循环。可见于纵隔炎症、右肺部肿瘤、上腔静脉附近淋巴结肿大等情况。

附录：

表 3-13　几种常见甲状腺疾病的鉴别诊断要点

<table>
<tr><th colspan="2">西医病名</th><th>Graves病</th><th>德奎尔万甲状腺炎</th><th>桥本甲状腺炎</th><th>单纯性甲状腺肿</th><th>甲状腺良性肿瘤或良性结节</th><th>甲状腺恶性肿瘤</th></tr>
<tr><td colspan="2">临床症状</td><td>突眼征、高代谢症候群[1]</td><td>颈前疼痛，高代谢症候群程度轻、可自行缓解</td><td>高代谢症候群轻微或缺失，或以甲状腺功能减退为首发表现</td><td colspan="3">个别病例因甲状腺严重肿大而出现相邻组织器官压迫症状</td></tr>
<tr><td rowspan="4">甲状腺检查</td><td>肿大[2]</td><td>有、明显、弥漫性</td><td colspan="2">可有可无，程度不一</td><td>有、明显、弥漫性</td><td colspan="2">单侧或双侧结节，部分病例颈前无明显肿大</td></tr>
<tr><td>质地</td><td>软</td><td>韧</td><td>较硬</td><td>软</td><td>软或韧</td><td>硬</td></tr>
<tr><td>结节</td><td>无</td><td>无</td><td>有</td><td>可有可无</td><td>有、明显</td><td>有、明显</td></tr>
<tr><td>杂音</td><td>有</td><td>无</td><td>无</td><td>无</td><td>无</td><td>无</td></tr>
<tr><td colspan="2">甲状腺激素[3]：T3、T4</td><td>明显升高</td><td>前期升高，绝大部分病例于后期可自行恢复正常</td><td>个别病例于早期可升高，随后降低</td><td>正常</td><td>正常，个别病例可升高</td><td>正常，个别病例可降低</td></tr>
</table>

续上表

西医病名	Graves 病	德奎尔万甲状腺炎	桥本甲状腺炎	单纯性甲状腺肿	甲状腺良性肿瘤或良性结节	甲状腺恶性肿瘤
TSH[④]	明显降低	前期降低，绝大部分病例于后期可自行恢复正常	个别病例于早期可降低，随后升高	正常	正常，个别病例可降低	正常，个别病例可升高
甲状腺自身抗体[⑤]	TRAb 水平明显升高。TPOAb、TGAb 水平可正常，也可升高	阴性	TPOAb 水平明显升高。TGAb 水平可升高、也可正常。TRAb 通常阴性	阴性	通常阴性。当合并存在自身免疫性甲状腺病时有相应表现	
甲状腺彩超	弥漫性肿大，血运丰富，"火海征"	轻中度肿大，回声不均匀，无血流丰富表现	回声减弱、不均匀，有网格状或蜂窝状低回声区，无血流丰富表现	单纯肿大	甲状腺结节，无恶变表现	结节内部微钙化，结节边缘不规则，结节纵横比大于1
甲状腺摄^{131}I率测定	升高	正常。与高代谢症候群不符，即"分离现象"	降低。与高代谢症候群不符，即"分离现象"	正常	正常，个别结节可升高	正常或降低

图表标注：

①高代谢症候群包括怕热、多汗、常有低热、心动过速、心悸、多食易饥、消瘦、疲倦乏力等。

②甲状腺肿大分为三度：不能看出肿大但能触及肿大者，为Ⅰ度；能触及肿大并能看出肿大，但范围不超过胸锁乳突肌者，为Ⅱ度；肿大范围超过胸锁乳突肌外缘者，为Ⅲ度。

③T3：三碘甲状腺原氨酸。T4：甲状腺素。

④ TSH：促甲状腺激素。

⑤ TPOAb：抗甲状腺过氧化物酶抗体。TGAb：抗甲状腺球蛋白抗体。TRAb：促甲状腺激素受体抗体。

参考文献

［1］祁坤. 外科大成［M］. 上海：上海科学技术出版社，1958.

［2］陈言. 三因极一病证方论［M］. 王咪咪，整理. 北京：人民卫生出版社，2007.

［3］巢元方. 诸病源候论［M］. 宋白杨，校注. 北京：中国医药科技出版社，2011.

［4］李梴. 医学入门［M］. 田代华，张晓杰，何永，等整理. 北京：人民卫生出版社，2006.

［5］刘熙. 释名［M］. 北京：中华书局，2016.

［6］李曰庆. 中医外科学［M］. 北京：中国中医药出版社，2002.

［7］田德禄. 中医内科学［M］. 北京：人民卫生出版社，2002.

［8］汪受传，黄建业. 中医儿科学［M］. 北京：中国中医药出版社，2002.

［9］林果为，王吉耀，葛均波. 实用内科学［M］. 15 版. 北京：人民卫生出版社，2017.

［10］欧阳钦. 临床诊断学［M］. 2 版. 北京：人民卫生出版社，2013.

［11］廖二元. 内分泌代谢病学［M］. 3 版. 北京：人民卫生出版社，2012.

［12］中华医学会内分泌学分会，中华医学会外科学分会内分泌学组，中国抗癌协会头颈肿瘤专业委员会，等. 甲状腺结节和分化型甲状腺癌诊治指南［J］. 中华内分泌代谢杂志，2012，28（10）：779-797.

［13］中华医学超声杂志（电子版）编辑委员会浅表器官学组. 甲状腺结节超声诊断规范［J］. 中华医学超声杂志（电子版），2017，14（4）：241-244.

（顾玉潜、何万辉）

第四部分　望躯干

一、望胸胁

主编按语

　　望诊胸胁，医者不用事必要患者袒胸显肋，可先从气色、呼吸、姿态等方面得到提示，发现病变可疑信息时则要细察。望胸胁不但能了解胸腔内器官的疾病，还能得到胸腔以外的信息，如腹部、脊椎等病变以及先天、发育等信息。

　　本篇虽把乳腺病另辟专章，但只要详阅内文，就知望胸者得法，必能得到许多诊察病变的信息。

（一）医经概说

　　《灵枢·邪客》曰："宗气积于胸中，出于喉咙，以贯心脉，而行呼吸焉。"

　　《灵枢·胀论》曰："夫胸腹，藏府之郭也。"

　　《金匮要略》曰："息摇肩者，心中坚；息引胸中上气者，咳；息张口，短气者，肺痿唾沫。"

　　《苍生司命·胁痛证》曰："胸胁者，肝胆之经往来之道路也，故木气受伤，痛在胸中，肝气实盛，痛在两胁。"

　　《望诊遵经》曰："坐而仰者肺实，实则胸盈仰息，坐而伏者肺虚，虚则伏而短气。"

（二）正态常色

　　正常人胸壁无明显静脉可见，肤色正常，无皮疹，无皮下气肿，胸壁无压痛，肋间隙无膨隆，心前区无隆起，心尖搏动位于第 5 肋间隙左锁骨中线内侧 0.5 ～ 1.0 厘米处，搏动范围直径为 2.0 ～ 2.5 厘米。

　　正常胸廓：正常胸廓近似圆锥形，上部窄而下部宽，两侧大致对称；成年人前后径较左右径（横径）短，前后径与横径之比为 1∶1.5，小儿和老年人前后径略小于或等于横径。

（三）局部病变

1. 胸壁静脉

胸壁静脉充盈或曲张，见于上腔静脉或下腔静脉回流受阻建立的侧支循环开放。胸壁静脉血流方向自上而下见于上腔静脉受阻。胸壁静脉的血流方向自下而上，见于下腔静脉受阻。乳房附近静脉曲张可见于哺乳期。

2. 皮下气肿

胸部皮肤肿起，即皮下组织有气体积存，结合以手按压皮下气肿的皮肤，可引起气体在皮下组织内移动，可出现捻发感或握雪感。用听诊器按压皮下气肿部位时，可听到类似捻动头发的声音。多由于肺、气管或胸膜受损后病变所导致，气体自病变部位逸出，积存于皮下。亦偶见于局部产气杆菌感染或气胸穿刺引流时。严重者气体可由胸壁皮下向颈部、腹部或其他部位的皮下蔓延。

3. 肋间隙回缩

望诊见吸气时肋间隙回缩，见于呼吸道阻塞。

4. 肋间隙膨隆或胸壁肿物

望诊见肋间隙膨隆或局部肿物，多见于大量胸腔积液、张力性气胸、严重肺气肿、胸壁肿瘤、脂肪瘤、主动脉瘤、儿童期心脏明显肥大者。

5. 胸部带状疱疹

望诊可见沿胸部肋间神经分布的潮红斑，粟粒至黄豆大小的丘疹，簇状分布而不融合，水疱，疱壁紧张发亮，疱液澄清，外周绕以红晕，各簇水疱群间皮肤正常；一般不超过正中线。水疱干涸、结痂脱落后留有暂时性淡红斑或色素沉着。

6. 心前区隆起

望诊可见胸骨下段与胸骨左缘第 3—5 肋骨及肋间隙局部隆起。见于法洛四联症、肺动脉瓣狭窄、慢性风湿性心脏病伴右心室增大者、有大量渗液的儿童期心包炎。

7. 心尖搏动移位

（1）心尖搏动左下移位，见于左心室增大。

（2）心尖搏动左侧移位，见于右心室增大。

（3）心尖搏动居胸壁右侧，见于先天性右位心。

（4）心尖搏动向上移位，见于大量腹水、肠胀气、腹腔巨大肿瘤、妊娠等。

（5）胸部疾病，肺不张、粘连性胸膜炎时，心尖搏动移向患侧；胸腔积液、气胸时心尖搏动移向健侧。侧卧位时，心尖搏动无移位，提示心包纵隔胸膜粘连可能。

8. 心尖搏动增强

望诊见心尖搏动范围增大，强度增高，频率增快，多见于甲状腺机能亢进症、重症贫血、发热、左心室肥大。

9. 心尖搏动减弱或消失

心尖搏动减弱或消失，见于心包积液、左侧气胸或胸腔积液、肺气肿。

10. 心尖搏动减弱伴心尖搏动弥散

心尖搏动减弱伴心尖搏动弥散，见于心包炎。

11. 负性心尖搏动

望诊可见心脏收缩时心尖搏动反而内陷，与正常情况下心脏收缩时心尖搏动向外凸起相反，见于粘连性心包炎，心包与周围组织有广泛粘连时，也可见于右心室显著肥大者。

12. 心前区搏动

心尖搏动外的其他部位搏动。

（1）胸骨左缘第2肋间隙明显搏动，见于肺动脉高压，轻度搏动见于正常青年人。

（2）胸骨左缘第2、3肋间隙明显收缩期搏动，见于肺动脉高压伴肺动脉扩张。

（3）胸骨左缘第3、4肋间隙收缩期搏动，见于右心室肥大。

（4）胸骨右缘第2肋间隙收缩期搏动，见于主动脉弓动脉瘤或升主动脉瘤。

（5）胸骨上凹陷搏动，见于主动脉弓动脉瘤。

13. 心脏浊音界

心脏浊音界的确定由叩诊和视诊完成，故归于视诊一并论述。

心脏浊音界左下扩大：见于左心室肥大、主动脉病变及主动脉瓣关闭不全（又称主动脉型心脏 / 靴形心）、高血压性心脏病。心脏浊音界向左右两侧扩大：见于显著右心室增大、肺心病、单纯二尖瓣狭窄。

（四）关联疾患

1. 桶状胸

桶状胸指胸廓前后径增大，以致与横径几乎相等，胸廓呈圆筒形。肋骨的倾斜度减小，几乎成水平位。肋间隙增宽、饱满，锁骨上、下窝展平或突出，颈短肩高，腹上角增大呈钝角，胸椎后凸。多见于慢性阻塞性肺疾病及支气管哮喘发作时，也可见于一部分老年人及矮胖体型的人。

2. 扁平胸

扁平胸指胸廓呈扁平样，前后径常为左右径的一半，肋骨的倾斜度增加，肋下缘较低，腹上角呈锐角。颈部细长，锁骨突出，锁骨上、下窝凹陷，见于瘦长体型者，也可见于慢性消耗性疾病如肺结核患者。

3. 佝偻病胸

佝偻病胸指胸骨下部显著前凸，两侧肋骨凹陷，胸廓前后径增大而横径缩小，胸廓上下径较短，形似鸡胸，故而又称鸡胸，为佝偻病所致的胸部病变，多见于儿童。有时肋骨与肋软骨交接处呈串珠状，称为佝偻病串珠。前胸下部膈肌附着处，因肋骨质软，长期受膈肌牵拉可向内凹陷，而下部肋缘则外翻，形成一水平状沟，呈肋膈沟。

4. 漏斗胸

漏斗胸指胸骨下端剑突处内陷，有时连同依附的肋软骨一起内陷而形似漏斗。常见于严重佝偻病、胸骨下部长期受压者及胸骨、肋骨或膈肌的发育异常，也可能由先天基因缺陷所致，也有原因不明者。

5. 胸廓一侧隆起

望诊可见一侧胸廓膨隆，多伴有肋间隙增宽，若同时有呼吸运动受限及气管、心脏向健侧移位者，见于一侧有大量胸腔积液、气胸、液气胸、胸内巨大肿物者。病侧呼吸功能严重障碍者，健侧可呈代偿性肺气肿而隆起。

6. 胸廓一侧凹陷

望诊可见一侧胸廓凹陷，多见于肺不张、肺萎缩、肺纤维化、广泛耐药肺结核、胸膜增厚粘连、肺叶切除术后。此时因健侧代偿性肺气肿而隆起，不对称的两侧胸廓表现更明显。

7. 胸廓局部凸起

望诊可见一个或多个菱形痛性较硬包块，伴疼痛持续数周或数月，多见于肋骨与肋软骨交接处的肋软骨炎。有外伤史，肋骨局部凸起，伴压胸试验时听到骨摩擦音，为肋骨骨折。

8. 驼背畸形

望诊可见胸椎向后凸起，胸廓上下径缩短，肋骨靠拢，胸骨向内牵拉。多见于胸椎结核、强直性脊柱炎、骨质软化症、老年人。

9. 脊椎侧突畸形

望诊可见外凸侧肩高，肋间隙增宽，而对侧肋间隙变窄。见于胸椎疾患、长期姿势不良或发育畸形。

附录：

表 4-1 二尖瓣狭窄、二尖瓣关闭不全、主动脉瓣狭窄、
主动脉瓣关闭不全、心包积液的望诊、叩诊鉴别

病变	望诊	叩诊
二尖瓣狭窄	二尖瓣面容，心尖搏动略向左移，中心性发绀	心浊音界早期稍向左，以后向右扩大，心腰部膨出，梨形心
二尖瓣关闭不全	心尖搏动向左下移位	心浊音界向左下扩大，后期也可向右扩大
主动脉瓣狭窄	心尖搏动向左下移位	心浊音界向左下扩大
主动脉瓣关闭不全	面色较苍白，颈动脉搏动明显，心尖搏动向左下移位且范围较广，可见点头运动及毛细血管搏动征	心浊音界向左下扩大，心腰明显，呈靴形
心包积液	前倾坐位，呼吸困难，颈静脉怒张，心尖搏动减弱或消失	心浊音界向两侧扩大，并可随体位改变而变化，相对浊音界几乎一致

参考文献

［1］朱文峰. 中医诊断学［M］. 北京：中国中医药出版社，2007.

［2］欧阳兵，王明三，张成博. 中医诊法学［M］. 北京：中国医药科技出版社，2002.

［3］万学红，卢雪峰．诊断学［M］．北京：人民卫生出版社，2014.

（林浣妹）

二、望乳腺

主编按语

　　乳腺疾病因其特殊性和高发病率，使得较有规模的综合性医院和中医院为其设立乳腺专科。因而，本书的编排也从望胸腹部分分离出此内容。诊察乳腺应选择在月经期后一周左右为宜，这时可以避免雌激素对乳腺结构的影响。

（一）医经概说

　　乳腺是女性重要的第二性别特征，乳腺疾病也是多发和常见疾病。

　　早在殷墟甲骨文中就有关于乳腺病的记载。长沙马王堆三号汉墓出土的《五十二病方》，是我国现存最早的古医书，其书中记载的外科疾病"痈""疽"就包含了乳房部的痈疽。

　　《黄帝内经》描述了乳房的经络、生理、病理等。《灵枢》云"足阳明胃经，行贯乳中；足太阴脾经，络胃上膈，布于胸中；足厥阴肝经上膈，布胸胁绕乳头而行；足少阴肾经，上贯肝膈而与乳联；冲任二脉起于胸中，任脉循腹里，上关元至胸中；冲脉挟脐上行，至胸中而散"。此文论述了与乳房有关的脏腑经络有肺、胃、心包、肝、胆、脾、冲、任等，其中关系最密切的是肝、胃两经和冲、任二脉。

　　《医宗金鉴·外科心法要诀·胸乳部》："乳中结核梅李形，按之不移色不红，时时隐痛劳岩渐，证由肝脾郁结成。"

　　《外科启玄·乳痈》："如妇人年五十以外，气血衰败，常时郁闷，乳中结核，天阴作痛，名曰乳核。"

　　《妇科经论》："妇人以冲任为本，若失于将理，冲任不和，阳明经热，或风邪所客，则气壅不散，结聚乳间，或硬或肿，疼痛有核，皮肤焮肿，寒热往来，谓之乳痈。"

（二）正态常色

　　双乳对称，乳头凸出。女性在青春发育期后，乳腺丰隆，乳头明显凸出，基本不溢液，乳腺皮肤外观平整而有弹性。男性乳腺不发育。

（三）局部病变

1. 乳房不对称

乳房不对称见于先天畸形、胸廓不对称、乳腺发育缺陷或一侧乳腺病变。

2. 乳头溢液

乳头溢液可见于乳腺导管扩张症、乳腺导管乳头状瘤、乳腺导管癌、乳腺癌。偶有溢液可见于正常生理性溢液，妊娠后期或中止哺乳期间，出现溢乳均属正常。

3. 乳头内陷

乳头内陷可见于乳腺管、乳腺平滑肌发育不良，或乳腺手术后瘢痕牵拉等原因。

4. 乳腺炎

乳腺炎中医称乳痈，多见于哺乳期妇女，常于一侧出现，望诊可见局部红肿，甚至全乳肿胀，常伴有发热及同侧腋窝淋巴结肿大。

5. 乳晕湿疹

乳晕湿疹常发于乳晕或乳头，望诊见病损处边界清，糜烂明显，间有鳞屑或薄痂覆盖，浸润时会有皲裂。

6. 乳腺橘皮样改变

望诊可见乳腺皮肤表皮水肿隆起，毛囊及毛囊孔明显下陷，皮肤呈橘皮样，多为浅表淋巴管被癌细胞堵塞后局部皮肤出现淋巴性水肿所致。也可见于炎症。

7. 乳腺肿块

望诊可见患侧乳腺局部不平整甚至有皮皱出现，严重时导致乳头方向不对称。可见于较大的乳腺囊肿、纤维瘤或癌肿。此外，丰乳术后感染或手术不当也可有类似体征。

8. 巨乳症

巨乳症也称乳房肥大症。多由于乳房过度发育或乳房结缔组织病变所致。望诊见乳房巨大并下垂，常见于双侧出现。

（四）关联疾患

1. 乳腺癌

望诊可见患者患侧乳房局部隆起，表现凹凸不平，当肿瘤侵犯乳房悬韧带时呈"酒窝征"；当皮下淋巴管被癌细胞阻塞时呈"橘皮征"；当皮下淋巴管内的癌细胞独自形成转移结节时，在原发灶周围可见分散的多发结节，称为"卫星征"；肿瘤侵犯皮肤时，可呈红色或暗红色样变；肿瘤继续增大时，局部可缺血、溃烂或菜花样改变，称为"菜花征"；当癌细胞播散到皮下淋巴管网时，将导致癌性淋巴管炎，表现为整个乳腺皮肤充血、红肿，称为"炎症性乳腺癌"。见图4-1。

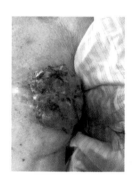

图4-1 乳腺癌（晚期溃烂，中医称"菜花征"）

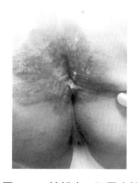

图4-2 帕哲病，肛周病灶

2. 湿疹样癌（帕哲病）

湿疹样癌为表现特殊的乳腺癌，具有特殊临床表现，望诊可见乳晕、乳头糜烂、结痂、渗液、脱屑，酷似湿疹，并可见于乳房以外的大汗腺分布区，如肛周、外生殖器等。见图4-2。

3. 浆细胞性乳腺炎

浆细胞性乳腺炎是一种以乳腺导管扩张、浆细胞浸润为病变基础的慢性非细菌性感染的乳腺化脓性疾病。其特点是多在非哺乳期或非妊娠期发病，常有乳头凹陷或溢液，初起肿块多位于乳晕部，化脓溃破后脓中夹有脂质样物质，易反复发作，形成瘘管，经久难愈，全身炎症反应较轻。

4. 乳房部蜂窝织炎

乳房部蜂窝织炎发生在乳房部肌肤之间，容易出现腐烂坏死的严重化脓性感染，多发生于哺乳期妇女。其特点是病变范围较乳痈大，局部焮红漫肿疼痛，很快皮肉腐烂，症情较重。

5. 乳房结核

乳房结核起病缓慢，初起乳房内有一个或数个结块如梅李的肿块，其边界不清，皮肉相连，日久破溃，脓液清稀且夹杂有败絮样物。活动期血液红细胞沉降率加快。结核菌素试验呈阳性，脓液涂片可找到结核杆菌。

6. 男性乳腺发育

望诊见男性乳房呈女性化。与体内雌激素水平增高有关。也可见于部分肝硬化患者或长期服用某些扰乱性激素水平药物的患者。注意应与男性肥胖区别。

7. 女性乳腺发育不良

望诊见胸部较扁平。与缺乏体育锻炼、遗传因素、青春期内分泌紊乱、营养不良有关。与女青年刻意束胸或穿过紧乳罩也有关系。

8. 女性性早熟的乳腺发育

性早熟是指女孩在 8 岁、男孩在 9 岁以前呈现第二性征。顺序与正常青春期发育顺序相似。可见乳房发育，出现结节或伴有疼痛，乳头乳晕变大着色，阴毛、腋毛出现。

附录：

关于性早熟的标准：根据女孩出现第二性征的年龄、临床表现、实验室的生殖激素检测及影像学检查，可判断是否为中枢性早熟，并进行相关的病因诊断，见图 4–3。

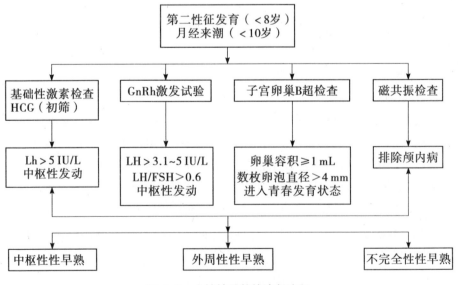

图 4–3 女性性早熟的诊断流程

参考文献

［1］唐汉钧，陈红风. 中医乳房病临床手册［M］. 上海：上海中医药大学出版社，2004.

［2］万德森. 临床肿瘤学［M］. 4版. 北京：科学出版社，2014.

［3］李曰庆. 中医外科学［M］. 北京：中国中医药出版社，2002.

［4］中华预防医学会妇女保健分会青春期学组. 女性性早熟的诊治共识［J］. 中国妇幼健康研究，2018，29（2）：135-138.

（陈翠萍）

三、望腹

> **主编按语**
>
> 腹壁不厚，没有肋架撑起。所以不管是急腹症还是慢性腹部病变，只要认真观察，就会发现许多特殊表现。对初入门者而言，望诊腹部还有几点提要：一是男女腹腔脏器有别；二是不要满足于坐位或立位望诊，还应平卧望腹，而且应取屈膝仰卧位；三是可结合按诊和叩诊进行中西医结合诊检。

（一）医经概说

《灵枢·胀论》："脏腑之在胸胁腹里之内也，若匣匮之藏禁器也，各有次舍，异名而同处，一域之中，其气各异，愿闻其故。"

《灵枢·水胀》"鼓胀何如？岐伯曰：腹胀身皆大，大与肤胀等也，色苍黄，腹筋起，此其候也"，指出腹胀的临床表现。

《灵枢·水胀》"肠蕈何如？……其始生也，大如鸡卵，稍以益大，至其成，如怀子之状，久者离岁，按之则坚，推之则移，月事以时下，此其候也"。

《素问·脏气法时论》："肝病者，两胁下痛引少腹，令人善怒。"

《金匮要略》："心胸中大寒痛，呕不能饮食，腹中寒，上冲皮起，出见有头足，上下痛而不可触近，大建中汤主之。""水在心，心下坚筑，短气，恶水，不欲饮。""皮水，其脉亦浮，外证胕肿，按之没指，不恶风，其腹如鼓，不渴，当发其汗。""趺阳脉当伏，今反紧，本自有寒，疝瘕，腹中痛，医反下之，下之即胸满，短气""病水，腹大，小便不利，其脉沉绝者，有水，可下之。""肝水者，其腹大，不能自转侧，胁下腹痛，时时津液微生，小便续通。""脾水者，其腹大，四肢苦重，津液不生，但苦少气，小便难。""肾水者，其腹大，脐肿，腰痛，不得溺，阴下湿如牛鼻上汗，其足逆冷，面反瘦。""气分，心下坚大如盘，边如旋杯，水饮所做，桂枝去芍药加麻黄附子细辛汤主之。""心下坚，大如盘，边如旋盘，水饮所作，枳术汤主之。""额上黑，微汗出，手足中热，薄暮即发，膀胱急，小便自利，名曰女劳疸；腹如水状，不治。""黄家，日晡所发热，而反恶寒，此为女劳得之；膀胱急，少腹满，身尽黄，额上黑，足下热，因作黑疸，其腹胀如水状，大便必黑，时溏，此女劳之病，非水也；腹胀者，难治，硝石矾石散主之。""肠痈之为病，其身甲错，腹皮急，按之濡如肿状，腹无积聚，身无热，脉数，此为肠内有痈脓，薏苡附子败酱散主之。""肠痈者，少腹肿痞，按之即痛如淋，小便自调，时时发热，自汗出，复恶寒，其脉迟紧者，脓未成，可下之，当有血；脉洪数者，脓已成，不可下也；大黄牡丹汤主之。""阴狐疝气者，偏有大小，时时上下，蜘蛛散主之。""妇人少腹满如敦状，小便微难而不渴，生后者，此为水与血俱结在血室也，大黄甘遂汤主之。"该书对腹部多种病证均有详细的望诊论述，并奠定了诊疗腹部疾病的中医理论基础。

《医宗必读·水肿胀满》："鼓胀者，中空无物，腹皮绷急，多属于气也。蛊胀者，中实有物，腹形充大，非虫即血也。"这里指出腹胀、蛊胀的不同病机和临床表现。

《景岳全书·气分诸胀论治》"单腹胀者名为鼓胀，以外虽坚满而中空无物，其像如鼓，故名鼓胀。又或以血气结聚，不可解散，其毒如蛊，亦名蛊胀，且肢体无恙，胀惟在腹，故又名单腹胀，此实脾胃病也"，指出腹胀的分类。

《望诊遵经·脐府望法提纲》："望之之法，诸书谓脐大者多寿，脐小者多夭，以脐中为神阙，相体之本也，妇人脐深者子多，脐浅者子少，以脐内为子宫，冲任之属也。人病脐肿反出者，死，以仓廪之本既竭，饮食之精不输也。水病脐肿突出者死，以决渎之令不行，州都之气不化也，积聚肿胀，脐不凸者可治，脐凸者不可治。微则在于脏腑血脉之间，甚则舍于脏腑血脉之外也。怀孕三四月，脐便平满者，女胎也，怀孕八九月，脐方平满者，男胎也，女胎背母而怀，男胎面母而怀。小儿多啼而脐凸者，气逆于内也，小儿撮口而脐黑者，气绝于中也。怀孕之外证，脐色当红黑，脐风之死候。脐府当青硬，此谓诚于中，形于外，知微之显也。脓从脐出，疮绕脐生，肠痈之候也，任脉循脐而上，冲脉侠脐而行，又察脐之所宜知者，若合病症而观之。"

《望诊遵经·诊腹望法提纲》："尝观铜人内景诸图，脐在腹中，胃居脐上，肠居脐下，其中行直行者，任脉也，次于任脉者，足少阴，次于少阴者，足阳明，阳明之旁，足厥阴也，厥阴之旁，足太阴也，若少阳则行于侧，太阳则行于背矣。然其分属脏腑者，又与脉行异，如胸膈之上，心肺之部也，胁肋之间，肝胆之部也，脐上属胃，脐下属肠，大腹属太阴，脐腹属少阴，少腹属厥阴，冲任在于中央，肾部主乎季胁，以及左胁属肝，右属脾，皆诊家所宜究心者，由是而观，则上下左右不同，前后中外亦异，按其经络，分其部位，而病症之殊，治疗之辨，亦有确可凭者。"

（二）正常态色

正常人腹部无明显静脉可见，肤色正常，无皮疹，无皮下气肿。正常人仰卧时，腹部外形对称，前腹壁大致与自胸骨下端到耻骨联合的连线相平，称为腹部平坦。前腹壁稍内凹或低于此线者，称为腹部低平，常见于消瘦者。前腹壁圆凸或稍高于此线者，称为腹部饱满，常见于小儿、妊娠及肥胖者。

（三）局部病变

1. 腹部膨隆

仰卧时，腹部明显凸起，前腹壁明显高于胸骨下端至耻骨联合连线，称为腹部膨隆。除了由于过于肥胖和妇女怀孕等生理因素造成外，最常见的原因多为腹腔内有大量积水、积气以及肿物。这种膨隆可为整个腹部膨隆，也可仅腹部的局部膨隆。

（1）全腹膨隆。望诊可见腹部膨隆，严重者呈球形。又可分为如下情况。

①腹内积气：望诊可见全腹膨隆，腹部呈球形，两侧腰部膨出不明显，变换体位其形状无明显改变。积气在肠道内者，常见于各种原因所致的肠梗阻、肠麻痹。积气在肠道外者见于胃肠穿孔或治疗性人工气腹。

②腹腔积液：望诊可见仰卧位时腹部两侧膨隆，腹部外形呈宽而扁状，称为蛙腹，坐位时下腹部明显膨出。常见于肝硬化失代偿期门静脉高压症、右心衰竭、缩窄性心包炎、肾病综合征、结核性腹膜炎、腹膜转移癌等。

③尖腹：望诊可见腹肌紧张至脐部较突出，腹形常呈尖突状，见于结核性腹膜炎。

④腹腔巨大肿块：腹部球形膨隆而以囊肿部位较明显，见于巨大卵巢

囊肿。

（2）局部膨隆。局部膨隆常因炎性包块、胃肠胀气、脏器肿大、腹壁肿瘤和疝等导致。

①左上腹部膨隆：见于脾肿大、巨结肠、结肠脾曲肿瘤。

②上腹部膨隆：见于肝左叶肿大、胃扩张、胃癌、胰腺囊肿或肿瘤。

③右上腹部膨隆：见于肝肿大（瘀血、脓肿、肿瘤）、胆囊肿大及结肠肝曲肿瘤。

④腰部膨隆：见于患者大量肾盂积水或积液、多囊肾、巨大肾上腺瘤。

⑤中腹部膨隆：见于腹部炎性包块（如结核性腹膜炎引起的肠粘连）、脐疝。

⑥左下腹部膨隆：见于降结肠肿瘤、干结粪块（灌肠后消失）。

⑦下腹部膨隆：见于妊娠、子宫肌瘤所致子宫增大、卵巢囊肿、尿潴留。

⑧右下腹部膨隆：阑尾炎脓肿、回盲部结核或肿瘤、克罗恩病。

⑨局部膨隆呈长形：见于有肠梗阻、肠扭转、肠套叠和巨结肠症等所致的肠道病变。

⑩局部膨隆呈圆形：常见于炎性包块（有压痛且边缘不规则）、囊肿或肿瘤。

⑪膨隆伴搏动：见于动脉瘤，也可能由压在动脉上的肿大脏器或肿块传导其搏动。

⑫膨隆随呼吸移动：见于膈下脏器或其肿块。

⑬膨隆随体位改变而移位：见于卵巢囊肿等带蒂的肿块、游走肿大的脾或肾、肠系膜或大网膜上的肿块。

⑭腹股沟、脐手术疤痕等部位的疝（腹膜后肿块）：膨隆不随体位改变而移位，腹压增加时出现局部膨隆，卧位或腹压减低后消失。

腹部局部膨出可由腹腔中的肿物和腹壁上的肿物引起。区别的办法是让患者坐起来时，如肿物变小或消失，多半是由腹腔内肿物引起来的；如果坐起来肿物更明显可见，则多数情况是由腹壁上的肿物引起的。

2. 腹部凹陷

望诊可见前腹壁明显低于胸骨下端至耻骨联合的连线。分为全腹部凹陷和局部凹陷。

（1）全腹凹陷：常见于严重脱水、明显消瘦、恶病质、弥漫性腹膜炎早期腹肌痉挛性收缩。膈疝是腹腔内脏器进入胸腔；全腹凹陷在深呼吸时出现，见于上呼吸道梗阻、膈肌麻痹。

舟状腹：前腹壁几乎贴近脊柱，肋弓、髂嵴和耻骨联合尤为显露，全腹呈舟状，见于长期营养不良、恶性肿瘤、结核、糖尿病、顽固性心衰、神经性厌食、垂体前叶功能减退、甲状腺功能亢进等慢性消耗性疾病晚期，是全腹凹陷的重度表现。

（2）局部凹陷。不多见，可由腹壁瘢痕收缩引起。

（四）关联疾患

1. 腹壁静脉曲张

望诊可见腹壁静脉呈现扩张、迂曲状态。

（1）腹壁曲张静脉自脐中心向周围扩张，可见于门静脉高压所致循环障碍而有侧支循环形成时。

（2）上腔静脉阻塞。上腹壁（或胸壁）曲张的浅静脉血流方向向下，并伴有颈静脉怒张，颜面及上肢水肿。

（3）下腔静脉阻塞。曲张的浅静脉多分布在腹部两侧，有时在股外侧及臀部，脐以下腹壁浅静脉血流方向向上。

2. 腹部皮肤改变

（1）充血性或出血性皮疹。充血性或出血性皮疹见于发疹性高热疾病、某些传染病（如伤寒引发的皮疹呈红色叫玫瑰疹，常常仅出现在腹壁的皮肤之上）及药物过敏等。

（2）带状疱疹。望诊可见局限在一侧肋间、腹部或腰部且沿脊神经分布的潮红斑，粟粒至黄豆大小的丘疹，簇状分布而不融合，水疱，疱壁紧张发亮，疱液澄清，外周绕以红晕，各簇水疱群间皮肤正常，一般不超过正中线。水疱干涸、结痂脱落后留有暂时性淡红斑或色素沉着。

（3）白纹。望诊可见下腹部和髂部皮肤呈银白色，多因孕期腹部膨胀，使腹壁真皮层的结缔组织张力增高而断裂形成，常见于经产妇（又称妊娠纹）、过度肥胖和曾患腹水者。

（4）紫纹。望诊可见下腹部和腿部、肩背部或股外侧皮肤呈紫红色条纹，两头尖、中间宽。见于库欣综合征。

（5）Cullen（卡伦）征。望诊可见脐周皮肤出现青紫或蓝褐色斑，最常见于急性出血坏死性胰腺炎，也可见于腹主动脉瘤破裂出血、十二指肠破裂穿孔、腹腔肿瘤破裂、异位妊娠破裂或脐部子宫内膜异位等疾病。

（6）Grey-Turner征。望诊可见两侧胁腹部，尤其是在左侧或腰部的皮肤出现蓝—绿—棕色的大片不规则瘀斑，见于急性出血坏死性胰腺炎。

3. 脐的状态

（1）脐稍突出。脐稍突出见于少年或腹壁菲薄者。

（2）脐明显突出。脐明显突出见于高度腹胀或大量腹水。

（3）脐疝。脐疝指脐部膨出，多因腹内压显著增加并有脐组织薄弱时，见于大量腹水、经产妇或婴幼儿。

（4）脐深凹。脐深凹见于腹壁脂肪厚者。

（5）脐内陷。脐内陷见于粘连性结核性腹膜炎。

（6）脐内陷伴分泌物。

①脐内陷伴分泌物呈浆液性或脓性，有臭味，见于脐部炎症。

②脐部分泌物呈水样，有尿臊味，是脐尿管未闭的征象。

（7）脐部溃烂。脐部溃烂多见于化脓性或结核性感染。

（8）玛丽约瑟夫结节。脐部溃疡或菜花样肿物伴坚硬而凸出，多见于腹腔内的腺癌转移至脐部形成结节样病变。

4. 疝

腹外疝多见，是腹腔内容物经腹壁、骨盆薄弱点或空隙向体表突出而形成。

（1）股疝。股疝表现为腹股沟韧带中部下方卵圆窝处半球形突起。多见于40岁以上妇女。

（2）腹股沟斜疝。腹股沟斜疝指腹股沟区出现可复性肿块，肿块质软，呈带蒂"梨形"，可达阴囊或大阴唇，站立或负重时出现，平卧休息或用手推送，肿块可回纳腹腔。

（3）嵌顿疝。嵌顿疝指腹股沟区疝气肿块突然增大，紧张发硬，并伴有明显疼痛，推之不能还纳腹腔。如嵌顿的内容物为肠管，可出现机械性肠梗阻征象。

（4）切口疝。切口疝指腹壁手术瘢痕切口处有肿物突出，站立和用力时突出或明显，平卧时缩小或消失。可伴有腹部隐痛、牵拉下坠感、食欲减退、恶心、焦虑等，不完全性肠梗阻是切口疝的常见并发症。

（5）白线疝。白线疝指早期上腹壁中线位置有较小包块，容易误诊为腹壁脂肪瘤，以后随着缺损的逐步变大，腹腔内的大网膜、肠管等也可突出使包块变大，伴有上腹部钝痛、烧灼痛、痉挛性疼痛，腹胀，消化不良，恶心和呕吐等。典型的疼痛是在用力时的上腹痛，常于弯腰和站立时加重，仰卧位时减轻。

5. 胃肠型和蠕动波

当胃肠道发生梗阻时，梗阻近端的胃或肠段饱满而隆起，可显出各自的轮廓，称为胃型或肠型。当伴有该部位的蠕动加强时，可以看到蠕动波。正常人腹部一般看不到蠕动波及胃型和肠型，但腹壁菲薄或松弛的老年人、极度消瘦者或多产妇可看到。

（1）幽门梗阻。幽门梗阻可见较大的蠕动波自左肋缘下向右缓慢推进，为正蠕动波，也可见到自右向左运行的逆蠕动波。

（2）小肠梗阻。小肠梗阻表现为脐部出现蠕动波，若见横行排列呈多层梯形的肠型和较大蠕动波提示小肠梗阻严重。

（3）结肠梗阻。结肠梗阻表现为腹壁周边见宽大肠型，盲肠多胀大呈球形。

6. 上腹部搏动

上腹部搏动可见于正常人较瘦者，明显见于腹主动脉瘤、肝血管瘤、二尖瓣狭窄或三尖瓣关闭不全引起的右心室增大。

附录：

表 4-2　肠痈、胃痛、疝气的鉴别诊断

中医病名	肠痈	胃痛	疝气
病因	脏腑功能失调，饮食不节，寒温不适，情志不畅	忧思恼怒，饮食不节，禀赋不足，寒邪客胃或湿热中阻	常伴有外邪侵袭，或强力负重等诱因
症状、体征	少腹痛，腹皮紧急，按之痛甚，伴见发热、恶寒、自汗，或腿缩难伸	局限于胃脘部疼痛，伴有吐酸、嗳气、嘈杂等，局部无腹皮紧急	腹中攻筑作痛，按引上下，或少腹痛引睾丸，或睾丸肿痛，在局部多可扪及肿大的块物

表 4-3　鼓胀、水肿的鉴别诊断

中医病名	鼓胀	水肿
病因	肝、脾、肾受损，气、血、水互结于腹中	肺、脾、肾功能失调，水湿泛溢肌肤

续上表

中医病名	鼓胀	水肿
症状、体征	腹部胀大为主，晚期方伴肢体浮肿，兼见面色青晦，面颈血痣赤缕，胁下癥积坚硬，腹皮青筋显露	浮肿从眼睑开始，继则延及头面及肢体，或下肢先肿，后及全身，伴见面色㿠白，腰酸倦怠，水肿甚者伴见腹水

表 4-4　气鼓、水鼓、血鼓的鉴别诊断

中医病名	气鼓	水鼓	血鼓
病因	肝郁气滞	阳气不振、水湿内停	肝脾血瘀水停
症状、体征	腹部膨隆，嗳气或矢气则舒，腹部按之空空然，扣之如鼓	腹部胀大膨满，或状如蛙腹，按之如囊裹水，常伴下肢浮肿	脘腹坚满，青筋显露，腹内积块痛如针刺，面颈部赤丝血缕

表 4-5　癥积、瘕聚的鉴别诊断

中医病名	癥积	瘕聚
病性	病在血分，多为脏病，	病在气分，多为腑病
病程、预后	形成时间较长，病情重	病程短，病情轻
症状、体征	腹内结块有形可征，固定不移，痛有定处	腹内结块聚散无常，痛无定处

参考文献

［1］朱文峰. 中医诊断学［M］. 北京：中国中医药出版社，2002.

［2］欧阳兵，王明三，张成博. 中医诊法学［M］. 北京：中国医药科技出版社，2002.

［3］万学红，卢雪峰. 诊断学［M］. 北京：人民卫生出版社，2014.

（林浣妹）

四、望孕期

主编按语

一般而言，中医对治疗妇科疾病的经验丰富，而产检和接生，则多由西医进行。但是，许多妇女在怀孕期间，仍然会向中医求治疾患，或在孕期中出现不少关联疾患时，也求诊中医。由此可见，中医对于妇女怀孕期间的生理改变和出现的病患，应该从望诊中就有所发觉，而不应忽略了对这一特殊阶段的注视。

（一）医经概要

《灵枢·决气》载"两神相搏，合而成形，常先身生，是谓精"，这是古人对人类生命起源的认识。妊娠后，又可通过识脉、望胸、望腹等来识别妊娠的生理状态，如《胎产心法》认为"凡妇人怀孕，其血留气聚，胞宫内实，故尺阴之脉必滑数"。《生生宝录》载"妇人乳头转黑，乳根渐大，则是胎矣"。对于妊娠疾病，各代医家对不同疾病病因及其治疗亦有丰富的认识，如《傅青主女科》认为妊娠恶阻是因为"肝急则火动而逆也……故于平肝补血之中，加以健脾开胃之品……宜用顺肝益气汤"。

《景岳全书·妇人规》论述胎萎不长："妊娠胎气本乎血气，胎不长者，亦惟血气之不足耳。"

《医宗金鉴·妇科心法要诀》对妊娠肿胀详载："头面遍身浮肿，小水短少者，属水气为病，故名曰子肿。自膝至足肿，小水长者，属湿气为病，故名曰子气。"

（二）正态常色

怀孕中期起，头部与肩部后仰，腰部前挺，呼吸深大，乳头、乳晕、腹白线、外阴等处色素沉着，乳房增大，乳头增大并呈黑色，腹部膨隆，部分可见妊娠纹。

（三）局部改变

1. 早孕反应

怀孕后，会出现不同程度的疲乏、嗜睡、畏风，并常于 6～12 周内出现恶心呕吐。

2. 皮肤色素沉着

面颊部可有棕色妊娠斑，乳头、乳晕颜色加深。

3. 腹部隆起

从怀孕第四个月起，从脐下开始有逐渐增大的隆起。

4. 乳房增胀

常于孕期1月起双乳渐胀。

5. 膨胀纹

膨胀纹又称妊娠纹，常见于腹部和大腿（肥胖的男女也可能出现）

（四）关联疾患

1. 妊娠期贫血

妊娠期贫血，主要有缺铁性贫血、巨幼细胞贫血、再生障碍性贫血。

（1）缺铁性贫血。可见皮肤黏膜睑结膜苍白、气短、腹泻、毛发干燥等，因缺铁导致。

（2）巨幼细胞贫血。可见皮肤黏膜苍白、气短、呕吐、腹泻、表情淡漠等，因叶酸或维生素 B_{12} 缺乏所致。

（3）再生障碍性贫血。可见进行性贫血、皮肤出血和反复感染，因骨髓造血干细胞数量减少和质的缺陷引起。

2. 妊娠期水肿

妊娠期水肿可见脚掌、脚踝、小腿、脸部水肿，分为生理性水肿和病理性水肿。生理性水肿多与妊娠子宫增大压迫静脉，静脉回流受阻导致水肿有关，也与孕期血容量增加后组织液增加、血浆渗透压相对较低有关；病理性水肿多与肾脏疾病、心脏疾病、肝脏疾病有关，多伴见相应脏腑功能障碍所致不适。

3. 妊娠剧吐

妊娠剧吐可见频繁呕吐、不能进食、体重减轻、面色苍白、皮肤干燥、尿量减少等，具体发病机制不明，可能与人绒毛膜促性腺激素（HCG）水平升高、雌激素升高、精神紧张焦虑等有关。

4. 妊娠期静脉曲张

妊娠期静脉曲张可见孕妇颈部、会阴部、腿部静脉曲张，多因子宫压迫下腔静脉和盆腔静脉、孕期激素变化及先天静脉瓣膜闭锁不全等导致。

5. 妊娠期下肢肌肉痉挛

妊娠期下肢肌肉痉挛俗称抽筋，可见孕期小腿、脚底、腰部肌肉出现痛性收缩，多与孕期体内缺钙、寒冷刺激、过度劳累、静脉曲张等因素有关。

6. 妊娠期高血压疾病

妊娠期高血压疾病主要包括妊娠期高血压、子痫前期、子痫。妊娠期高血压可见高血压，尿蛋白（−）；子痫前期可见高血压伴蛋白尿 ≥ 0.3 g/24 h，或随机尿蛋白（+），重度时可见孕妇脏器功能不全或胎儿并发症；子痫是子痫前期基础上可见不能用其他原因解释的抽搐，即全身高张阵挛惊厥、有节律的肌肉收缩和紧张。妊娠期高血压疾病发病机制不明，可能与子宫螺旋小动脉重铸障碍、炎症免疫过度激活、遗传因素、胰岛素抵抗等有关。

7. 妊娠期黄疸

妊娠期黄疸可见妊娠期皮肤、黏膜、巩膜黄染，伴见四肢躯干部瘙痒、皮肤抓痕、呕吐、腹泻等，多因妊娠肝炎、妊娠呕吐、妊娠高血压综合征、妊娠急性脂肪肝等导致。

8. 妊娠期肝内胆汁淤积症

妊娠期肝内胆汁淤积症可见黄疸、皮肤抓痕、瘙痒，可能与孕妇高雌激素状态、遗传因素、环境因素引起肝内胆汁淤积有关，从而导致血清总胆汁酸 > 10 μmol/L。

9. 妊娠期糖尿病

妊娠期糖尿病可见多饮、多食、多尿，或无明显临床表现，多因妊娠期孕妇生理变化后，葡萄糖需要量增加、胰岛素抵抗或胰岛素分泌相对不足导致。

10. 妊娠伴甲状腺功能亢进

典型病例可见甲状腺肿大、突眼、心动过速、多汗、食欲亢进等，包括毒性弥漫性甲状腺肿、HCG 相关性甲亢、毒性多结节性甲状腺肿等。

11. 妊娠期甲状腺功能减退

典型病例可见情绪低落、精神困倦、毛发指甲薄脆、皮肤干燥、便秘等，可能与缺碘、激素水平变化、桥本甲状腺炎病史、免疫功能紊乱、甲状腺手术史、^{131}碘治疗史等有关。

12. 围生期心肌病

围生期心肌病可见呼吸困难、咳嗽、咯血、端坐呼吸、水肿等心力衰竭的症状。该病特征是既往无心血管疾病病史的孕妇，出现心肌收缩功能障碍和充血性心力衰竭，病因不明，可能与感染、免疫、肥胖、高血压等因素有关。

13. 羊水量异常

羊水量异常，包括羊水过多、羊水过少。

（1）羊水过多。羊水过多可见数日内腹部明显增大或腹部增大过快、行动不便、表情痛苦、呼吸困难甚至发绀、腹壁皮肤发亮变薄、下肢水肿或静脉曲张等，可能与胎儿畸形、妊娠并发症等有关。

（2）羊水过少。羊水过少多无明显临床表现，检查可见宫高腹围较同期孕周小，部分羊水过少原因不明，多与胎儿畸形、胎盘功能减退、羊膜病变、妊娠期高血压疾病等有关。

14. 流产

流产，分为早期流产、晚期流产。

（1）早期流产。早期流产可见停经后先有阴道流血，后伴有腹痛，最后排出胚胎及其他妊娠物。

（2）晚期流产。晚期流产可见先有腹痛，后出现阴道流血，排出胎儿及胎盘。流产主要与胚胎因素（如染色体异常）、双亲因素（如母体生殖器官异常、全身性疾病、内分泌异常、免疫功能异常等）、环境因素（如接触放射线或化学物质等）有关。

15. 死胎

死胎可见子宫停止增大，无胎动，多见死亡胎儿在3周内自然娩出，3周内未娩出者，可见娩出胎儿时孕妇严重出血。前置胎盘、胎盘早剥、羊膜炎、脐带异常、胎儿严重畸形、胎儿生长受限、妊娠期高血压疾病等原因将导致胎死腹中。

16. 异位妊娠

未发生流产或异位妊娠破裂时临床表现不明显，发生流产或破裂时可见停经后腹痛、阴道流血、晕厥、腹部包块，休克时可见面色苍白、血压下降等。输卵管炎症、输卵管妊娠史、输卵管手术史、输卵管发育不良、辅助生殖技术、避孕失败等将导致异位妊娠。

17. 假性怀孕

假性怀孕可见月经停止、呕吐恶心、自觉胎动、腹部胀大等类似怀孕的症状，但不是真正的怀孕，多由心理因素导致内分泌功能紊乱所致，亦可见于女性红斑狼疮患者。

附录：

表 4-6　不同妊娠周期的腹围

妊娠周期 /w	腹围上下限 /cm	腹围标准 /cm
20	76 ~ 89	82
24	80 ~ 91	85
28	82 ~ 94	87
32	84 ~ 95	89
36	86 ~ 98	92
40	89 ~ 100	94

表 4-7　不同妊娠周期的子宫底高度及子宫长度

妊娠周期	手测子宫底高度	尺测子宫长度 /cm
12 周末	耻骨联合上 2 ~ 3 横指	
16 周末	脐耻之间	
20 周末	脐下 1 横指	18（15.3 ~ 21.4）
24 周末	脐上 1 横指	24（22.0 ~ 25.1）
28 周末	脐上 3 横指	26（22.4 ~ 29.0）
32 周末	脐与剑突之间	29（25.3 ~ 32.0）
36 周末	剑突下 2 横指	32（29.8 ~ 34.5）
40 周末	脐与剑突之间或略高	33（30.0 ~ 35.3）

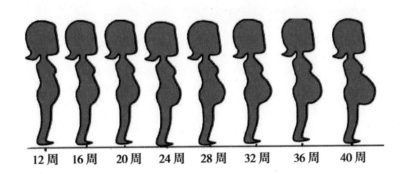

12周　16周　20周　24周　28周　32周　36周　40周

图4-4　不同孕周腹部变化图

参考文献

［1］灵枢经［M］. 田代华，刘更生，整理. 北京：人民卫生出版社，2005.

［2］傅山. 傅青主女科［M］. 欧阳兵，整理. 北京：人民卫生出版社，2006.

［3］张介宾. 景岳全书［M］. 李继明，王大淳，王小平，整理. 北京：人民卫生出版社，2007.

［4］吴谦，等. 医宗金鉴［M］. 郑金生，整理. 北京：人民卫生出版社，2006.

［5］谢幸，苟文丽. 妇产科学［M］. 8版. 北京：人民卫生出版社，2013.

（陈四新）

五、望背臀

> **主编按语**
>
> 　　背、臀是望诊最不易望到的区域，因而最易被忽略。其实，可先从患者的运动变化状态来进行间接观察，必要时应请患者提供协助，并可选择立位、坐位和卧位加以观察，亦可结合触诊、叩诊进一步诊检。总之，现代望诊是不应忽视背后的观察的。

（一）医经概说

《素问·脉要精微论》："夫五脏者，身之强也……背者，胸中之府，背曲肩随，府将坏矣；腰者，肾之府，转摇不能，肾将惫矣……"

《金匮要略·痰饮咳嗽病脉证并治》："夫心下有痰饮，其人背寒冷如掌大。"

《杂病证治准绳·发热》："肺居胸背，肺热则当胸背亦热。"

《景岳全书·腰痛》："腰痛证，旧有五辨：一曰阳虚不足，少阴肾衰；二曰风痹、风寒、湿着腰痛；三曰劳役伤肾；四曰坠堕损伤；五曰寝卧湿地。"

《医碥·背脊强痛》："督脉主脊……心脉与脊里细筋相连贯，故心痛有连背者。脾筋着筋。肾筋脉贯脊，脊髓空则痛。膀胱筋脉，挟脊上项，为风寒湿所袭，则倔强不能屈伸……"

《伤寒贯珠集》："背恶寒者，背为阳，而阴乘之，不能通于外也。"

《望诊遵经》："言乎其形，则肿起者邪气实，陷下者正气虚。背高如龟曰龟背，脊骨如锯曰脊疳。背烂透膜者，形坏岂能治？背平病水者，肺伤不可疗。此形之因病而变者。言乎其荣，则脊强者，病在太阳；反折者，病在督脉。背曲肩随者，胸中之府将坏；项强腰折者，背上之经已伤。颈直背强，称身回侧者，肝实之状；骨枯髓减，腰脊不举者，骨痿之形。呼吸摇肩者，心中坚；转摇不能者，肾将惫矣。诸反张，大人脊容侧手，小儿脊容三指者，不可治。此容之因病而变者。"

望腰背部的异常表现，可以诊察有关脏腑经络的病变。望腰背时应注意观察脊柱及腰背部有无形态异常及活动受限。

（二）正态常色

正常背臀双侧对称，直立时脊柱居中，颈、腰段稍向前弯曲，胸、骶段稍向后弯曲，但无左右侧弯。腰臀部肌肉丰厚有弹性，正常活动度前屈可至 75°~90°，后伸 30°，左右侧弯 20°~35°，一侧旋转度约 30°。

（三）局部病变

1. 水牛背

水牛背指项背部皮下脂肪增多增厚。水牛背、面部多血质、向心性肥胖、皮肤紫纹是皮质醇增多症的临床特征，可见于"库欣病"（垂体瘤引起的 ACTH 依赖型皮质醇增多症）和"类库欣"（外源性糖皮质激素过多引起）。

2. 角弓反张

角弓反张指项背高度强直，使身体仰曲如弓状，多见于癫痫发作及破伤风等病症。

3. 脊柱后凸

脊柱后凸常见病因有佝偻病、脊柱结核病、强直性脊柱炎、脊椎退行性病变、外伤所致脊椎压缩性骨折、脊椎骨软骨炎等。

4. 脊柱前凸

脊柱前凸多由于晚期妊娠、大量腹水、腹腔巨大肿瘤、第五腰椎向前滑脱、水平骶椎（腰骶角大于34°）、患者髋关节结核及先天性髋关节后脱位等所致。

5. 脊柱姿势性侧凸

脊柱姿势性侧凸常见原因有儿童发育期坐、立姿势不良，代偿性侧凸（因一侧下肢明显短于另一侧所致），坐骨神经性侧凸，脊髓灰质炎后遗症等。见图4-5、图4-6。

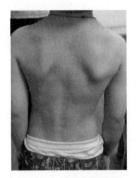 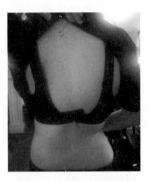

图4-5　儿童脊柱侧弯　　　　图4-6　脊柱姿势性侧凸

6. 脊柱器质性侧凸

脊柱器质性侧凸的病因有先天性脊柱发育不全、肌肉麻痹、营养不良、慢性胸膜肥厚、胸膜粘连及肩部或胸廓的畸形等。

7. 背部毛孔粗大

背部毛孔粗大为体质虚寒、湿气重、水分滞留体内所致。

（四）关联疾患

1. 发背

痈、疽、疮、疖生于脊背部位者，统称为发背，多因火毒凝滞而成。

2. 缠腰火丹

腰部皮肤鲜红成片，有水疱簇生如带状，灼热肿胀者，称"缠腰火丹"，由外感火毒与血热搏结，或湿热浸淫，蕴阻肌肤，不得外泄所致，相当于西医的带状疱疹。

3. 腰部拘急

腰部拘急指腰部疼痛，活动受限，转侧不利。多因寒湿内侵，腰部脉络拘急，或跌仆闪挫，局部气滞血瘀所致。

4. 坐板疮

坐板疮指生于臀部之疮疡，又名风疳，古名痤痱疮。多因久坐板凳，或久坐湿热之地，使暑热湿毒滞凝局部肌肤而成。

5. 脊疳

脊疳指患者极度消瘦，以致脊骨突出似锯。为脏腑精气极度亏损之象，见于慢性重病患者。

6. 骶尾部窦道

骶尾部臀间裂的软组织内一种慢性窦道或囊肿，内藏毛发是其特征。内藏毛发导致局部气血凝滞，蕴蒸化脓，溃破成漏。

7. 褥疮

长期卧床患者肩胛部、肘、脊椎体隆突处、骶尾部、足跟等受压部位持续缺血、缺氧、营养缺乏而致溃烂坏死为褥疮。见图 4-7。

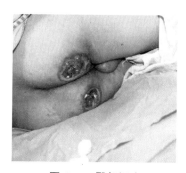

图 4-7　臀部褥疮

8. 股癣

股癣是指发生在体表的一种浅部真菌病，皮损呈圆形，中医文献称之为"圆癣"。股癣一般多发于大腿阴股内侧、臀部、会阴等处。

9. 痔疮

痔疮是人体直肠末端黏膜下、肛管及肛缘皮下静脉丛瘀血曲张，形成的柔软的血管瘤样病变。外痔以肛门疼痛和异物隆起为主要临床表现。

10. 脱肛

脱肛是直肠黏膜、肛管、直肠全层和部分乙状结肠向下移位，脱出肛门外的一种疾病。其特点是以直肠黏膜及直肠反复脱出肛门外伴肛门松弛。相当于西医的直肠脱垂。

11. 外阴 Paget 病

外阴 Paget 病一般无自觉症状，病程缓慢，可迁延多年。多发生于大阴唇和肛周，外阴瘙痒和烧灼感是常见症状，检查发现外阴病灶高出皮肤，局部增厚，有硬结及皮肤表面有脱屑，常有色素减退，类似白斑。

附录：

表4-8　内痔、脱肛的鉴别诊断

中医病名	内痔	脱肛
病因	先天性静脉壁薄弱，兼因饮食不节、过食辛辣醇酒厚味，燥热内生，下迫大肠，以及久坐久蹲、负重远行、便秘努责、妇女生育过多、腹腔癥瘕，致血行不畅，血液瘀积，热与血相搏，则气血纵横，筋脉交错，结滞不散而成	小儿气血未旺，老年人气血衰退、中气不足，或妇女分娩用力耗气、气血亏损，以及慢性泻痢，习惯性便秘，长期咳嗽均易导致气虚下陷、固摄失司，以致肛管直肠向外脱出
症状、体征	内痔脱出时痔核分颗脱出，无环状黏膜皱襞，黯红色或青紫色，容易出血。可伴有肛周潮湿、瘙痒，疼痛，便秘等症状	起病缓慢，无明显全身症状，早期便后有黏膜自肛门脱出，便后能自行还纳，以后渐渐不能自然回复，须手托或平卧方能复位。日久失治，致使直肠各层组织向下移位，直肠或部分乙状结肠脱出，甚至咳嗽，蹲下或行走时也可脱出

参考文献

［1］王业皇. 肛肠科疾病中医治疗全书［M］. 广州：广东科技出版社，2000.

［2］李曰庆. 中医外科学［M］. 北京：中国中医药出版社，2002.

［3］张树生，肖相如. 中华医学望诊大全［M］. 3版. 太原：山西科学技术出版社，2011.

［4］马绍尧，赵尚华. 现代中医皮肤性病诊疗大全［M］. 太原：山西科学技术出版社，1998.

［5］万学红，卢雪峰. 诊断学［M］. 8版. 北京：人民卫生出版社，2014.

［6］朱文峰. 中医诊断学［M］. 北京：中国中医药出版社，2007.

（吴彬）

第五部分　望　四　肢

一、望上肢

主编按语

　　人的双手负担着劳作运动、护卫示意、探索书写等任务，容易劳损受伤，又易被全身疾病所波及，掌色亦可察知血色。当今，仍有不少学者对指甲和掌纹与健康和病变的关系不断探索。此外，中医四诊的切脉，历代中医从人迎、寸口和跌阳三部脉中独取上肢的寸口，由此可见，关注和维护上肢健康的重要性。

（一）医经概说

　　《灵枢·逆顺肥瘦》说"手之三阴，从脏走手；手之三阳，从手走头"，通过手之六经走向，从经络的角度解释了手与脏腑有着密切的联系。

　　《素问·痹论》："风寒湿三气杂至，合而为痹也。其风气胜者为行痹，寒气胜者为痛痹，湿气胜者为着痹也。"

　　《素问·太阴阳明论》："脾病不能为胃行其津液，四肢不得禀水谷气，气日以衰，脉道不利，筋骨肌肉皆无气以生，故不用焉。"

　　《素问·逆调论》："荣气虚则不仁，卫气虚则不用，荣卫俱虚则不仁且不用。"

　　《伤寒论·辨太阳病脉证并治》："太阳病，发汗，遂漏不止，其人恶风，小便难，四肢微急，难以屈伸者，桂枝加附子汤主之。"

　　《金匮要略·水气病脉证并治》："皮水为病，四肢肿，水气在皮肤中，四肢聂聂动者，防己茯苓汤主之。"

　　《诸病源候论·四肢痛无常处候》："四肢痛无常处者，手足肢节皆卒然而痛，不在一处，其痛处不肿，色亦不异，但肉里掣痛，如锥刀所刺，由体虚受于风邪，风邪随气而行，气虚之时，邪气则胜，与正气交争相击，痛随虚而生，故无常处也。"

《寿世保元》："痿者，手足不能举动是也，又名'软风'。下体痿弱，不能趋步及手战摇不能握物，此症属血虚，血虚属阴虚，阴虚生内热，热则筋弛。步履艰难而手足软弱，此乃血气两虚。"

《景岳全书·痉证》："痉之为病，强直反张病也。其病在筋脉，筋脉拘急，所以反张；其病在血液，血液枯燥，所以筋挛。"

《证治准绳·颤振》："颤，摇也；振，动也。筋脉约束不住，而莫能任持，风之象也。"

《杂病源流犀烛·麻木源流》："麻木，风虚病亦兼寒湿痰血病也。麻，非痒非痛，肌肉之内如千万小虫乱行，或遍身淫淫如虫行有声之状，按之不止，搔之愈甚，有如麻之状。木，不痒不痛，自己肌肉如人肌肉，按之不知，掐之不觉，有如木之厚。……气虚是本，风痰是标……"

《医宗金鉴·幼科心法要诀》："惊风八候，谓搐，搦，掣，颤，反，引，窜，视是也。搐谓肘臂伸缩，搦谓十指开合，掣谓肩头相扑，飞颤谓手足动摇。"

（二）正态常色

健康人双上肢外形无窦道、肿块、静脉怒张及萎缩等，活动自如，无功能障碍。

1. 肩关节

双肩同高、同长且对称，双肩呈弧形，无倾斜、畸形。肩关节运动时，前屈可达90°、后伸45°、外展90°、内收45°、外旋30°、内旋80°、上举90°。由于不同个体之间上述活动范围可有差异，临床上可采取以下方法进行粗略检查，以判断肩关节活动是否正常。

（1）肘关节贴在胸前，手能触摸对侧耳朵，说明肩内收正常。

（2）手能从颈后摸到对侧耳朵，说明肩关节前屈、外展、外旋活动正常。

（3）手能从背后摸到或接近对侧肩胛骨下角，说明肩关节内旋、后伸功能正常。

2. 肘关节

肘关节双侧对称，无肿胀、变形，双上肢向前手掌并拢时长度等长，肘关节轻度外翻，形成一个5°～15°的外翻角。

3. 腕关节

腕关节无肿胀、畸形，活动自如，背伸直35°～60°，掌屈50°～60°。

（三）局部病变

1. 上肢抽搐

望之可见患者四肢抽搐或拘挛，项背强直，角弓反张。多由于肝风内动、热入营血、寒凝筋急、气血不足所致，可见于痉病、惊风、痫证、破伤风、狂犬病等疾病。

2. 上肢长度不一

上肢长度不一可见于先天性短肢畸形、骨折重叠、关节脱位等疾病。

3. 单侧上肢肿胀

单侧上肢肿胀可见于腋窝淋巴管堵塞或乳癌根治术后遗症。

4. 肩部肿胀

望之可见患者肩部肿胀、屈伸不利，也可见于肩部筋腱损伤、肩部骨折脱位、急性化脓性肩关节炎、肩锁关节脱位、锁骨骨折等。

5. 肩峰突出

望之可见患者肩峰部异常突出，肩关节弧形轮廓消失，呈"方肩"状，可见于肩关节脱位或三角肌萎缩。

6. 肩部后凸

望之可见肩胛骨向后凸起，双侧后凸又称为"翼状肩胛"，可见于前锯肌麻痹、脊柱侧弯。

7. 肩胛高耸

望之可见两侧肩部一高一低，颈短耸肩，可见于先天性肩胛高耸症、颈部短缩畸形、哮喘征兆。

8. 肩下垂

望之可见肩部突出畸形，侧肩部下垂，上肢远端下垂，如戴肩章状，可见于外伤性肩锁关节脱位、臂丛神经损伤、偏瘫、内脏下垂。

9. 肩部抬高或下斜

肩部抬高或下斜可见于斜方肌瘫痪、锁骨骨折、肩锁关节脱位、先天性肩胛抬起畸形、脊柱侧凸、胸廓畸形、骨盆倾斜、下肢长短不齐或一侧下肢瘫痪等。

10. **肩部肌肉萎缩**

望之可见患者肩部肌肉萎缩明显，常伴肩关节运动受限，可见于在疾病的晚期、肩部骨折长期固定、神经性损伤致神经性肌萎缩、肩关节化脓性炎症、结核、肩关节周围炎、肩部肿瘤等疾病。

11. **肘部肿胀**

望之可见肘部肿胀、饱满明显，可见于肘关节积液、滑膜增生、肘部软组织挫伤。

12. **肘部突出**

望之可见肘部外形异常改变，肘向内侧、外侧或后方突出为主，可见于肱骨内上髁骨折、桡骨小头骨折、尺骨鹰嘴突骨折。

13. **肘外翻**

望之可见肘关节外翻角度增大且超过15°者，可见于佝偻病、因肘部遭受严重外伤而致局部畸形。

14. **肘内翻**

望之可见肘关节外翻角度减少且小于15°者，可见于尺偏型肱骨上髁骨折、因复位不良或骨骺损伤造成生长发育障碍，或见于先天性尺桡骨融合。见图5-1、图5-2。

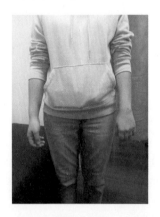 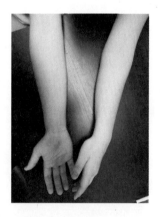

图5-1　先天性尺桡骨融合（站位所见）　图5-2　先天性尺桡骨融合（平放所见）

15. **肘反张**

望之可见肘关节过伸超过10°以上，可见于肱骨下端骨折复位不良、髁干角过小。

16. 靴形肘

靴形肘又称为"靴形畸形"，望之可见肘部肿胀明显，如靴形状，可见于肘关节脱位、伸直型肱骨髁上骨折。

17. 腕下垂

望之可见腕部不能主动伸直，形成腕部下垂畸形，可见于桡神经损伤、前臂伸腕肌腱的外伤性断裂。

18. 腕部肿胀

腕部肿胀可见于腕部骨折、脱位、韧带关节囊撕裂、腕部外伤、腕关节炎、腕关节结核等病变。

19. 腕部隆起

望之可见腕背侧或旁侧孤立局部隆起，有明显的界线，可见于腱鞘囊肿、腕肌腱腱鞘炎、软组织损伤、下尺桡关节半脱位。

20. 皮下结节

皮下结节指患处出现圆形或类圆形突起，直径为 0.2～3.0 厘米不等，表面皮色皮温正常，触之质地坚韧、无压痛，好发于肘关节鹰嘴突附近、手掌屈肌腱鞘等关节隆突或经常受压部位，可见于类风湿性关节炎。

（四）关联疾患

1. 痹证

痹证是由于风、寒、湿、热等外邪侵袭人体，闭阻经络，气血运行不畅所导致的以肢体关节肌肉酸痛、麻木、重着、动转不灵、屈伸不利或关节灼热、肿大等为主症的一类病症。临床上具有渐进性或反复发作的特点。多由于风寒湿邪侵袭、感受热邪、郁久化热、瘀血凝滞、痰浊阻痹所致，相当于风湿性关节炎、风湿热、类风湿性关节炎、骨性关节炎等病。

2. 痿证

痿证是指以肢体筋脉弛缓、软弱无力、日久不能随意运动而致肌肉萎缩、肢体挛缩畸形、肢端皮肤苍白发凉的一种病症。多由于肺热灼津、湿热浸淫、脾胃虚弱、肝肾亏虚所致，相当于末梢神经炎、运动神经元病、周围神经损伤、急性感染性多发性神经根炎、脑瘫、外伤性截瘫等疾病。

3. 中风

中风又称为"卒中"，望之可见突然昏仆、半身不遂、口眼歪斜、言语謇涩或失语、偏身麻木、沉着、手指震颤疼痛。病发初起时望诊见一侧上下肢体无力，是由于气血逆乱，产生风、火、痰、瘀，导致脑脉痹阻或血溢脑脉之外。临床分为中经络、中脏腑两大类型。多由于肝阳暴亢、风痰阻络、痰热腑实、气虚血瘀、阴虚风动、窍闭神匿等所致。相当于脑溢血、脑血栓形成、脑栓塞、蛛网膜下腔出血等脑血管病变所出现的各种症状。

4. 水肿

水肿又称为"水气"，是指体内水液潴留、泛溢肌肤而引起头面、眼睑、四肢、腹背甚至全身浮肿。可分为阳水和阴水，是全身气化功能障碍的一种表现，多由于肺脾肾虚、膀胱气化无权、三焦水道失畅所致。相当于急慢性肾炎、慢性充血性心力衰竭、肝硬化、贫血、内分泌失调以及营养障碍等疾病。

5. 抽搐

抽搐又称为"瘛疭"，筋脉拘急挛缩为瘛，筋脉弛缓而伸者为疭，是为筋脉拘急致四肢不自主的统称。望之可见四肢不自主抽动、颈项强直、口噤不开、角弓反张为主症，严重者可伴有昏迷，多由于热极生风、肝风内动、肝血不足、血虚生风所致。相当于高热惊风、急性颅内感染、高血压脑病、癫痫、妊娠痫证、破伤风、颅内占位性病变、颅脑外伤、癔症等疾病。

6. 惊风

惊风又称为惊厥、惊痫、天吊，是以肢体抽搐、两目上视、意识不清为其特征，是小儿常见的病症之一。可分为急惊风和慢惊风，其治疗需及时、果断，必要时要积极抢救。多由于外感时邪、痰热内蕴、暴受惊恐所致。相当于小儿惊厥、高热、流行性乙型脑炎、流行性脑膜炎、原发性癫痫等。

7. 扭伤

扭伤是指肢体关节或躯体的软组织损伤，如肌肉、肌腱、韧带、血管等扭伤，而无骨折、脱臼、皮肉破损的证候。临床表现为扭伤部位肿胀疼痛，皮肤呈红、青、紫等色。常发于颈、肩、肘、腕、腰、髀、膝、踝等处。多由于外力损伤、经气受阻、气血瘀滞所致。

8. 肩关节周围炎

肩关节周围炎又称为"五十肩""冻结肩""漏肩风""肩痹"，是指肩关节及其周围的肌腱、韧带、腱鞘、滑囊等软组织的急慢性损伤，或退行性变，致局部产生无菌性炎症，从而引起以肩部疼痛和功能障碍为主症的一种疾病。多由于外伤劳损、肝肾亏虚、气血不足、感受风寒湿邪所致。

9. 肱二头肌长头腱滑脱

肱二头肌长头腱滑脱是由于长期反复或突然受到外力的牵拉、扭转、磨损以及肌腱的伸缩运动失调等因素，导致肌腱的位置发生位移，从而引起局部疼痛和功能障碍的一种病症。主要表现为损伤或肌腱滑脱后，局部出现肿胀、疼痛，活动功能受限，上臂无力，呈内旋位，肘关节屈曲。

10. 肱二头肌长、短头腱损伤

肱二头肌长、短头腱损伤是因肩臂急慢性损伤、退变及感受风寒湿邪等，致局部发生炎症、充血、水肿、粘连、增厚等病理改变，引起局部疼痛和功能障碍的一种病症。以肩部疼痛且逐渐加重、局部轻度肿胀，伴活动受限为主要临床表现。

11. 肱骨外上髁炎

肱骨外上髁炎又称为"网球肘"，因急慢性损伤而致的肱骨外上髁周围软组织的无菌性炎症，以肘关节外侧疼痛、旋前功能受限为主要临床表现，重者可反复发作，疼痛为持续性，前臂旋转及握物无力，局部可微呈肿胀。多由于劳累汗出、寒湿侵袭、筋脉损伤、瘀血内停所致。

12. 肱骨内上髁炎

肱骨内上髁炎又称为"学生肘""高尔夫球肘"，由于慢性劳损等原因引起肱骨内上髁部损伤出现局部疼痛，前臂旋前、主动屈腕受限为主要表现的疾病。

13. 尺骨鹰嘴滑囊炎

尺骨鹰嘴滑囊炎又称为"矿工肘"，以尺骨鹰嘴部肿胀疼痛为特点。多因肘部长期反复摩擦或碰撞，损伤尺骨鹰嘴滑囊，使滑囊有渗液而肿胀，肘后部产生疼痛。

14. 桡骨茎突部狭窄性腱鞘炎

桡骨茎突部狭窄性腱鞘炎又称为"弹响指"，是因拇长展肌腱与拇短伸肌腱的腱鞘发炎，肌腱肿胀受压，腱鞘内张力增加，在腱鞘部位即桡骨茎突处产生肿胀疼痛为特点的疾病。望之可见桡骨茎突部疼痛肿胀，拇指无力，伸拇指或外展拇指活动受限，日久可引起大鱼际萎缩，以桡骨茎突部最为多见。多由于劳伤经筋、气血不畅所致。

15. 腱鞘囊肿

腱鞘囊肿又称为"聚筋""筋瘤""筋结"，是指发生于关节囊或腱鞘附近的囊肿，有单房性和多房性之分。望之可见，以腕关节、手指背侧或掌面、足及趾的背面等处出现圆形肿块，突出体表，大小不一，表面光滑，边界清楚，与皮肤无粘连，推之能活动，触之有囊性感或较硬，压之稍有酸痛感。以腕关节多见。多由于劳作伤筋、瘀血内停、外伤经损、气血凝滞所致。

16. 腕关节扭伤

腕关节扭伤是指腕关节因间接暴力而造成的关节周围韧带、肌肉、关节囊等软组织受到过度牵拉而发生的损伤，包括撕裂、出血、肌腱脱位，严重者可合并小片撕脱性骨折。望之可见腕关节疼痛、活动明显受限，局部肿胀、皮下瘀斑明显。

附录：

表 5-1　上肢骨折病名与望诊要点

西医病名	望诊要点
锁骨骨折	患肩变窄，局部饱满、肿胀，移位较大者可见成角畸形，常以健手托住患侧上肢，头偏向患侧，患肩向内、下、前倾斜
肩胛骨骨折	患肩畸形、肿胀不明显，常以健手托住患侧上肢，肩部不能活动，严重者肩部有塌陷，局部肿胀、青紫
肱骨外科颈骨折	患肩肿胀、膨隆，多有血肿或瘀斑，上臂不敢活动，紧靠躯干以固定断端
肱骨干骨折	患侧上臂肿胀，出现短缩、成角畸形，可见肱骨干的异常活动，并有骨擦音，患臂常贴附于胸臂
肱骨髁上骨折	肘部肿胀明显，甚至出现张力性水泡，伸直型骨折多见，常出现靴形畸形，肘窝上方软组织向前突出
肱骨髁间骨折	肘部严重肿胀，肘关节呈半伸直位，局部畸形明显，可见异常活动，并畸形加剧
肱骨外髁骨折	肘关节外侧局部肿胀，肘关节呈半伸直位，关节外形基本正常
肱骨内髁骨折	肘关节内侧局部肿胀，并易合并尺神经损伤

续上表

西医病名	望诊要点
肱骨内上髁骨折	肘关节内侧局部肿胀及皮下瘀斑
尺骨鹰嘴骨折	肘后部肿胀，严重者皮肤发亮，有明显血肿，肘后方凹陷处隆起，肘关节功能丧失，呈半伸直位
桡骨小头骨折	肘外侧肿胀，其中心在肘横纹以下，肘关节屈伸正常或一定受限，前臂旋转功能丧失
桡、尺骨干双骨折	局部肿胀，出现短缩、成角畸形。若多段骨折，肿胀和畸形更明显，前臂旋转功能障碍
桡、尺骨干骨折	桡骨干骨折肿胀在桡侧，尺骨干骨折则在尺侧，前臂畸形不明显，旋转功能障碍
伸直型桡骨下端骨折	腕关节肿胀，桡骨远端有向背侧及桡侧移位畸形，从侧方看如"餐叉"样，从背侧看如枪上刺刀样畸形，手腕功能部分或全部丧失
屈曲型桡骨下端骨折	腕部肿胀，骨折移位及畸形与伸直型桡骨下端骨折相反

参考文献

［1］张树生，肖相如. 中华医学望诊大全［M］. 3 版. 太原：山西科学技术出版社，2014.

［2］邓铁涛. 中医诊断学［M］. 2 版. 上海：上海科学技术出版社，2006.

［3］欧阳钦. 临床诊断学［M］. 2 版. 北京：人民卫生出版社，2010.

［4］罗才贵. 推拿治疗学［M］. 北京：人民卫生出版社，2001.

［5］王启才. 针灸治疗学［M］. 2 版. 北京：中国中医药出版社，2007.

［6］林果为，王吉耀，葛均波. 实用内科学［M］. 15 版. 北京：人民卫生出版社，2017.

（李钊杨）

二、望手指掌

主编按语

　　本书专辟望手指掌部分，是希望大家更多关注指掌给我们提供的信息，尽管可能与望上肢的内容会有少部分重叠，但事实上，本内容也相当丰富。关于掌纹与健康的问题，会有不少人感兴趣，例如岛纹、悉尼纹等，我们期待这方面有更多的科研成果。望指掌既可特意请患者示掌望诊，也可在切诊之时，一并再次观察指掌，同时也可用自己健康的手掌试做比较，尤其是在分辨颜色方面。

（一）医经概说

　　手指掌拥有丰富的末梢神经和毛细血管，通过观察能了解机体产生的变化；根据手指掌上不同的位置、形态和色泽变化，也能反映出人体脏腑、气血的生理和病理。

　　《灵枢·经脉》曰："凡诊络脉，脉色青则寒且痛，赤则有热；胃中寒，手鱼之络多青矣，胃中有热，鱼际络赤；其暴黑者，留久痹也，其有赤有黑有青者，寒热气也；其青短者，少气也。"

　　《四诊抉微》曰"多赤多热，多青多痛，多黑久痹，赤黑青色，多见寒热"，讲述了观察鱼际络脉色泽变化的诊断认识。

　　《望诊遵经·诊手望法提纲》："以形言之，则形盛为有余，形瘦为不足；手之壅肿者为实，手之枯细者为虚；左右偏枯曰偏风；手指堕落曰疠风。手掌肿无纹，曰阴虚气绝；手背肿至腕，曰阳虚气绝。此皆以形言也。以容言之，则强者病气实，痿者形气虚。撒手者阳气外脱；握手者阴邪内伏。手之伸者，病在阳；手之屈者，病在阴。屈不易伸者，伸不易屈者，阴阳交合，阴阳俱病也。屈而不伸，其病在筋；伸而不屈，其病在骨……"

（二）正态常色

　　健康人的手掌红润含蓄，冷热适度，明朗涵神，握掌有力，手指灵活，伸屈自如。

（三）局部病变

1. 餐叉样畸形

侧面观手腕部呈餐叉样，正面观则呈枪刺状畸形。可见于伸直型桡骨远端移位骨折。

2. 平手

平手又称为"猿掌"，望之可见手掌平坦，掌心无凹陷，拇指伸直后与掌面在同一平面上，类似猿手。多由于气滞血瘀、痰湿阻滞所致，常见于正中神经损伤。

3. 爪形手

望之可见患者无名指和小指不能并拢，关节屈曲呈鸟爪状，持物不稳，动作不灵活。多由于寒湿瘀阻、湿热浸淫、气血亏虚所致，可见于尺神经损伤、臂丛神经损伤、进行性肌萎缩、脊柱空洞症及麻风等疾病。

4. 手指挛急

手指挛急又称为"鸡爪风"，望之可见患者手指拘急挛曲，难以伸直，如鸡爪状，然而手腕以上关节肌肉活动正常。常与下肢拘挛并见。多由于气血亏虚、肝肾阴虚、寒湿痹阻、热盛动风、惊风气逆所致，可见于癫痫、婴儿痉挛症等疾病。

5. 手颤

望之可见患者单手或双手手指出现不自主的细微颤动，尤以紧闭双目、双手向前平伸时症状明显，严重者难以完成吃饭、端汤、书写等手部精细动作。多由于痰热生风、血虚动风、气血虚亏所致，可见于急性热病、甲状腺功能亢进、高血压、震颤性麻痹、帕金森氏病、汞中毒、慢性酒精中毒、年迈体弱者等。

6. 撒手

望之可见患者两手撒开，不握不动，手臂不能活动，神昏而不识人。此为中风入脏所致脱证的表现，提示病情危重，预后不良。多由于阳脱、亡阴所致，可见于中毒昏迷患者。

7. 握固

望之可见患者两手紧握成拳，手指不能伸展。其中神志昏迷者，多为中风入脏之闭证；神志清晰者，多为中风病后遗症。多由于肝阳暴亢、阳邪内伏、痰湿闭窍、气厥、血厥所致，常见于中风患者。

8. 撮空、引线、循衣、摸床

（1）撮空。望之可见患者两手向空捉物，且多伴有高热谵语现象。

（2）引线。望之可见患者两手相引，如拈丝线状，且多伴有高热谵语现象。

（3）循衣。望之可见患者手抚衣被，如有所见。

（4）摸床。望之可见患者手常摸床，似欲取物。

凡上述症状多见于重病神志不清或神志昏迷患者的无意识动作，是病情危重的表现，多由于热入心包、热结阳明、肝热动风所致。

9. 杵状指

杵状指又称鼓槌状指，望之可见患者手指指尖增生、肥厚、增宽、增厚，指甲从根部到末端拱形隆起呈杵状，或如鼓槌状，多由于寒痰壅肺、痰热壅肺、肺肾亏虚所致。可见于呼吸系统疾病如支气管扩张、阻塞性肺气肿、肺癌及慢性肺脓肿，某些心血管疾病如发绀型先天性心脏病、亚急性感染性心内膜炎，营养障碍性疾病如肝硬化。

10. 锤状指

望之可见手指末节指间关节屈曲，不能主动背伸，形似小锤状，可见于手指末节伸肌腱断裂。

11. 手指肿胀

望之可见患者手指肿胀，屈伸不便，多由于寒湿痹阻、湿热痹阻、血气瘀滞、水气泛溢所致。

12. 指掌关节变形

望之可见患者手指关节或指掌关节疼痛肿大，变形如梭形，屈伸不便，多由于风湿热痹、血瘀痹阻、肝肾亏虚、痰饮流注所致。可见于类风湿关节炎、骨性关节炎、骨结核、内生软骨瘤、手指侧副韧带损伤等疾病。

13. 指头螺瘪

指头螺瘪又称为"瘪螺"，望之可见患者指头消瘦，指螺皱瘪，多由于胃肠寒湿、胃肠湿热、脾气欲绝所致。

14. 手掌脱皮

手掌脱皮又称为"鹅掌风"，望之可见患者掌心皮肤枯槁燥裂，疼痛，迭起脱屑，而不犯手背，多由于血燥生风、风虫侵淫所致。

15. 手掌皮肤燥裂

望之可见患者手掌皮肤枯燥、皲裂、疼痛，甚者裂口出血，多见于秋冬季节。好发于野外作业的体力劳动者或染色工人。

16. 手掌汗出

手掌汗出多由于营卫不和、气虚不固、阴虚不藏、热迫汗出所致。

17. 指间肌肉萎缩

望之可见患者掌指骨间肌及小鱼际肌萎缩明显，或伴有挛缩、颤动，多由于肝肾亏虚、中气不足、气血两虚、寒湿痹阻等所致。可见于尺神经麻痹、损伤、受压等。

18. 鱼际肌肉萎缩

望之可见患者大、小鱼际肌肉萎缩明显，多由于脾肾阳虚、肝肾阴虚所致。可见于正中神经损伤的肌麻痹、尺神经损伤、腕管综合征、肘管综合征、尺神经炎。

19. 鱼际络脉色赤

鱼际络脉色赤多由于实热、虚热、肝瘀血臌、肝胆湿热所致，可见于急性热病、慢性虚劳及肝胆疾病等。

20. 鱼际络脉青黑

鱼际络脉青黑多由于阴寒内盛、阳气衰微所致。

21. 指头炎

指头炎俗称蛇头缠指，是手指末端的化脓性感染，多因外伤所致，导致指头脓腔、指骨缺血坏死，甚至骨髓炎。痛甚，愈后亦留疤痕。

22. 肝掌

望之可见双手大小鱼际皮肤出现片状充血或红色密集斑点，加压后变苍白，是慢性肝炎、肝硬化、肝癌的标志之一，但也可见于少数健康人。

（四）关联疾患

1. 癫痫

中医称痫病，俗称"羊痫风"，是以猝然昏仆、强直抽搐、醒后如常人为特征且与家族遗传有关的发作性疾病。望之可见突然昏倒，项背强直，四肢抽搐，口吐白沫，醒后如常人；或可见两目瞪视，呼之不应，头部低垂，肢软无力；或可见口、眼、手等局部抽搐，幻视、呕吐、多汗，言语障碍，出现无意识动作等。多由于痰火扰神、风痰闭阻、血瘀阻络、血虚风动、心脾两虚、肝肾阴虚所致。可见于原发性癫痫和继发性癫痫。

2. 贫血

贫血是指外周血液单位容积内红细胞数、血红蛋白量或血细胞比容低于正常状态，一般以血红蛋白量低于正常参考值95%下限作为诊断标准。贫血既是一种综合征，也是疾病中的一个症状。望之可见头晕眼花，心悸气短，疲乏无力，食欲不振，腹胀恶心，皮肤、黏膜苍白，尤以掌色皮肤易见，或伴有舌炎、皮肤干燥、毛发干脱、指甲脆裂或反甲，甚则发热、轻度浮肿、性欲降低。多由于心脾两虚、脾胃虚弱、脾肾阳虚、肾阴亏虚所致。可见于营养不良性贫血、缺铁性贫血、溶血性贫血、再生障碍性贫血等。

3. 腕管综合征

腕管综合征又称为腕管狭窄症、正中神经挤压征，是指由于腕管内组织增生或移位，压力增高，腕管狭窄，使正中神经在腕管内受到压迫所引起的桡侧三个半手指麻木、疼痛等神经症状。初期以患手桡侧三个半手指有感觉异样、麻木、刺痛，后期出现鱼际肌萎缩、麻痹及肌力减弱，拇指外展，对掌无力，握力减弱。多由于急性损伤或慢性劳损，使血瘀经络，或寒湿淫筋、风邪袭肌所致。

4. 震颤麻痹

震颤麻痹又称为帕金森病，是一种常见的中枢神经系统变性的锥体外系疾病，以静止性震颤、肌强直、运动徐缓为三大主症。望之可见震颤以一侧上肢手部开始，呈"搓丸样"，肌肉紧张度增高，被动运动时呈"铅管样强直"或"齿轮样强直"，出现"面具脸"，说话缓慢，吐字含糊不清，严重者可出现吞咽困难，随意运动始动困难，动作缓慢和活动减少，行走时双手无前后摆动，可表现为"慌张步态"，坐时不易起立，卧时不易翻身，可出现"写字过小征"。多由于肝肾亏虚、气血不足、痰浊动风所致。继发性震颤麻痹可见于脑炎、动脉硬化、颅脑损伤、基底节肿瘤、甲状旁腺机能减退或基底节钙化、慢性肝脑变性及化学物质中毒等。

5. 类风湿性关节炎

类风湿性关节炎可侵犯人体多器官，初起者多表现为四肢小关节受累，例如掌指关节、腕关节等。此处重点介绍类风湿性关节炎在上肢远端关节的表现。本病典型患者表现为对称性、多关节炎症，以近端指间关节、掌指关节、腕关节为常见。受累关节表现为梭形肿胀，可伴有晨僵感。随着病程延长，关节炎反复发作，可导致关节肌肉萎缩，从而引起或加重关节畸形。例如，尺侧腕伸肌萎缩，使手腕向桡侧旋转、偏移，手指向尺侧代偿性移位，形成指掌尺侧偏移；近端指间关节严重屈曲，远端指间关节过伸而呈"纽扣花样"畸形；近端指间关节过伸，远端指间关节屈曲畸形，形成"天鹅颈样"畸形等。

6. 雷诺综合征

雷诺综合征又称为肢端动脉痉挛症，由于寒冷、低温作业或情绪变化等刺激引起发作性手指足趾苍白、发紫，然后变为潮红，尤以手指显著的一组综合征，后期可能伴随疼痛或感觉异常，严重者甚至出现肢端溃疡等。多见于青壮年女性，呈家族倾向，高冷地区及冬春季节多见。多由于寒凝血脉、气滞血瘀、脾肾阳虚所致。可见于红斑狼疮、类风湿性关节炎、硬皮病、系统性血管炎、干燥综合征、皮肌炎等各类风湿病。

7. 唐氏综合征

唐氏综合征又称为21-三体综合征、先天愚型，是一种由于染色体异常引起的遗传性疾病，主要表现为先天性智力低下、精神迟钝、特殊面容和生长发育障碍，并伴多发畸形。望之可见特殊面容伴表情呆滞，为眼裂小，眼距宽，眼睛上斜，面部扁平，鼻梁低平，外耳小，常张口伸舌，流涎多，头小而圆，颈部短而宽，双手手指粗短，小指向内弯曲，指骨短，部分甚至减少一节指纹。

附录：

表 5-2　各手指与经络对应

手指	经络	原文
拇指	手太阴肺经	肺手太阴之脉……入寸口，上鱼，循鱼际，出大指之端
食指	手太阴肺经	肺手太阴之脉……其支者，从腕后，直出次指内廉，出其端
	手阳明大肠经	大肠手阳明之脉，起于大指次指之端，循指上廉，出合谷两骨之间……
中指	手厥阴心包经	心主手厥阴心包络之脉……其支者……行两筋之间，入掌中，循中指，出其端

续上表

手指	经络	原文
无名指	手厥阴心包经	心主手厥阴心包络之脉……其支者……别掌中，循小指次指出其端
	手少阳三焦经	三焦手少阳之脉，起于小指次指之端，上出两指之间，循手表腕……
小指	手少阴心经	心手少阴之脉……其直者……抵掌后锐骨之端，入掌内后廉，循小指之内，出其端
	手太阳小肠经	小肠手太阳之脉，起于小指之端，循手外侧上腕……

参考文献

［1］张树生，肖相如. 中华医学望诊大全［M］. 3 版. 太原：山西科学技术出版社，2014.

［2］邓铁涛. 中医诊断学［M］. 2 版. 上海：上海科学技术出版社，2006.

［3］欧阳钦. 临床诊断学［M］. 2 版. 北京：人民卫生出版社，2010.

［4］罗才贵. 推拿治疗学［M］. 北京：人民卫生出版社，2001.

［5］王启才. 针灸治疗学［M］. 2 版. 北京：中国中医药出版社，2007.

［6］林果为，王吉耀，葛均波. 实用内科学［M］. 15 版. 北京：人民卫生出版社，2017.

（李钊杨）

三、望小儿指纹

主编按语

望小儿络脉，即望指纹，实质是指手太阴络脉望诊，因手太阴之脉分支为食指内侧的络脉，所以诊小儿络脉如同诊寸关尺脉；再者小儿脉部短小，诊脉时又常哭闹躁动，以至于影响切脉的准确性；而且小儿皮肤薄嫩，脉络易于暴露，食指络脉更为明显，对三岁以内的小儿，望络脉较切脉更为方便准确，在诊断上有重要的意义。临床上据其络脉的隐露、淡滞、色泽、形态等，可诊察病邪的性质和浅深，判断气血的盛衰，推测疾病的轻重吉凶等预后情况。此亦属由切诊改为望诊。

（一）医经概说

望小儿络脉始见于唐代王超《水镜图诀》，而此法则由《灵枢》诊鱼际络脉法发展而来。《全幼心鉴》提出一岁以前看指纹三关以验其病。而《幼幼集成》则提出"三岁以内小儿看指纹"的说法。

根据小儿络脉的呈现与分布，可分为风、气、命三关：食指第一节部位为风关，即掌指关节横纹向远端至第二节横纹之间；食指第二节部位为气关，即第二节横纹至第三节横纹之间；食指第三节部位为命关，即第三节横纹至末端。

小儿络脉需通过查络脉方法进行观察，具体方法：令抱小儿向光，医生用左手握小儿食指，以右手大拇指用力适中从命关向气关、风关直推，推数次，络脉愈推愈明显，以便进行观察。病重儿童，络脉十分明显，不推即可观察，但推按则另有意义，可诊其气血灵活与凝滞。

（二）正态常色

正常的小儿食指络脉色泽浅红，红黄相兼，隐现于风关之内；大多不浮露，甚至不明显，多是斜形、单枝、粗细适中。但粗细也与气候寒热有关，热则变粗增长，寒则变细缩短。长短也与年龄有关，一岁以内多长，随年龄增长而缩短。

（三）局部病变

小儿络脉透过查三关方式以辨轻重：凡肌表感受外邪，往往由浅入深，首先入络，进一步入客于经，再深入才入客于脏腑。络脉的形色及其出现的部位，恰好随着这种邪气入侵的浅深而变化。络脉显于风关时，是邪气入络，邪浅而病轻；络脉从风关透至气关，其色较深，是邪气入经，主邪深入而病重；若络脉显于命关，是邪气深入脏腑，可能危及生命，因此称为命关。若络脉直达指端，叫作"透关射甲"，病更凶险，预后不佳。对小儿内伤杂病的诊法，也同样是以络脉见于风关为轻，见于气关为重，过于命关则更重，属难治或病危。

（四）关联疾患

1.察浮沉

络脉浮露者，主病在表，多见于外感表证。络脉沉滞者，主病在里，多见于外感和内伤之里证。此外，健康儿童也有偏浮偏沉者。

2. 望深浅

络脉色深浓的病重，色浅淡者病轻。无论络脉何色，推之质淡流畅者，多属虚证；如滞涩不活，推之不流畅者，多属实证。若淡而红者，多属虚寒；紫而滞者，多属实热。若浅淡到不见其形者，为阳气暴脱，由于阳气不达四末所致；若络脉色深而滞者，为邪陷心包的闭证，由于气血郁闭所致。

3. 视色泽

色鲜红者，主外感表证，多属风寒；色紫红者，主内热，多属邪热郁滞；色青紫者，多为风热；色青者，主风、主惊、主各种痛证；色淡红者，为虚、为寒；色白者，主疳证；色黄者，为伤脾；色黑者，为中恶；色深紫或紫黑者，主血络郁闭，为病危之象。

4. 辨形状

络脉日渐增长的，为病进，日渐加重；络脉日渐缩短，为病退，日渐减轻。若络脉缩短在风关以下者，多因气血不充，而致津伤液竭、气阴两衰；络脉延长者，多见阴虚阳浮；络脉增粗者，多属热证、实证；络脉变细者，多属寒证、虚证。络脉单枝、斜形，多属病轻；络脉弯曲、环形、多枝，为病重，多属实证。

附录：

表5-3 《全幼心鉴》13种小儿指纹纹形及主病

指纹纹形	表现	主病
流珠形	纹形一点红色像流珠状见风关	主饮食所伤、内热欲吐、肠鸣有痢、烦躁啼哭
长珠形	纹形圆长像长珠样	主脾伤、饮食积滞、肚腹胀满作痛、寒热不食
环珠形	纹形点大如珠	主脾虚停食、胸膈胀满、烦渴发热
来蛇形	纹形上微大而下尖长的像来蛇之样，大头散出气关	主脾胃湿热、中脘不利、干呕不食、疳邪内作
去蛇形	纹形上尖长而下微大的像去蛇之样，大头朝向气关	主脾虚食积、吐泻烦渴、气短喘息、不思饮食、困重嗜睡
弓向内形	纹形如弓，弯向中指	主感受风邪、哽气出气、惊悸倦怠、四肢寒冷、咳嗽呕涎

续上表

指纹纹形	表现	主病
弓向外形	纹形如弓,弯向拇指	主痰热内盛、心神恍惚、夹惊夹食、风痫痰盛
枪形	纹形如枪形	主风热生痰发搐
鱼骨形	纹形如鱼刺样,脉纹分歧支	主惊疾发热,乃肝盛克脾之证
水字形	纹形如水字,三脉并行	主惊风食积、胸膈烦躁、烦闷少食,或夜啼痰盛、口噤搐搦,此脾胃虚弱,为肝克脾胃
长针形	纹形如针形过命关	主心肝热极生风、惊悸烦闷、困倦不食、痰盛搐搦
透关射指形	纹形直透三关射指,命脉曲里	主惊风痰热,聚于胸膈,乃脾肺亏损、痰邪乘聚
透关射甲形	纹形直透三关射甲,命脉外出指甲	主惊风,肝木亢盛、脾气大败之证

参考文献

［1］张树生,肖相如. 中华医学望诊大全［M］. 3 版. 太原:山西科学技术出版社,2014.

［2］邓铁涛. 中医诊断学［M］. 2 版. 上海:上海科学技术出版社,2006.

［3］欧阳钦. 临床诊断学［M］. 2 版. 北京:人民卫生出版社,2010.

［4］罗才贵. 推拿治疗学［M］. 北京:人民卫生出版社,2001.

［5］王启才. 针灸治疗学［M］. 2 版. 北京:中国中医药出版社,2007.

［6］林果为,王吉耀,葛均波. 实用内科学［M］. 15 版. 北京:人民卫生出版社,2017.

（李钊杨）

四、望下肢

主编按语

下肢远离心脑，却又成双协调地支撑着身体，移动着身体。在此处，神经、血管、淋巴、肌肉、骨骼都各司其职，又各自有所表现。对于中医来说，下肢的经脉循行更是十分丰富。当患者迈步向你走来时，你应留神观察。

（一）医经概说

《灵枢·痈疽》载"（痈）发于胫，名曰兔啮，其状赤至骨，急治之，不治害人也。发于内踝，名曰走缓，其状痈也，色不变，数石其输而止其寒热，不死。发于足上下，名曰四淫，其状大痈，急治之，百日死。发于足傍，名曰厉痈，其状不大，初如小指发，急治之，去其黑者，不消辄益，不治，百日死。发于足指，名曰脱痈，其状赤黑，死不治；不赤黑，不死；不衰，急斩之，不则死矣"。

《外科枢要》载"脱疽谓疔患于足或足趾，重者溃脱，故名之……凡初发而色黑不溃者不治，毒延入腹者不治，色黑不痛者亦不治，色赤作痛自溃者可治。若失解其毒，以致肉死色黑者，急斩去之……色赤作痛者，元气虚而湿毒壅盛也"。又载"臁疮生于两臁，初起赤肿，久而腐溃，或津淫搔痒，破而脓水淋漓。……初起恶寒壮热，焮肿作痛者，属湿热……漫肿作痛，或不肿不痛者，属阴虚……脓水淋漓，体倦食少，内热口干者，属脾虚……午后热，或作痛，头目不清者，属阴火……午后发热，至子时方止，是血虚……内热口干，肢体倦怠，或痰涎上升，或口舌生疮，属脾肾虚热……若患处黑黯，肢体畏寒，饮食少思，属脾肾虚败"。

《景岳全书》载："凡肘膝肿痛，臂胻细小者，名为鹤膝风，以其象鹤膝之形而名之也。或止以两膝肿大，胻腿枯细，不能屈伸，俗又谓之鼓槌风，总不过风寒湿三气流注之为病也。"

（二）正态常色

正常人双下肢长度相等、对称，肌肉壮实，皮肤颜色与温度正常，各个关节活动充分而不受限制，步态正常。正常人足部五趾排列整齐，站立时足弓下方可插入一个手指。下肢各关节正常活动情况如下。

1．髋关节

髋关节是球—臼关节，可做多轴运动。

（1）屈、伸。在膝关节伸位时，髋关节内屈范围约80°；在膝关节屈位时，髋关节内屈范围可达110°。髋关节后伸范围约15°。

（2）展、收。髋关节内收与外展的范围约45°。

（3）内旋、外旋。在直立状态下，髋关节内旋与外旋的总幅度在40°～50°之间。

2．膝关节

正常人双膝及双踝能同时并拢。膝关节活动范围为0°～150°，在被动运动时可再增加5°～10°。

3．踝关节

正常踝关节中立位为足与小腿间呈90°。踝关节背屈为20°～30°，跖屈为40°～50°，内翻与外翻分别约30°，内收与外展分别约25°。

4．跖趾关节

背屈约45°，跖屈为35°～40°。

（三）局部病变

1．下肢的形态异常

（1）肌肉萎缩与肢体瘫痪。

①下肢肌肉萎缩。肢体肌肉消瘦、萎缩，松软无力，多因气血亏虚、经络受阻、肢体失养所致。局限性下肢肌萎缩多见于多发性神经炎。单侧性肌萎缩多见于脊髓灰质炎，双侧性肌萎缩常见于多发性神经炎、外伤性截瘫、横断性脊髓炎及类风湿性关节炎等。

②下肢瘫痪。下肢各种活动障碍。痉挛性瘫痪可见于脑溢血、脑梗塞、脑肿瘤、横断性脊髓炎、脊髓肿瘤等。迟缓瘫痪可见于脊髓灰质炎、慢性多发性神经炎、脊髓结核、脊髓外伤致瘫等。非器质性瘫痪可见于癔病性瘫痪。

下肢肌肉萎缩与肢体瘫痪的相关内容，请与本书中篇第五部分"七、望痿与瘫"内容互参。

（2）膝关节畸形。

①膝内翻：两踝并拢时，双膝分开者，称为膝内翻，又称"O"形腿。

②膝外翻：双膝并拢时，双踝分开者，称为膝外翻，又称"X"形腿。

膝内翻、膝外翻均见于骨发育不良，如佝偻病、软骨发育不全、畸形性骨炎、骨折复位不良等。

③膝反张：膝关节过度伸直。主要见于各类型脑瘫、脊髓损伤、脑卒中后遗症。

④膝关节肿胀：正常人膝关节屈曲时，髌腱两侧出现凹陷，即"内膝眼"与"外膝眼"。如内、外膝眼消失甚至突起，提示膝关节肿胀；如浮髌试验阳性，提示膝关节积液。膝关节红、肿、热、痛、屈曲活动受限，可见于各种原因引起的膝关节炎症，如痛风性关节炎、膝关节结核等，属中医学"痹症—热痹"范畴；膝关节肿大、大腿与小腿肌肉消瘦萎缩，可见于类风湿性关节炎、地方性大骨节病等，属于中医学"鹤膝风"范畴。膝关节漫肿疼痛、皮肤紫暗或有瘀斑，提示膝关节损伤（半月板损伤、十字韧带损伤、胫骨平台骨折等），须注意询问外伤史。

（3）足部畸形。

①扁平足：站立时，足弓下方不能插入一个手指，甚至足弓完全消失、足心着地。

②马蹄足：站立时仅以前足着地，跟腱有挛缩。常因胫前肌瘫痪所致。

③内翻足：站立或行走时，仅以足外侧负重，跟骨及跟腱向内侧偏移。垂足常与内翻足合并存在。

④外翻足：畸形与内翻足刚好相反，以足内侧负重，足内侧纵弓下陷，跟骨及跟腱向外侧偏移。多因胫后肌瘫痪引起。

⑤仰趾足：站立时以足跟负重，有时前足不能着地。足跟与足前部外形比例改变，足跟代偿性增宽变大。常因腓肠肌及比目鱼肌瘫痪引起。

⑥弓形足：足纵弓增高，跖骨头下垂，足底软组织异常缩短。常继发于脊髓灰质炎的肌肉麻痹及脊柱裂患者。

⑦蹈外翻：第一趾在第一跖趾关节处向外侧偏斜移位。正常人第一跖骨和近节趾骨两骨干中线之间的夹角小于 $15°$，当夹角大于 $15°$ 时提示存在蹈外翻。临床上根据外翻角度大小判断蹈外翻严重程度。当蹈外翻角为 $15°\sim30°$ 时，为轻度蹈外翻；$30°\sim40°$ 时，为中度蹈外翻；大于 $40°$ 时，为重度蹈外翻。女性患者多因长时间穿不合适鞋导致，男性患者多因痛风性关节炎导致。

⑧夏科氏足：因足部痛觉缺失引起。表现为足部逐渐肿大、关节不稳定、积液，疼痛轻微甚至缺失，足底可出现无痛性溃疡。早期足部各关节活动无明显受限；晚期各个关节破坏加重，可导致病理性骨折或病理性关节脱位。常见于糖尿病、脊髓空洞症、长期应用糖皮质激素和止痛药等。

⑨肢端肥大症：手足厚大，指趾粗短、手掌和足背厚宽。伴随头部和脸部皮肤增粗增厚，额部多皱折，嘴唇增厚，耳鼻长大；脸部增长，下颌增大，眼眶上峰、前额骨、颧骨、颧骨弓均增大、突出等。本症因生长激素分泌过多所致，常见于垂体瘤。见图5-3、图5-4。

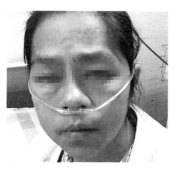

图5-3　女性肢端肥大症（前额隆起、眉弓增宽、鼻唇变大）

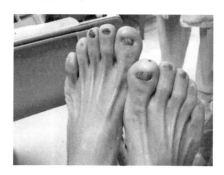

图5-4　肢端肥大症（足趾改变）

此外，足部形态异常还有骨突出、锤状趾、爪形趾、趾甲畸形等，均是导致足部发生溃疡的危险因素，接诊有糖尿病（消渴病）的患者时，需多加注意。

（4）下肢水肿。

①下肢局部病变引起的水肿。

静脉回流障碍：常见于下腔静脉阻塞综合征、下肢静脉病变（包括下肢静脉血栓形成、下肢静脉瓣膜功能不全、下肢静脉曲张、下肢静脉炎症等）。下腔静脉阻塞综合征患者常表现为双下肢对称性水肿，常见于腹腔肿瘤，因肿瘤压迫下腔静脉所致，临证时应结合病史、腹部症状与体征进行判断。下肢静脉病变患者的双下肢水肿常不对称，

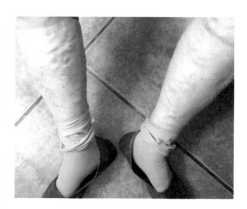

图5-5　下肢静脉曲张

其中下肢深静脉血栓形成患者常表现为单侧下肢突发肿胀、病情进展迅速，伴患肢疼痛、活动受限，常见于长期卧床、股静脉穿刺置管等侵入性操作后；下肢静脉曲张患者可见下肢静脉增多、增粗、曲张。见图5-5。

淋巴回流障碍：可见于下肢淋巴管炎、丝虫病等。下肢淋巴管炎（属于中医学"丹毒"范畴），急性期表现为浅层淋巴管在下肢伤口附近出现一条

或多条红线、局部肿胀而硬，常伴恶寒、发热、乏力等表现；慢性期表现为慢性淋巴水肿，皮肤、皮下组织和筋膜增厚，成永久性肥厚性纤维样变。

②全身性疾病引起的下肢水肿。全身性疾病导致的下肢水肿，包括心源性水肿、肾源性水肿、肝源性水肿、黏液性水肿、药物性水肿等，详细内容请参阅本书其他相关内容。

心源性水肿：因右心衰竭引起。水肿特点是首先下肢凹陷性水肿，随后发展至全身其他部位水肿，伴有颈静脉怒张、肝颈静脉回流征阳性等体循环淤血的相关表现，常见于三尖瓣病变、肺动脉瓣病变、肺源性心脏病等。

肾源性水肿：可见于各种肾脏疾病。水肿特点是首先出现晨起眼睑和颜面水肿，随后发展至全身其他部位水肿，下肢水肿呈凹陷性水肿，常伴有尿检异常（例如血尿、蛋白尿等）、高血压、肾功能不全等。

肝源性水肿：见于失代偿期肝硬化。水肿特点是先出现腹腔积液，大量腹水导致腹腔压力增加、阻碍下腔静脉回流而出现下肢对称性凹陷性水肿。常伴脾肿大、黄疸、肝掌、蜘蛛痣及各种门静脉高压表现。

营养不良性水肿：见于长期慢性消耗性疾病、重度烧伤等患者。水肿特点是凹陷性水肿，先从足部开始，逐渐蔓延至全身其他部位，伴随消瘦、体重下降等。

黏液性水肿：常见于甲状腺功能减退症患者。水肿特点是非凹陷性水肿，好发于下肢胫骨前区域。

药物性水肿：与水钠潴留有关。水肿特点为下肢对称性凹陷性水肿，发病前有相关药物用药史。常见药物包括糖皮质激素、雄激素、雌激素、甘草类制剂、非二氢吡啶类钙离子通道拮抗剂等。

2. 下肢皮肤异常

（1）皮色苍白。可见于虚证、寒证。

①足部皮色苍白与全身皮色黏膜苍白并存，可见于各种贫血。

②足部皮色苍白，全身各处皮肤、黏膜无苍白表现，可见于下肢动脉闭塞（如血栓闭塞性脉管炎、动脉硬化闭塞症等）。当皮色苍白（Pallor）与疼痛（Pain）、脉搏消失（Pulselessness）、感觉异常（Paresthesia）、运动障碍（Paralysis）并见时，统称为"5P"征，是下肢动脉栓塞或血栓形成的重要特征。

（2）皮色红。既可见于实证、热证，也可见于虚证、寒证，临证时需注意结合皮肤温度及全身表现以综合判断病情。

①皮肤红、局部肿胀、皮温升高、伴有疼痛症状，即"红肿热痛"并

存，属实热证，可见于各种炎症，例如局部脓肿、痛风性关节炎等。

②皮色黯红或紫红，皮温降低，属寒证、瘀血内阻，可见于下肢动脉闭塞。

（3）皮色瘀暗。属瘀血内阻，见于病程较长的下肢动脉闭塞，常伴有皮温降低。

此外，诊察足部时还需注意足部皮肤是否存在干燥、皲裂、硬结、水肿、皮疹、胅胝等情况。

（4）部分常见皮肤疾病（更多内容请与本书中篇"望皮肤"内容互参）。

①小腿红绀病。多见于青年女性，好发于小腿下 1/3 和大腿部，小腿踝部尤为多见，下肢皮肤对称紫红色改变，皮温低，寒冷季节加重，表现为毛囊性红斑、毛囊角化或弥漫性脱屑。少数结节可以破溃形成小溃疡。部分病例还可有夜间腿部痉挛史，亦可伴发冻疮、硬红斑样结节皮损。

②跖疣。好发于足跟、跖骨头或跖间受压处，皮损为圆形乳头状角质增生，周围绕以增厚的角质环，表面常有散在小黑点，削去表面角质层，可见疏松角质软芯，有压痛。

③脚癣。汗疱型：初发为多数散在厚型小水疱，破裂后形成环状鳞屑，亦可形成多环状鳞屑，可逐渐扩延成片，皮肤逐渐增厚，自觉瘙痒。

趾间型：好发于第 3、4 趾间或 4、5 趾间，表现为少量鳞屑，自觉奇痒。患者常不自觉地搔抓，有时鳞屑不显著，仅感瘙痒，称为无症状型，但常为带菌者，因搔抓易引起继发细菌感染，局部形成糜烂，湿润有渗液。

鳞屑角化型：表现为足跖、足跟及足侧缘有局限性不整形嗜红色鳞屑性斑片，表面角化明显，粗糙干燥，边界清晰或不清晰。冬季症状较重，易致皲裂。夏季常可出现少数丘疹或小疱。病程慢性，时久皮肤可增厚，趾甲易被累。此型多由红色毛癣菌引起，病情顽固，难以治愈。

湿润糜烂型：此型多继发于趾间型或汗疱型，多由过度搔抓，常继发细菌感染，局部炎性明显，浸渍糜烂，有明显渗出，自觉痒痛，夏季多见。

3. 下肢动态异常

（1）髋关节活动异常。髋关节内旋与外旋受限，常见于髋关节结核、骨性关节炎、化脓性关节炎、类风湿性关节炎、强直性脊柱炎等。髋关节内旋增大而外旋受限，可见于先天性髋脱位。

髋关节内收与外展受限。髋关节内收受限可见于髂胫束挛缩。髋关节外展受限可见于髋内翻、髋关节后脱位、髋关节炎症性疾病。

髋关节屈曲与伸展受限，可见于髋关节挛缩及炎症性疾病。

（2）膝关节活动受限。膝关节炎症性疾病、关节腔积液、半月板损伤、十字韧带损伤、骨折等均可导致膝关节屈曲受限，应结合浮髌试验、髌骨加压研磨试验、抽屉试验等检查手法进行综合判断。

（3）踝关节活动受限，见于关节炎症性疾病（例如痛风性关节炎）、关节损伤（例如踝关节扭伤），以及内翻足畸形、外翻足畸形等。

4. 下肢肢体运动异常

（1）肢体痿废，指肢体肌肉萎缩，筋脉弛缓，痿废不用。多见于痿病，常因津亏虚、湿热浸淫、筋脉失养所致。若一侧上下肢痿废不用者，称为半身不遂，见于中风患者，多因风痰阻闭经络所致；若双下肢废不用者，见于截瘫患者，多由腰脊外伤、瘀血阻络所致。

（2）肢体抽搐，指肢体筋脉挛急与弛张间作，舒缩交替，动作有力。见于惊风，多因肝风内动、筋脉拘急所致。

（3）手足拘急，指手足筋肉挛急不舒，屈伸不利。在足可表现为踝关节后弯，足趾挺直而倾向足心。多因寒邪凝滞、气血亏虚、筋脉失养所致。

（4）手足颤动，指双手或下肢颤抖、振摇不定，不能自主。多由血虚筋脉失养、饮酒过度所致，亦可为动风之兆。

（5）手足蠕动，指手足时时掣动，动作迟缓无力，类似虫之蠕行。多为脾胃气虚、筋脉失养，或阴虚动风所致。

（6）扬手掷足，指热病之中，神志昏迷，手足躁动不宁，是内热亢盛、热扰心神所致。

（7）循衣摸床、撮空理线，指重病神志不清，患者不自主地伸手抚摸衣被、床沿，或伸手向空、手指时分时合。为病重失神之象。

（8）不宁腿综合征，指患者于休息时，出现小腿深部难以忍受的不适，运动、按摩可暂时缓解。其特征是发生于下肢的一种自发的、难以忍受的痛苦感觉，以腓肠肌最常见，偶可发生于大腿或上肢，通常为对称性发病。其不适感可表现为肢体深部撕裂感、蠕动感、刺痛感、烧灼感、疼痛或瘙痒感，症状发生于休息时，活动后可部分或完全缓解。原发性不宁腿综合征属于中枢神经系统疾病，具体病因未完全明确。继发性不宁腿综合征可见于贫血、下肢血管病变、风湿性疾病、肾脏疾病、多发性硬化等。

5. 步态异常

（1）蹒跚步态。走路时左右摇摆如同鸭步，见于佝偻病、大骨节病、进行性肌营养不良、先天性双侧髋关节脱位等。

（2）醉酒步态。行路时身体重心不稳，步态紊乱不准确，不能直线走路，见于小脑病变、酒精中毒或巴比妥类中毒。

（3）共济失调步态。走路不稳，双目向下注视，两脚间距宽。起步时一脚高抬，骤然垂落，闭目时不能保持平衡，暗处走路困难，见于脊髓病变。

（4）慌张步态。头部及肩部向前屈，前臂部分屈曲，由于全身肌张力增高，行走时起步很慢，跨步很小，双足擦地而行，上肢无连带摆动，由于躯干前倾，身体重心前移，结果加快速度而向前冲，以致不能立即停步，故又称慌张步态，可见于各种震颤麻痹综合征。

（5）跨越步态。由于踝部肌腱肌肉弛缓，患足下垂，行走时必须高抬患侧下肢，见于腓总神经麻痹。

（6）剪刀式步态。移步时，下肢内收过度，两腿交叉如剪刀状。这是由于双下肢肌张力增高，尤以伸肌及内收肌张力增加明显，见于脑性瘫痪及截瘫患者。

（7）跛行。

①痛性跛行：因患肢各种病变，导致着地时疼痛加重，望诊并见面容痛苦。见图5-6。

②长短腿跛行：患者已习惯，望诊并见跛行较规律，无痛苦状。

（8）间歇性跛行。患者行走过程中，因下肢突发性酸痛，软弱无力，需小憩后方能继续走动，见于高血压、动脉硬化患者。

（9）帕金森病步态。表现为长期服用左旋多巴出现起步时开步困难的冻结步态。

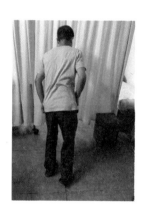

图5-6　痛性跛行

（10）卒中内囊损害后遗步态。表现为病侧上肢呈内收、旋前、屈曲姿势而无正常摆动；下肢呈伸直、屈曲困难状态，行走时下肢外侧向内呈划圈状。

（11）肢带综合征步态。表现为肌营养不良症患者，由于躯干及骨盆带肌肉无力、脊柱前凸，导致行走时臀部左右摇摆如鸭步。

6. 创面与溃疡

足部出现损伤形成创面、溃疡，临证时应注意查看创面所在部位、面积、形状、边界、深度、创面组织情况、血运情况、是否有异味等。

（1）神经性溃疡。好发于足部压力增高处，例如足底、足侧缘、胼胝深部或与骨畸形突出部位等；创面及其周边常存在角化过度的组织；伤口表浅，边缘不规则、呈潜行性；常伴有感觉缺失（伤口疼痛轻，甚至完全无痛感），足部皮肤温暖；创面血运良好，足背动脉、胫后动脉搏动存在。

（2）缺血性溃疡。好发于足缘、趾端、踝部和容易反复受力摩擦的部位；创面呈灰白色、黄色或黑棕色，肉芽组织很少；伤口较深、呈穿孔状，严重者可形成窦道；伤口边缘平坦、分界较清晰，周围皮肤苍白，严重者皮肤瘀暗；伤口疼痛较明显，常有夜间静息痛；足部皮肤温度降低；创面较干燥，血运差，血性渗液少，足背动脉、胫后动脉搏动减弱或消失。此外还可见患肢毛发缺失。

（3）神经—缺血性溃疡，是糖尿病足（消渴病脱疽）的最常见类型。同时存在神经性溃疡和缺血性溃疡的特点：好发于足部远端，溃疡范围大（分界不清、边缘不规则、易形成窦道），常有深度组织坏死（筋腱坏死、骨质破坏甚至骨髓炎），创面血运较差，患肢皮肤干燥、皮温降低，患肢有麻木感而痛觉不明显，足背动脉、胫后动脉搏动减弱或消失。见图5-7。

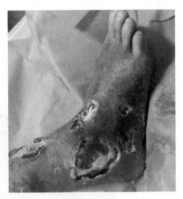

图5-7　下肢多发溃疡（糖尿病）

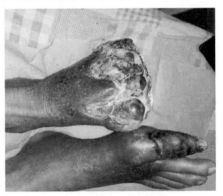

图5-8　糖尿病足（干性坏疽）

7. 坏疽

坏疽包括干性坏疽、湿性坏疽和气性坏疽。

（1）干性坏疽发生在肢端血管严重狭窄或闭塞者，也可发生于近端血管的斑块脱落导致下游小血管堵塞。早期表现为患处钝痛、皮温降低、皮色发白；后期患处干枯、皱缩，呈黑褐色，坏疽与周围正常组织分界清晰。见图5-8。

（2）湿性坏疽发生于肢端循环障碍导致局部缺血，伴有组织感染，在坏疽部位和周围形成感染创面。临床表现为局部红肿热痛、功能障碍，渗液多，坏疽与周围组织分界不清晰，严重者有毒血症甚至脓毒血症等临床表现。

（3）混合性坏疽指干性坏疽与湿性坏疽并存。

（4）气性坏疽表现为患处疼痛、沉重，伤口周围水肿，坏死范围扩散迅速，病灶附近触诊可有捻发音，全身症状严重（出现神志不安、神志表情淡漠、高热、心律失常、血压下降等休克表现），病情凶险，进展迅速，必须尽快手术清创，必要时截肢。见图5-9、图5-10。

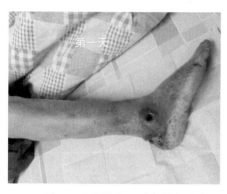

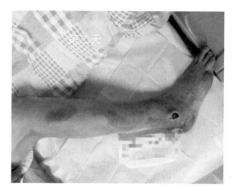

图5-9　糖尿病足（气性坏疽）

图5-10　24小时内瘀黑坏死部分从踝关节迅速扩大至膝关节

（四）关联疾患

1. 痛风性关节炎

中青年男性多见，常首发于第一跖趾关节，手掌、手指、膝、踝、腕、肘等关节也可累及。见图5-11、图5-12。

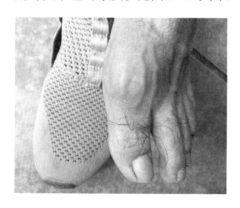

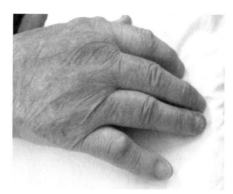

图5-11　痛风性关节炎（第一跖趾关节红肿）

图5-12　痛风石

（1）急性发作期。关节红、肿、热、痛，局部疼痛程度严重，影响日常活动与睡眠。起病急骤，常于 24 小时内发展至高峰。

（2）发作间歇期。病变关节红肿消退，皮温恢复正常，疼痛消失。

（3）慢性痛风性关节炎。关节肿胀、疼痛程度较轻，时轻时重，反复不愈。

（4）痛风石。好发于第一跖趾关节，手掌、手指、前臂、肘关节、膝关节、耳郭等部位也可出现。患处局部有类圆形肿起，质地坚硬，表面光滑，固定不移，大小不一（小如芝麻、大如鸡蛋）。可自行溃破，可形成窦道或瘘管，有白色豆腐渣样排出物（尿酸盐结晶）。

2. 下肢静脉功能不全

（1）临床症状。下肢肢端疼痛（包括隐痛、酸痛、刺痛及烧灼样疼痛）、下肢乏力、疲倦、沉重感，可有痛性痉挛、皮肤瘙痒或紧绷感、不宁腿综合征等。病情进一步恶化可导致皮肤破损、溃疡形成。见图 5-13。

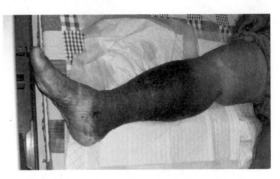

图 5-13　下肢静脉功能不全合并感染

（2）主要体征。下肢水肿（踝关节附近开始，逐渐向小腿、大腿发展）、静脉充盈或曲张（毛细血管网扩张、网状静脉及静脉曲张），沿静脉走行路径出现硬结及触痛，皮肤色素沉着、发红、脱屑、紫癜，皮肤增厚、粗糙（病变常从踝关节附近起始），后期可出现皮肤溃疡。

3. 丝虫病

丝虫（班氏丝虫、马来丝虫、帝汶丝虫）寄生于淋巴组织导致淋巴管炎、淋巴结炎、淋巴管阻塞而出现一系列症状。

（1）潜伏期与微丝蚴血症期。此两个时期患者可无明显症状，偶有发热等非特异性表现，且程度较轻。

（2）急性炎症期。可表现为急性淋巴管炎和淋巴结炎、精索炎、睾丸炎、附睾炎、丝虫热、肺嗜酸性粒细胞浸润症。其中下肢急性淋巴管炎和淋巴结炎表现为下肢肿胀、压痛、皮肤红肿（丹毒样皮炎），淋巴结肿大疼痛，好发部位为小腿内侧，常伴畏寒发热。上述症状常呈周期性发作。

（3）慢性炎症期。可表现为淋巴结肿大和淋巴管曲张、乳糜尿、淋巴腹水、乳糜腹水、乳糜腹泻、象皮肿、肾脏损害。

①淋巴结肿大和淋巴管曲张。患者腹股沟处肿大的淋巴结和其周围向心性淋巴管曲张而形成肿块，触诊似海绵状包囊，伴有硬核感。

②象皮肿。丝虫病导致下肢淋巴管阻塞而引起的水肿，表现为肢体肿胀、皮肤增厚粗糙、坚如象皮，故又称为"象皮肿"。

4. 糖尿病足、下肢动脉硬化闭塞症与血栓闭塞性脉管炎

临床上引起足部疼痛、溃疡、坏疽的疾病主要有糖尿病足、血栓闭塞性脉管炎、下肢动脉硬化闭塞症（见图5-14），三者之间主要的鉴别要点见附录。

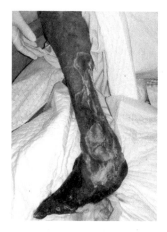

图 5-14　下肢动脉硬化闭塞症（下肢坏疽）

附录：

表 5-4　糖尿病足、下肢动脉硬化闭塞症、血栓闭塞性脉管炎鉴别诊断

鉴别要点	病名		
	糖尿病足	下肢动脉硬化闭塞症	血栓闭塞性脉管炎
病因与发病机制	下肢动脉粥样硬化狭窄、闭塞；下肢静脉功能不全；糖尿病性周围神经病变	下肢动脉粥样硬化、斑块形成，动脉管腔狭窄甚至闭塞	下肢小动脉痉挛或血栓形成，导致动脉管腔狭窄、闭塞
病史、诱因、危险因素	糖尿病，尤其病程长、长期血糖控制不佳、吸烟、伴有多个糖尿病并发症、低教育水平、低收入、缺乏运动等	高血压、高脂血症、冠状动脉粥样硬化性心脏病、脑梗死、吸烟	游走性血栓性浅表静脉炎。吸烟、慢性砷中毒、自身免疫、血液高凝状态、药物、肢体受寒等
好发人群	男女均有发病，男性居多	中老年男性为主	青壮年男性为主
疼痛	疼痛较轻甚至缺失，有麻木感	剧烈	剧烈

参考文献

［1］灵枢经［M］. 田代华，刘更生，整理. 北京：人民卫生出版社，2005.

［2］张景岳. 景岳全书［M］. 李继明，王大淳，等整理. 北京：人民卫生出版社，2007.

［3］盛维忠. 薛立斋医学全书（明清名医全书大成）［M］. 北京：中国中医药出版社，1999.

［4］欧阳钦. 临床诊断学［M］. 2版. 北京：人民卫生出版社，2010.

［5］李曰庆. 中医外科学［M］. 北京：中国中医药出版社，2002.

［6］林果为，王吉耀，葛均波. 实用内科学［M］. 北京：人民卫生出版社，2017.

［7］中华医学会糖尿病学分会，中华医学会感染病学分会，中华医学会组织修复与再生分会. 中国糖尿病足防治指南（2019版）（Ⅱ）［J］. 中华糖尿病杂志，2019，11（3）：161-189.

（何万辉、黄锦才）

五、望痹

主编按语

　　严格地说，这部分应是看关节活动。动态望诊，只在患者来诊坐定前的短暂时间内有一过的表现，但对于诊断痹证来说，捕捉这种表现十分重要。当然，在望诊发现后或者闻诊问诊获知异常后，请患者再示局部关节活动也是必要的。

　　在历代医家诊治痹证的医案中，对望诊关节病变的描述十分丰富，然而，在有关诊断学书籍教材的望诊篇章中，这方面大都浅尝辄止，此书尝试专篇论述，以期有所发挥。

（一）医经概说

　　痹的病名，最早见于《黄帝内经》。《素问·痹论》指出："风寒湿三气杂至，合而为痹也。其风气胜者为行痹，寒气胜者为痛痹，湿气胜者为著痹也。""所谓痹者，各以其时重感于风寒湿之气也。"还认为痹的产生与饮食和生活环境有关，所谓"食饮居处，为其病本也"。这是有关痹证的病因病机最早的论述。

《金匮要略·痉湿暍病脉证治》:"太阳病,关节疼痛而烦,脉沉而细者,此名湿痹。湿痹之候,小便不利,大便反快,但当利其小便。"

《金匮要略·中风历节病脉证并治》更另立"历节病"之名,其病以"历节疼,不可屈伸","疼痛如掣"。

《诸病源候论》:"风湿痹病之状,或皮肤顽厚,或肌肉酸痛。风寒湿三气杂,至合而成痹,其风湿气多,而寒气少者,为风湿痹也;由血气虚,则受风湿,而成此病。久不瘥,入于经络,搏于阳经,亦变令身体手足不随。"

《备急千金要方·诸风》云:"夫历节风著人,久不治者,令人骨节蹉跌⋯⋯古今已来,无问贵贱,往往苦之,此是风之毒害者也。"

《格致余论·痛风论》说:"彼痛风者,大率因血受热,已自沸腾,其后或涉冷水,或立湿地,或扇取凉,或卧当风,寒凉外搏,热血得寒,污浊凝涩,所在作痛。夜则痛甚,行于阴也。"

《丹溪心法》说:"如肥人肢节痛,多是风湿与痰饮流注经络而痛⋯⋯如瘦人肢节痛,是血虚。"

《临证指南医案》说:"从来痹证,每以风寒湿三气杂感主治,召恙之不同,由乎暑暍外加之湿热,水谷内蕴之湿热;外来之邪,着于经络,内受之邪,着于腑络,故辛解汗出,热痛不减,余以急清阳明而致小愈。"

古代医籍有关痹证理法方药的论述相当丰富,不胜枚举,对今天仍然有着实际的指导意义。

(二)正态常色

健康人肢体皮肤颜色与温度正常,肌肉丰盛,双侧关节对称均匀、活动自如,无畸形。

(三)局部病变

1. 关节肿胀

望诊见关节局部肿胀隆起,与对侧关节比较明显增大,不排除关节内有积血、积液。比如血友病性关节炎出现关节内血肿,神经性关节炎出现关节内积液。

2. 关节发红

望诊见关节局部皮色发红,多见于关节急性损伤或关节炎的急性期,可见于中医的热痹,其他风、寒、湿痹多无皮色改变。

3. 关节僵硬变形

望诊见关节局部萎缩，运动受限，见于多种风湿性疾病的晚期，可见于中医的顽痹，其他风、寒、湿、热痹多无僵硬变形。

4. 关节活动不利

望诊见局部关节活动范围受限，多见于退化或劳损，如肩关节周围炎、网球肘、腕管综合征等；也可见于感受风寒所致，可见于中医的寒痹、风痹。

5. 皮肤红斑

望诊见皮肤有环形红斑为淡红色环状红晕，初起出现较小，逐渐向周围扩展而中心消退，边缘略隆起，常见于四肢内侧和躯干，多见于风湿性关节炎，可见于中医的热痹。

6. 痛风石

体表痛风石好发于关节伸侧、肌腱和骨突表面。常见部位是外耳，尤其是耳轮和对耳轮；其次是足部的第一跖趾关节、踝部、指、腕、尺骨鹰嘴、膝关节囊和跟腱等处。

望诊可见突出皮面的黄白色结节，质地较坚硬，表面薄，破溃后排出白色糊状物（尿酸盐结晶），虽经久不愈，但很少继发感染，因为尿酸可抑制细菌生长菌。提示有痛风性关节炎。

7. 关节肌肉萎缩

关节肌肉萎缩指患肢因废用而肌肉萎缩，见于多种风湿性疾病的晚期。

8. 关节脱位

望诊见局部关节失去功能。若外伤所致，可见伤痕，也可见于化脓性关节炎、骨与关节结核、神经性关节炎等。

中医痹证相当于西医多种风湿性疾病，多由风寒湿邪先后杂至，合而为痹，在体内久留，可郁而化热，以致风寒湿热之邪胶合不分，痹证日久不愈，多属正虚邪恋，或虚实夹杂。所以关节局部望诊几种病变可以同时出现，不可拘泥。

（四）关联疾患

1.原发性骨质疏松症

原发性骨质疏松症是以骨量减少，骨小梁变细、断裂、数量减少，皮质骨多孔、变薄为特征，以致骨的脆性增高及骨折危险性增加的一种全身性骨病。

望诊：脊椎前倾，驼背，身长缩短，严重时出现骨折。疼痛特征是难以明确指出何处疼痛，疼痛的性质从酸痛至剧痛不等。

2. 骨与关节结核

骨与关节结核是指结核菌通过循环系统侵入骨或关节内而造成一系列的病理变化，全身症状轻重不一，一般为慢性发病过程，多为低热、消瘦等症状，如合并感染，可有高热、伤口流脓等。

望诊：早期因活动时疼痛而有肌痉挛，致使关节的自动和被动活动受限，持久性肌痉挛可引起关节挛缩或变形，患肢因废用而肌肉萎缩。晚期因骨质破坏或骨骺生长影响，形成关节畸形、病理脱臼或肢体短缩等。

3. 骨关节炎

骨关节炎又称增生性、肥大性、退行性关节炎，是一种常见于中老年的慢性关节炎，其发病率为3%，在65岁以上的老年人口中占80%，其基本病变是进行性关节软骨消失和关节边缘及软骨下骨质退行性改变，伴有较轻的炎症反应。根据病因可分为原发性和继发性两种，继发性因素包括机械性、失用性、先天性和遗传性等。

望诊：早期表现为关节疼痛和发僵，刚开始活动时较明显，活动后减轻，活动多时又加重，休息后症状缓解。晚期疼痛持续，并可出现活动受限，特别是上下楼梯困难，伴有关节畸形，但关节强直较少见。

（1）髋关节骨性关节炎。望诊可见早期患者功能障碍可不明显，后期严重患者可发生髋关节屈曲、内收、旋外或旋内畸形，且功能严重障碍，甚至固定在畸形位置，而影响行走、上楼梯及下蹲，女性患者会因为出现长期"尿裤"的情况而苦不堪言。

（2）膝关节骨性关节炎。望诊可见行走跛行，上、下台阶困难，下蹲艰难或不能下蹲，蹲下后再站立艰难，或需扶物方能站起。膝关节不同程度的肿胀，或关节由肥大至僵硬。髌下脂肪垫突出或隆起，股四头肌有萎缩。关节活动受限，最后关节固定于半屈曲位。

（3）骶髂关节炎。望诊可见关节强直，从下而上发展，会累及胸椎颈椎，最终导致脊柱强直。弯腰扭头受限。患侧骶髂关节压痛，竖脊肌痉挛，脊柱腰段凸向健侧，跛行，患肢不敢负重，常取健侧臀部坐凳。

4. 类风湿性关节炎

类风湿性关节炎是一种常见的能引起全身性关节损害的慢性结缔组织疾病，主要病理变化为关节滑膜的慢性炎症、血管翳形成、软骨和软骨下骨破坏，最终导致关节畸形、强直和功能丧失，大部分患者的血清类风湿因子阳性，并可有关节外其他器官与组织受累的表现，多发于中年女性，好发于手足小关节，尤其是近侧指间关节、掌指及跖趾关节，其次为腕、肘、膝关节等。最初仅累及 1～2 个小关节，呈游走性，以后发展为多发性和对称性关节炎。

望诊：手足小关节或受累关节对称性肿胀、畸形或强直，关节功能受限。

5. 强直性脊柱炎

强直性脊柱炎是一种主要侵犯脊柱，并可不同程度地累及骶髂关节和周围关节的慢性进行性疾病。其特点为腰、颈、胸段脊柱和韧带以及骶髂关节的炎症和骨化，髋关节常常受累，其他周围关节也可出现炎症，多发生于青壮年男性。

望诊：颈部疼痛及活动受限，最后整个脊柱发生强直，合并严重屈曲畸形，颏部抵于胸骨，影响张口，站立和行走时眼不能平视，仅能看到自己足前小块地面。偶可累及髋、膝关节，出现活动受限直至强直。

6. 痛风性关节炎

痛风性关节炎是一组遗传性或获得性尿酸代谢失调的疾病，为血尿酸增高，尿酸结晶沉积于软骨、骨关节而诱发急性关节炎，可反复发作，也可形成慢性痛风性关节炎及关节畸形，常在夜间突然发作，因外伤、手术、感染、饮酒、高蛋白饮食、过劳、精神紧张而诱发。

望诊：受累关节局部红、肿、热、痛，关节畸形，活动受限。部分患者可见或触及痛风石。

7. 化脓性关节炎

化脓性关节炎是由化脓性细菌引起的关节内感染，多见于小儿，最常受累的部位为髋关节和膝关节。

望诊：受累关节红、肿、热、痛，活动受限。受累关节可发生关节挛缩，甚至出现半脱位或脱位征象。

8. 风湿性关节炎

风湿性关节炎是风湿热的关节表现形式，关节受累的典型表现是游走性、对称性、复发性的大关节炎，如膝、小腿、肘、腕等关节的红、肿、热、痛，为非化脓性，半数以上患者侵犯心脏，以心肌炎为多，风湿病反复发作，可引起风湿性心脏瓣膜病。

望诊：不典型者仅有关节疼痛，而无其他炎症表现。急性期消退后，关节功能完全恢复，不遗留关节强直或畸形。皮肤可出现环形红斑和皮下结节，这对本病的诊断有重要意义。环形红斑为淡红色环状红晕，初起出现较小，逐渐向周围扩展而中心消退，边缘略隆起，常见于四肢内侧和躯干。红斑时隐时现，历时数日而消。皮下结节一般为豌豆大小，数目不等，较硬，触之不痛，常出现在肘、枕部骨隆起或肌腱附着处。

9. 银屑病关节炎

银屑病关节炎，是指银屑病患者同时合并有类风湿因子阴性关节炎的疾病。

望诊：本病一般皮损常在关节炎之前出现，可见较严重的银屑病表现，多首发肘部，继之上肢、肩胛、后背。为非对称性外周小关节炎，以手、腕、足等小关节，特别是指（趾）末端关节多见。关节症状常与皮肤损害同时减轻或加重，关节可以肿胀和疼痛，活动受限，亦可发生畸型。

10. 更年期关节炎

更年期关节炎多发生在壮年妇女月经将绝未绝时，又称为绝经期关节炎。

望诊：受累关节出现疼痛、僵硬、慢性肿胀和活动范围减小，关节症状可随精神刺激、贫血、劳累、受凉和其他病灶的存在而加重。

11. 血友病性关节炎

血友病性关节炎是血友病患者的一个局部表现，患者母系家庭中有同样男性出血病史。

望诊：患者往往有轻伤出血史，经常有关节不适感，特别是在关节有血肿前更为明显。一旦关节内出血，就会产生关节肿胀、发热、疼痛和活动受限。反复发生关节血肿将产生慢性关节炎的症状，关节持续性肿胀和肌肉萎缩。

12. 神经性关节炎

神经性关节炎是一种继发于神经感觉和神经营养障碍的破坏性关节疾病。

望诊：病变多单发，受累关节进行性肿胀、积液、乏力，而后出现动摇不稳，活动范围异常增大，并有半脱位、脱位及各种畸形。尽管关节破坏严重，但缺乏疼痛的主诉，亦无局部压痛和发热。

13. 颞颌关节功能紊乱

颞颌关节功能紊乱是因外伤、劳损、寒冷刺激或周围组织炎症波及因素导致咀嚼肌疲劳、炎症反应或颞下颌关节各组成结构之间运动失常而引起的以疼痛、弹响、肌肉酸痛、张口受限等症状为表现的病证。

望诊：不敢张口过大说话或咀嚼，患侧咬合时不适。

14. 股骨头坏死

股骨头坏死是因髋部骨折、脱位，减压病，放射治疗或并发于多种内科疾病而导致股骨头主要血循环障碍所致。病理表现主要为骨坏死与坏死后的修复。

望诊：早期无明显体征。逐渐加重可出现行走跛行，患侧负重时间短，到了后期则必须扶拐方能行走甚至不能行走。臀部及整个下肢肌肉萎缩，以臀中肌和股四头肌明显，患肢有不同程度的缩短。髋关节活动受限，严重者处于屈曲、内收、外旋的强迫体位或强直体位。

15. 急性腰扭伤

急性腰扭伤多有明显急性腰扭伤后立即出现腰部剧烈疼痛，一般无下肢痛。

望诊：患者往往双手或一手撑腰进入诊室，行走艰难，腰部处于某一姿势，不能活动，或腰部僵直，活动明显受限。腰部一侧肌肉紧张，高起，稍肿。

16. 腰椎关节突紊乱

腰椎关节突紊乱是指腰椎小关节移位引起了滑膜嵌顿产生剧烈腰痛症状。

望诊：腰部不能自持，无法端坐或站立，或处于双手支撑弯腰位，腰部活动明显受限，但腰部无肌肉紧张，偶有脊柱侧弯。

17. 腰椎间盘突出症

腰椎间盘突出症是指腰椎间盘退行性改变、纤维环破裂、髓核突出压迫神经根或马尾神经所产生的临床症候群。为骨科常见病、多发病，是腰腿痛最常见的原因。

望诊：急性痛苦面容，汗出。双手撑腰或单手撑于臀侧，身体倾向一侧。腰部活动明显受限，尤以后伸为甚。脊柱侧凸，生理前凸消失，甚至后凸。腰肌紧张，平卧位病腿直抬受限。

18. 髋关节一过性滑膜炎

髋关节一过性滑膜炎又称"暂时性滑膜炎"，是一种非特异性炎症和外伤引起的髋关节急性疼痛、肿胀和功能障碍，病程较短，多见于 10 岁以下的儿童。

望诊：髋部轻微肿胀，一般不明显，患肢较健侧增长，处于轻度外旋位，髋关节极度屈曲受限。

19. 半月板损伤

半月板损伤多有明显的外伤史，多见于球类运动员、矿工、搬运工等。少数无明显膝部扭伤史者，多有膝关节劳损史。

望诊：膝关节肿胀或有积液，股四头肌萎缩，尤以股内侧肌最为明显。关节交锁，固定于某一位置，令患者放松肌肉，轻微被动活动，发出弹响后，方能解除交锁。关节活动轻度受限。

20. 髌骨软化症

髌骨软化症也称髌骨软骨软化症，是指髌骨由于外伤或劳损致使软骨面被磨损，出现局限性软化、纤维化、龟裂、软骨缺损、骨质裸露，碎裂软骨脱落形成关节游离体而引起膝关节慢性疼痛的疾病。

望诊：膝关节轻度肿胀，严重时可有反复性积液。股四头肌有萎缩，双膝眼处凹陷消失、饱满甚至突出，患者不能处于半蹲位，膝关节屈伸时有摩擦感。

21. 髌下脂肪垫劳损

髌下脂肪垫劳损又称脂肪垫炎、脂肪垫肥厚、脂肪垫损伤，多为慢性积累性损伤所致，反复膝关节屈伸、扭挫或直接受到外力的打击，使脂肪垫受到挤压或碾挫，引起脂肪垫充血、水肿、渗出、粘连、增生肥厚等无菌性炎症改变，刺激皮神经而引起疼痛。

望诊：髌韧带两侧的膝眼处膨隆，犹如结节状肥大。有时可伴有膝关节轻度肿胀。

22. 膝关节创伤性滑膜炎

创伤本身引起关节滑膜反应，出现一系列症状者，称为创伤性滑膜炎。

望诊：外伤后膝关节肿胀，屈膝受限，但负重行走往往尚可。

23. 踝关节扭伤

踝关节扭伤多由于行走时踏在不平的地面上或由于跳跃、腾空后足部落地时踝关节呈跖屈位，足部受力不稳，从而导致踝关节过度内翻或外翻造成踝关节韧带损伤。

望诊：外伤后踝部明显肿胀，主要在关节外侧，外踝前下方皮下瘀血，关节活动受限，不能站立或行走，勉强走路时则用足跟着地。

附录：

表 5-5 强直性脊柱炎与其他血清阴性脊柱关节病的鉴别诊断

鉴别要点	病名				
	强直性脊柱炎	反应性关节炎	幼年脊柱关节病	银屑病关节炎	肠病性关节炎
起病年龄	小于 40 岁	青年到中年	小于 16 岁	青年到中年	青年到中年
性别分布	男比女多3倍	主要在男性	主要在男性	男女一样	男女一样
起病方式	逐渐起病	急性	急性或慢性	多种多样	隐匿
骶髂关节炎	100%	小于 50%	小于 50%	约 20%	小于 20%
关节对称性	对称	不对称	各种各样	不对称	对称
周围关节受累	约 25%	约 90%	约 90%	约 95%	经常
眼受累	25%～30%	常有	20%	偶有	少见
心脏受累	1%～4%	5%～10%	少见	少见	少见
皮肤指甲病变	无	常有	不常见	100%	不常见
感染因子作用	未知	肯定	未知	未知	未知

表 5-6 强直性脊柱炎与类风湿性关节炎的鉴别诊断

鉴别要点	病名	
	强直性脊柱炎	类风湿性关节炎
地区分布	有种族差异，家族倾向明显	有一定的家族倾向
性别分布	男性多见	女性多见
年龄分布	20～30 岁高峰	30～50 岁高峰

续上表

鉴别要点	病名	
	强直性脊柱炎	类风湿性关节炎
外周关节	寡关节炎，大关节多见，下肢关节多见，非对称性	多关节炎，小关节多见，上肢关节多见，对称性
骶髂关节炎	阳性	阴性
脊柱侵犯	整个脊柱，上行性	第1、2颈椎
类风湿结节	阴性	阳性
眼部表现	虹膜炎、葡萄膜炎	干燥性角膜炎、结膜炎、巩膜炎、穿透性巩膜软化
肺部表现	肺上叶纤维化	肺间质纤维化、胸膜炎
类风湿因子	小于5%	75%
HLA-B27	90%	6%（正常分布）
HLA-DR4/1	阴性	阳性
病理特征	附着点炎	滑膜炎
X线表现	骶髂关节炎	侵蚀性小关节病变

表5-7　晶体性关节炎的临床鉴别诊断

鉴别要点	病名			
	痛风性关节炎	假性痛风	磷灰石沉积病	类固醇晶体性关节炎
性别分布	男性多于女性	男性多于女性	女性多于男性	女性多于男性
发好年龄	中老年	老年	老年	任何年龄
遗传方式	常染色体显性	性染色体显性	常染色体显性	无
好发关节	第1跖趾、跗骨	膝、髋、椎间	肩、膝、髋	用药关节
发病特点	特别急，有间歇期	急	时轻时重	急
疼痛程度	剧烈	较重	时轻时重	较重
病程	1~2周	半天~数周	较长	较长

续上表

鉴别要点	病名			
	痛风性 关节炎	假性痛风	磷灰石 沉积病	类固醇晶体性 关节炎
晶体类型	尿酸盐	焦磷酸钙	磷灰石	类固醇
X线表现	骨呈穿凿样	软骨钙化	软骨钙化	软骨钙化
血尿酸水平	多升高	正常	正常	正常

参考文献

［1］袁浩. 中医骨病学［M］. 上海：上海科学技术出版社，1998.

［2］中华医学会. 临床诊疗指南：骨科分册［M］. 北京：人民卫生出版社，2009.

［3］王永炎，严世芸. 实用中医内科学［M］. 2版. 上海：上海科学技术出版社，2009.

［4］胥少汀，葛宝丰，徐印坎. 实用骨科学［M］. 4版. 北京：人民军医出版社，2012.

［5］田伟. 积水潭实用骨科学［M］. 北京：人民卫生出版社，2008.

［6］岑泽波. 中医伤科学［M］. 上海：上海科学技术出版社，1985.

［7］施杞，王和鸣. 骨伤科学［M］. 北京：人民卫生出版社，2001.

［8］孙之镐. 中西医结合骨伤科学［M］. 北京：中国中医药出版社，2001.

［9］黄帝内经素问［M］. 田代华，整理. 北京：人民卫生出版社，2005.

［10］张仲景. 金匮要略［M］. 何任，何若苹，整理. 北京：人民卫生出版社，2005.

［11］巢元方. 诸病源候论［M］. 宋白杨，校注. 北京：中国医药科技出版社，2011.

［12］吴少祯. 备急千金要方［M］. 北京：中国医药科技出版社，2011.

［13］朱震亨. 丹溪心法［M］. 王英，竹剑平，江凌圳，整理. 北京：人民卫生出版社，2005.

［14］朱震亨. 格致余论［M］. 施仁潮，整理. 北京：人民卫生出版社，2005.

［15］黄英志. 叶天士医学全书：临证指南医案［M］. 北京：中国中医药出版社，1999.

（黄锦才）

六、望震颤、痉证

主编按语

本部分把两个相似的证合到一处。震颤是因脑髓失充、筋脉肢体失控而发生以头部或肢体摇动、颤抖为主要表现的病证。痉证是指筋脉失养或热甚风动所引起的以项背强急、四肢抽搐甚至角弓反张为主要表现的病证。

在遇见或需要检查这类体征时，不管出现在哪个部位，许多情况下还要医生加以示范特定动作或姿势，才能引出明显的阳性体征。例如检查手震，应张开手指向前平举；检查眼球震颤，应张眼并平侧视。

（一）医经概说

《素问·大奇论》曰"心脉满大，痫瘛筋挛。肝脉小急，痫瘛筋挛"，"二阴急为痫厥"。

《灵枢·癫狂》曰："癫疾始生，先不乐，头重痛，视举，目赤，甚作极已而烦心，候之于颜……癫疾始作，先反僵，因而脊痛……癫疾始作，而引口啼呼喘悸……"

《金匮要略·痉湿暍病脉证治》曰："病者身热足寒，颈项强急，恶寒，时头热，面赤目赤，独头动摇，卒口噤，背反张者，痉病也。"

《诸病源候论·癫狂候》载"卒发仆地，吐涎沫，口喝，目急，手足缭戾，无所觉知，良久乃苏"。

《古今医鉴·五痫》载"发作卒然倒仆，口眼相引，手足搐搦，背脊强直，口吐涎沫，声类畜叫，食顷乃苏"。

《证治汇补·痫病》载"痫分阴阳，先身热掣疭惊啼叫喊而后发，脉浮洪者为阳痫，病属六腑，易治。先身冷无惊掣啼叫而病发，脉沉者为阴痫，病在五脏，难治"。

《景岳全书》载"癫即痫也"，又载"癫病……发则旋晕僵仆，口眼相引，目睛上视；手足搐搦，腰脊强直，食顷乃苏"。

《证治准绳·杂病》载"颤，摇也；振，动也。筋脉约束不住而莫能任持，风之象也"。

《张氏医通·颤振》载"颤振与瘛疭相类，瘛疭则手足牵引，而或伸或屈。颤振则振动而不屈也，也有头摇手不动者"。

（二）正态常色

正常人肢体活动自如，姿态自然，动作灵活、协调。

（三）局部病变

1. 抽搐与惊厥

抽搐是指全身或局部骨骼肌群不自主地抽动或强烈收缩，常可引起关节的运动或强直。惊厥是指骨骼肌群的收缩表现为强制性或阵挛性，可出现全身性、对称性的抽搐，伴有或不伴有意识丧失。

2. 痉挛

痉挛是指肌肉或肌群的各种不随意运动。阵挛性痉挛是肌肉快速而短暂的收缩与松弛反复交替发作的节律性不自主运动。强制性痉挛是持续较久的肌痉挛，可间有一定的松弛期。

3. 震颤

震颤是身体某部分不自主的、有节律性的抖动。

（1）静止性震颤。静止时出现，运动时减轻后消失；震颤的特点是幅度较大、频率较慢。

（2）姿势性震颤。在身体主动保持某种姿势时出现，在运动及休息时消失；震颤的特点是幅度较小、频率较快。常见的有生理性震颤（甲状腺功能亢进、焦虑症等）、扑翼样震颤（全身性代谢障碍、急性感染等）、特发性震颤。

4. 舞蹈样运动

舞蹈样运动是指一种快速、不规则、无目的、不对称、运动幅度大小不等的不自主动作。

5. 手足徐动症

手足徐动症是指手指或足趾一种缓慢持续的伸展扭曲动作，可重复出现且较有规律。

6. 异常肌肉活动

（1）肌束颤动是指肌肉中个别肌束细小快速或蠕动样收缩，不引起肢体关节运动，常伴有肌萎缩。

（2）肌纤维颤搐是一群肌纤维自发性、短暂性抽搐样收缩，其运动较粗大而持续，一般无肌肉萎缩。最常见的类型是眼睑抽搐（即"跳眼"）。

（3）痛性痉挛是一种伴有剧烈疼痛的强制性痉挛，可见于受冷、脱水、妊娠、电解质紊乱、运动神经病变等。正常人可在白天剧烈运动后的晚上出现腓肠肌痛性痉挛。

（四）关联疾病

可表现出震颤、痉挛的中医相关疾病在部分的附录中有介绍，此处主要介绍现代医学中与震颤、痉挛、抽搐等有关联的疾病。

1. 神经系统疾病

（1）癫痫的发作可分为多种类型，不同类型癫痫的临床表现有所不同。此处着重介绍全面性强直—阵挛性发作的临床表现。

癫痫全面性强直—阵挛性发作可分为先兆期、抽搐期、痉挛后期或昏睡期三个阶段。

①先兆期。部分患者发作前可出现一些先兆症状，例如感觉异常（腹部不适、眩晕、心悸等）、运动异常（身体局部抽动、头或眼向一侧转动等）、精神异常（无名恐惧感、如入梦境等）。先兆症状极为短暂，甚至不能回忆。

②抽搐期。患者突然神志丧失，发出尖叫声，跌倒，瞳孔散大、光反射消失；随后出现全身肌肉强直性收缩，颈部和躯干前屈转为反张，肩部内收，肘、腕、掌指关节屈曲，双腿伸直、足内翻，呼吸暂停，脸色苍白或充血并转为青紫，双眼上翻。在全身肌肉强制性收缩后，患者开始出现肢端细微震颤，震颤幅度逐渐增大并延及全身，随后患者出现全身肌肉屈曲阵挛，有短促肌张力松弛，呈现一张一弛的交替抽动。患者通常在出现最后一次强烈痉挛后，抽搐突然停止。

③痉挛后期或昏睡期。患者在痉挛停止后，呼吸渐趋平稳，脸色逐渐恢复正常，神志从昏迷、昏睡、意识模糊而转为清醒。

（2）帕金森病典型的临床表现包括：面部无表情、眨眼极少；站立时特殊姿势（头部前倾、躯干俯屈、上臂内收、肘关节屈曲、腕关节伸直、手指内收、拇指对掌、指间关节伸直、髋及膝关节均略弯曲）；双手有较明显的静止性震颤；语音变低，咬字不准，发音呈爆发性，构音不清；行走时起步困难，迈开步后往往以急促小步前进，两上肢无摆动，不能及时停步或转弯，即"慌张步态"，各种日常生活动作十分缓慢。

（3）舞蹈病是一种舞蹈样不自主动作的综合征，是肢体的某一部分或全身呈明显的不规则、急速、无目的的舞蹈样不自主运动。舞蹈病患者肌张力往往降低，因此可认为舞蹈病是与帕金森病（肌张力增高、运动过少综合征）相反的一种肌张力降低、运动过多综合征。

①面部表现：面部多动，噘嘴，挤眉弄眼，吐舌，呈“鬼脸”等；构音困难，咀嚼与吞咽障碍。

②上肢表现：手指不停屈伸，书写时字迹变形，不能做细致动作；上肢伸手、举臂、前屈、后伸，呈现各种特殊姿势。

③下肢表现：步态颠簸，常跌倒。

④躯干表现：躯干旋转、伸屈或卷曲，呼吸不规则。

⑤其他伴随表现：部分病例可有精神症状，如心情激动、人格改变、妄想、幻觉、记忆力下降、注意力减退等。精神症状常见于慢性进行性舞蹈病（Huntington 舞蹈病）和风湿性舞蹈病（小舞蹈病、Sydenham 舞蹈病）。

（4）肝豆状核变性是一种常染色体隐性遗传的铜代谢障碍所引起的肝硬化和脑变性疾病，主要表现为进行性加剧的肢体震颤、肌强直、构音困难、精神症状、肝硬化和角膜色素环。肝豆状核变性引起的运动障碍表现为上肢粗大震颤，可单侧或双侧肢体发病。肢体粗大，震颤于随意运动时增强，静止时减轻，可延及下肢、躯干及头部。少数患者可出现舞蹈—手足徐动症等不自主运动。绝大部分患者伴有精神症状（例如性格改变、好攻击、躁狂、抑郁、妄想、幻觉等）。眼部查体可见角膜后弹力层内出现铜沉积形成特征性的角膜色素环（K–F 环）。

（5）特发性震颤表现为上肢和手部振幅大而明显、频率不快的动作性震颤，在写字、穿衣、持筷进食、拿杯饮水等动作时十分明显；也有表现为下颌和口唇部震颤而造成构音不清，半数以上患者伴有头部的摇晃和摆动。

（6）流行性乙型脑炎典型患者病程可分为初热期、极期、恢复期、后遗症期四个阶段。极期患者表现为持续高热、意识障碍、惊厥，也可出现椎体束受损症状和不自主运动。当患者进入恢复期后，也可出现癫痫发作。

2. 心理与精神障碍

（1）焦虑症。焦虑症患者可出现肢体震颤，可表现在眼睑、面部肌肉和手部。焦虑症患者伴随面容焦虑，双眉紧皱，来回走动、不能静坐，出汗，过度换气，胸闷、心悸，口干、胃肠道不适、睡眠障碍等。

（2）癔症。癔症患者当表现为癔症性运动障碍时，可出现癔症性痉挛发作、癔症性瘫痪等。癔症性痉挛发作表现为全身僵直，四肢不规则舞动。患者意识未丧失，无二便失禁，瞳孔对光反射存在。常在精神刺激或暗示后发生，多在人多时出现。

3. 苯丙胺中毒

"摇头丸"的主要成分是3,4-亚甲二氧基苯丙胺,属苯丙胺类兴奋剂,急性中毒时患者表现为头痛、头晕、恐惧、幻觉和四肢抖动,发热、大汗、心率和呼吸加快、肌肉紧张,甚至惊厥发作。

4. 内分泌及代谢病

(1)甲状腺功能亢进患者可出现双手颤抖,其特点是双手小幅度地细颤,前臂、上臂不发生颤抖;部分患者伸舌也可出现细颤,而下肢颤抖少见。甲状腺功能亢进患者还可出现消瘦、眼突、颈前肿大、烦躁易怒、失眠、心悸、汗多怕热等表现。

(2)低血糖症患者可出现肢体震颤,可伴随汗出、焦虑、饥饿感、心率加快、感觉异常等;当低血糖进一步加重时,患者可出现精神行为异常、肢体抽搐、意识改变,部分患者可出现癫痫发作。Whipple三联征是确定存在低血糖症的诊断条件。Whipple三联征是指当出现低血糖症状和/或体征时血糖低于2.8 mmol/L、补充葡萄糖后血糖升高同时相应症状和/或体征消失。

(3)电解质紊乱。

①高钾血症。当血钾浓度高于5.5 mmol/L时,称为高钾血症。当血清钾浓度在5.5~7.0 mmol/L时,患者肌肉的兴奋性增强,可出现肌肉轻度震颤、感觉异常等。当血清钾浓度在7.0~9.0 mmol/L时,肌肉细胞不易兴奋,患者出现肌肉软弱无力。

②低钙血症。当血钙低于2.2 mmol/L时,称为低钙血症。低钙血症时,患者神经肌肉兴奋性升高而出现肌肉痉挛、肢体麻木,严重低钙血症时患者可出现癫痫发作。

③低镁血症。当血镁低于0.75 mmol/L时称为低镁血症。患者此时神经肌肉兴奋性增高而出现肌肉痉挛、肌震颤、手足徐动症等。

附录:

表5-8　震颤、痉证、瘛疭、惊风等中医相关疾病鉴别诊断

病名	病因病机	头、身、肢体表现	伴随证候
震颤	髓海不足,筋脉失荣,肢体失控	缓慢起病。肢体震颤、抖动,头部摇动	中老年人多见。早期仅见头摇肢颤,晚期肢体不灵、行动迟缓、步履慌张,表情淡漠呆滞,口角流涎

续上表

病名	病因病机	头、身、肢体表现	伴随证候
痉证	筋脉失养或热盛风动	起病突然。项背强急，四肢抽搐，甚至角弓反张	发病前有恶寒发热、头痛等症状，或素体虚弱，或有失血过多史
瘛疭	热盛生风	突然发病。手足屈伸牵引	中青年多见。多见于急性热病，伴神昏、高热、两目窜视
惊风	急惊风：邪从火化，热盛动风；肝风内动，神明受扰。慢惊风：筋脉失养，虚极生风	搐、搦、掣、颤、反、引、窜、视。急惊风：四肢抽搐，颈项强直。慢惊风：抽搐无力，时作时止，或见四肢颤动	儿童发病，尤其以 1～5 岁儿童为主。急惊风：有接触疫疠或暴受惊恐史；伴高热、神昏（痰、热、惊、风）。慢惊风：有反复吐泻、急惊风、初生不啼等病史。面白无神，筋惕肉瞤
破伤风	皮肉破伤，感受风毒	急性发病。四肢抽搐，头频频后仰	明确外伤史，伤口窄而深、有异物、坏死组织多、引流不畅、伤口环境缺氧。可伴随张口困难、牙关紧闭、磨牙、流涎、苦笑面容、角弓反张、吞咽困难、呼吸困难
痫病	风、火、痰、瘀，蒙蔽心窍，经络壅塞，元神失控，气机逆乱	急性发病，四肢抽搐	昏倒、不省人事；两目上视，口吐涎沫，或伴叫吼声，醒后如常人。反复发作、持续时间长短不等，发无定时
瘿气	肝郁化火，气滞痰凝，阻于颈前	双手细微震颤	慢性发病，进行性加重。伴怕热、多汗、心悸、烦躁易怒、失眠、多食易饥、大便溏泄、颈前肿大、眼突
其他温热病出现的寒战	正气实、邪气盛，正邪交争激烈	躯干四肢颤抖	恶寒甚，壮热

参考文献

[1] 灵枢经 [M]. 田代华，刘更生，整理. 北京：人民卫生出版社，2005.

[2] 黄帝内经素问 [M]. 田代华，整理. 北京：人民卫生出版社，2005.

［3］张仲景. 金匮要略［M］. 何任，何若苹，整理. 北京：人民卫生出版社，2005.

［4］巢元方. 诸病源候论［M］. 宋白杨，校注. 北京：中国医药科技出版社，2011.

［5］张景岳. 景岳全书［M］. 李继明，王大淳，王小平，等整理. 北京：人民卫生出版社，2007.

［6］李世华，王育学. 龚廷贤医学全书：古今医鉴［M］. 北京：中国中医药出版社，1999.

［7］陆拯. 王肯堂医学全书：证治准绳［M］. 北京：中国中医药出版社，1999.

［8］张民庆，王兴华，刘华东. 张璐医学全书：张氏医通［M］. 北京：中国中医药出版社，1999.

［9］李用粹. 证治汇补［M］. 竹剑平，江凌圳，王英，等整理. 北京：人民卫生出版社，2006.

［10］李曰庆. 中医外科学［M］. 北京：中国中医药出版社，2002.

［11］汪受传，黄建业. 中医儿科学［M］. 北京：中国中医药出版社，2002.

［12］田德禄. 中医内科学［M］. 北京：人民卫生出版社，2002.

［13］林果为，王吉耀，葛均波. 实用内科学［M］. 北京：人民卫生出版社，2017.

［14］中国抗癫痫协会. 临床诊疗指南：癫痫分册（2015修订版）［M］. 北京：人民卫生出版社，2015.

［15］中华医学会神经病学分会帕金森病及运动障碍学组，中国医师协会神经内科医师分会帕金森病及运动障碍专业委员会. 中国帕金森病的诊断标准（2016版）［J］. 中华神经科杂志，2016，49（4）：268-271.

（何万辉）

七、望痿与瘫

主编按语

鉴于近版中医诊断学都分有中风病和痿病，因而曾分别编排两篇望诊。但是，后来又考虑到中风的后遗症的偏瘫和脊髓损伤的截瘫，其实亦属痿症的大范畴，因而又合在一起。毫无疑问，现代诊断技术的应用和中西医结合，让现代中医人对瘫痪、肌无力、肌萎缩等痿症的病因有了新的认识，相信本篇的相关分类的论述，更有助于中医望诊。

（一）医经概说

《素问·痿论》载"肺热叶焦，则皮毛虚弱急薄，著则生痿躄也。心气热，则下脉厥于上，上则下脉虚，虚则生脉痿，枢折挈，胫纵而不任地也。肝气热，则胆泄口苦，筋膜干，筋膜干则筋急而挛，发为筋痿。脾气热，则胃干而渴，肌肉不仁，发为肉痿。肾气热，则腰脊不举，骨枯而髓减，发为骨痿"。又载"肺热者，色白而毛败。心热者，色赤而络脉溢。肝热者，色苍而爪枯。脾热者，色黄而肉蠕动。肾热者，色黑而齿槁"。

《灵枢·刺节真邪》载"虚邪偏客于身半，其入深，内居营卫，营卫稍衰，则真气去，邪气独留，发为偏枯"。

《丹溪心法》载"四肢不收举，俗曰瘫痪""经所谓三阳三阴发病，偏枯痿易，四肢不举。三阴不足，则发偏枯；三阳有余，则为痿易"。

《医宗必读》载"手足痿软而无力，百节缓纵而不收，证名曰痿"。又载"左关脉浮弦，面目青，左胁痛，筋脉拘急，目眴，头目眩，手足不收，坐踞不得，此中胆兼中肝也，用犀角散。左寸浮洪，面赤，汗多，恶风，心神颠倒，语言蹇涩，舌强口干，心悸恍惚，此中胞络兼中心也，加味牛黄散。右关脉浮缓，或浮大，面黄，汗多，恶风，口㖞语涩，身重，怠惰嗜卧，肌肤不仁，皮肉眴动，腹胀不食，此中胃兼中脾也，防风散。右寸浮涩而短，鼻流清涕，面白多喘，胸中冒闷，短气，自汗，声嘶，四肢痿弱，此中大肠兼中肺气，五味子汤。左尺脉浮滑，面目黧黑，腰背痛引小腹，不得俯卧，两耳虚鸣，骨节疼痛，足痿善恐，此中膀胱兼中肾也，独活散"。

（二）正态常色

正常人四肢肌肉充实、肌肉力量能对抗一定程度的阻力（5级肌力），肢体与关节各方向活动充分、自如、协调。

（三）局部病变

1. 上运动神经元瘫痪

上运动神经元瘫痪又称痉挛性瘫痪、中枢性瘫痪，可见瘫痪较广，见患肢肌张力增高、腱反射亢进、浅反射减弱或消失，同时可见病理反射，无肌肉萎缩及肌束震颤，长期瘫痪时可见失用性肌萎缩。

2. 下运动神经元瘫痪

下运动神经元瘫痪又称迟缓性瘫痪、周围性瘫痪，可见瘫痪局限于肌群，见患肢肌张力降低，腱反射减弱或消失，肌萎缩较早出现，同时可见肌束震颤，但无病理反射。

3. 偏瘫

偏瘫俗称半身不遂，可见一侧肢体即上下肢瘫痪，多伴同侧脑神经损伤，为中枢性瘫痪，多因脑卒中、硬膜下血肿、肿瘤、血管畸形等引起中枢神经性损伤所致。

4. 截瘫

截瘫可分为高位截瘫和双下肢截瘫。高位截瘫可见四肢瘫痪，伴肢体感觉障碍、反射消失、二便功能丧失，多因外伤、脊髓病变、先天性疾病等导致第二胸椎以上的脊髓横贯性病变引起。双下肢截瘫可见双下肢瘫痪，伴受伤平面以下感觉障碍、反射消失，二便功能丧失，多因外伤、结核、肿瘤、遗传代谢病等导致第三胸椎以下的脊髓横贯性病变引起。

5. 单瘫

单瘫即四肢中的一个肢体瘫痪，多见于髓内肿瘤、脊髓蛛网膜炎、脊髓炎、化脓性脑膜炎、脊柱压缩性骨折等引起的中枢神经病变或周围神经病变。

6. 交叉瘫

交叉瘫可见病灶侧的周围性脑神经瘫痪和对侧肢体的中枢性瘫痪，伴对侧肢体的感觉障碍，可见各种原因造成一侧脑干损伤而导致。

7. 四肢瘫

四肢瘫可见四肢瘫痪，伴感觉障碍，因肌营养不良、重症肌无力、急性脊髓炎、进行性脊肌萎缩、高位颈脊髓病变等引起肌源性、上运动神经元性、下运动神经元性瘫痪。见图5-15。

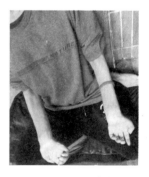

图 5-15　上肢瘫痪

（四）关联疾病

1. 急性脊髓炎

急性脊髓炎可见肢体乏力或起病即瘫痪，伴低热、感觉障碍、二便障碍等，是自身免疫反应所致的急性横贯性脊髓炎，即非特异性炎症引起脊髓急性进行性炎性脱髓鞘病变或坏死。

2. 脊髓灰质炎

脊髓灰质炎又称小儿麻痹症，可见肌肉呈不对称迟缓性瘫痪，可为单肢瘫、截瘫、四肢瘫，病程早期多无症状，有症状者大部分见发热、上呼吸道炎、肢体疼痛、头痛等，而后出现肢体瘫痪，是脊髓灰质炎病毒感染造成的急性传染病。

3. 面瘫

面瘫分为中枢性面瘫、周围性面瘫。

（1）中枢性面瘫可见病变对侧下组面肌瘫痪，望诊可见鼻唇沟变浅、口角下垂、嘴被牵向病灶对侧，鼓腮时病侧嘴角漏气，常伴该侧舌瘫和肢体瘫。

（2）周围性面瘫望诊可见病侧额纹消失，不能抬额、蹙眉，眼睑不能闭合或闭合不全，鼻唇沟变浅，口角下垂，嘴被牵向病灶对侧，鼓腮时病侧嘴角漏气等，常伴病侧外耳道、耳后乳突区疼痛或压痛。可因外伤、感染、肿瘤、神经源性、特发性等原因而发病。见图 5-16。

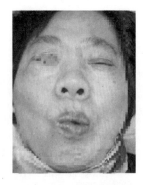

图 5-16 周围性面瘫

（3）脑瘫又称婴儿脑性瘫痪，是先天性运动功能障碍和姿势异常临床综合征，临床根据类型不同而表现各异。

①痉挛型：最常见，又分为双侧瘫下肢为主型、四肢瘫型、偏瘫型。

②运动障碍型：包括多动型、肌张力障碍型。

③共济失调型。

④混合型：病因复杂，包括遗传性和获得性。

4. 尺神经麻痹

尺神经麻痹可见爪手畸形，拇指外展，手指分开、合并动作受限，小指动作丧失，小鱼际肌和骨间肌萎缩，是创伤、压迫、炎症等原因导致尺神经损伤，出现尺神经支配区域运动、感觉障碍。

5. 桡神经麻痹

桡神经麻痹根据损伤程度不同可见不同表现，典型可见腕下垂，严重时可见肘、腕、掌指关节不能伸直，前臂伸直时不能旋后等，同时伴感觉障碍，多因外伤、感染、颈椎病、肿瘤等导致。

6. 腓总神经麻痹

腓总神经麻痹可见足下垂，走路见跨越步态，踝关节不能背伸及外翻，足趾不能背伸，胫前及小腿外侧肌肉萎缩，伴相应区域感觉障碍，多因外伤引起。

7. 周期性麻痹

周期性麻痹又称周期性瘫痪，可见反复发作性的骨骼肌迟缓性瘫痪或无力，呈双侧对称，近端为重，瘫痪程度不等，同时伴心动过速、心律失常等，有发作间歇期完全正常、无感觉障碍、无锥体束征的特点，是与钾离子代谢障碍有关的代谢性疾病。

8. 重症肌无力

重症肌无力不同类型有不同表现，通常望诊可见眴眼无力、眼睑下垂、眼球运动受限，或见咀嚼无力、吞咽困难、闭眼不全，或见抬头困难、胸闷气短、行走乏力、不能久行等，是神经—肌肉接头处传递障碍的自身免疫性疾病。

9. 舞蹈病

舞蹈病望诊可见肌力减弱，伴明显不自主的舞蹈样动作，如皱额、弄眉、伸舌等，行走、坐立、穿衣等动作发生障碍，情绪通常不稳定，常发生于链球菌感染后引起锥体外系功能失调，分为小舞蹈病和遗传进行性舞蹈病。

10. 多发性肌炎

多发性肌炎可见肢体近端、颈部和咽部肌群无力伴疼痛，如步行障碍、举臂抬头困难、吞咽困难、呼吸困难等，以对称性进行性肌无力为最突出表现，病因不明，是获得性炎症性肌病，多认为与免疫异常有关。

11. 进行性肌营养不良症

进行性肌营养不良症可见缓慢进行的肌肉萎缩、肌无力及不同程度的运动障碍，不同类型有不同表现，如可见不能跳跃、不能奔跑、行走姿势异常、双上肢上举困难、闭眼困难或闭眼露白等，是一组由遗传因素所致的原发性肌营养不良。

12. 吉兰—巴雷综合征

吉兰—巴雷综合征又称急性感染性多发性神经根神经炎，可见从双下肢向双上肢发展的肌无力，同时伴肌张力低下，后逐渐可见肌萎缩，躯干肌及脑神经麻痹时可见不能抬头、咳嗽无力、气短、面瘫等，同时多见四肢末端麻木、针刺感，临床以四肢对称性迟缓性瘫痪为主要表现，病因尚未完全清楚，现明确是由周围神经特异性抗原引发的抗体致髓鞘脱失的疾病。

13. 癔症痿病

癔症痿病可见双腿不能站立、行走，整个肢体或部分肢体丧失运动能力，但体格检查和辅助检查不能发现相应的器质性损害，神经症状不符合神经解剖生理特点，可经暗示治疗好转或痊愈，多与精神创伤有关。

附录：

表5-9　现代中医辨证瘫病（脑出血所致肢体瘫痪）

证型	证候
肝阳暴亢，风火上扰证	半身不遂，口舌歪斜，言语謇涩或不语，偏身麻木，头晕头痛，面红目赤，口苦咽干，心烦易怒，尿赤便干，舌质红或红绛，舌苔薄黄，脉弦有力
痰热腑实，风痰上扰证	半身不遂，口舌歪斜，言语謇涩或不语，偏身麻木，腹胀，便干便秘，头晕目眩，咯痰或痰多，舌质暗红或暗淡，苔黄或黄腻，脉弦滑或偏瘫侧脉弦滑而大
阴虚风动证	半身不遂，口舌歪斜，言语謇涩或不语，偏身麻木，烦躁失眠，头晕耳鸣，手足心热，咽干口燥，舌质红绛或暗红，或舌红瘦，少苔或无苔，脉弦细或弦细数
痰热内闭清窍证	神昏，半身不遂，鼻鼾痰鸣，项强身热，气粗口臭，躁扰不宁，甚则手足厥冷，频繁抽搐，偶见呕血，舌质红绛，舌苔黄腻或干腻，脉弦滑数
痰湿蒙塞清窍证	神志昏蒙，半身不遂，口舌歪斜，痰鸣漉漉，面白唇暗，肢体松懈，瘫软不温，静卧不烦，二便自遗，或周身湿冷，舌质紫暗，苔白腻，脉沉滑缓
元气败脱，神明散乱证	神昏，肢体瘫软，目合口张，呼吸微弱，手撒肢冷，汗多，重则周身湿冷，二便失禁，舌痿不伸，舌质紫暗，苔白腻，脉沉缓或沉微
气虚血瘀证	半身不遂，口舌歪斜，言语謇涩或不语，偏身麻木，面色㿠白，气短乏力，口角流涎，自汗出，心悸便溏，手足肿胀，舌质暗淡，或舌边有齿痕，舌苔薄白或白腻，脉沉细、细缓或细弦

参考文献

［1］灵枢经［M］. 田代华，刘更生，整理. 北京：人民卫生出版社，2005.

［2］黄帝内经素问［M］. 田代华，整理. 北京：人民卫生出版社，2005.

［3］朱震亨. 丹溪心法［M］. 王英，竹剑平，江凌圳，整理. 北京：人民卫生出版社，2005.

［4］包来发. 李中梓医学全书：医宗必读［M］. 北京：中国中医药出版社，1999.

［5］中华中医药学会. 脑出血中医诊疗指南［J］. 中国中医药现代远程教育，2011，9（23）：110–112.

（陈四新）

第六部分　望体液和排泄物

一、望血

主编按语　在正常情况下，对患者的望诊是看不到血的。但是，在出现外伤、病态血证时，医者对血的望诊十分重要，甚至要抓紧时间观察，因而特设此篇。大、小便见血则另见"望大便""望小便"内容。在现场望血时还要注意，勿让非医务人员围观，因为有个别人会有"晕血"现象，以免出现意外。

（一）医经概说

血为阴，气为阳，血亦称营血。《素问·痹论》有"营者，水谷之精气也""营行脉中"之说。肝藏血，脾统血，血在心脉的循环和肺的气化下方能活，故而《血证论》有"运血者即是气"的说法。津血同源，《灵枢·营卫生会》有"夺血者无汗，夺汗者无血"之说。上述内容提示我们在望诊时兼要关注汗尿等津液。总之，如《血证论》语"然治血者，必先知之，而后于调气和血"。

（二）正态常色

动脉血颜色鲜红，静脉血颜色暗红，局部积血会随时间逐渐变瘀。正常情况下全身皮肤没有瘀斑。

（三）局部病变

1. 外伤出血

患者精神紧张，本能按压或保护伤口，呈呼叫呻吟状。此外，出血伤口还会有其他外伤痕迹。

2. 自杀出血

患者精神淡漠，不语或呈悲哭状，抗拒救护，任由伤口流血。大量出血则呈虚脱休克状。伤口多在手腕、颈部、腹部或其他自身能自行切割之处。

3. 动脉出血

动脉出血呈鲜红色，黏稠度相对较高。出血症状比较急迫，较大动脉出血会出现喷射状。

4. 静脉出血

静脉出血呈暗黑色或暗红色，黏稠度相对稀薄。出血较缓慢，通过压迫能较快止血。

5. 下肢静脉曲张出血

下肢静脉曲张出血可见患肢静脉明显曲张，周围有皮下瘀血斑，当溃疡较深时会伴随渗血。

6. 痣破出血

大多是血管痣，当较大的血管痣经有意抓挖或无意损破后，会缓慢流出鲜血。

（四）关联疾患

1. 咳血

咳血是指随咳嗽时痰中带血。多因肺部疾患如肺炎、气管炎、肺癌、矽肺等引起，亦包括心衰而喘咳的泡沫痰血。

2. 咯血

咯血是指未经咳嗽而从口中咯出的来自呼吸道的血，出血量较咳血为多，多因支气管扩张、肺结核引起（也有把咯血纳入咳血）。

3. 吐血

吐血又称呕血，指随呕吐而出的来自消化道的血。血呈暗红，量较多，常夹杂食物残渣。多因胃与十二指肠溃疡、胃癌、肝癌或肝硬化引起的胃底静脉曲张出血所造成。亦有因鼻血大量倒流入消化道再吐出，而出现呕血假象。

4. 牙衄

牙衄指牙龈出血，包括牙龈自然流出或自己吮吸出的血。多因牙周急、慢性炎症，坏血病，血小板减少或其他血液病、肝硬化、牙龈癌、外伤、拔牙等引起。

5. 眼结膜下出血

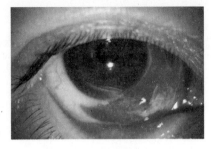

图 6-1 眼结膜下出血

鲜血夹于眼球巩膜与结膜之间，常于单侧出现，不影响视力，不传染另一眼。多由各种诱因引发，如视疲劳、睡眠不足、伏案午睡、平卧睡眠时手臂压眼，导致结膜下的毛细血管脆性增加而渗血。见图 6-1。

6. 耳出血

耳出血指鲜血或血水从耳道口流出。多由外伤，包括挖伤、击伤、声浪冲击伤致使鼓膜破裂出血，又或是外耳道炎或中耳炎所致的渗血。

7. 鼻衄

鼻衄指血液从前鼻孔流出，或是从后鼻孔倒流出鲜血。少量出血多在前鼻孔，多见于鼻中隔偏曲、黏膜干燥出血，也见于鼻外伤、鼻黏膜损伤、鼻咽癌、异常气体刺激和血小板减少等相关血液病；妇女月经期血管处于扩张状态，也易于鼻衄。大出血多在后鼻孔出血，多见于在动脉硬化的基础上血压骤然升高，或各种原因导致鼻部血管破裂出血，如鼻咽癌放疗后出血。

8. 鼻和耳（或加上口）同时出血

鼻和耳（或加上口）同时出血多见于颅脑外伤，如脑挫伤或颅底骨折。

9. 鼻和口同时出血

鼻和口同时出血中医称"大衄"，多见于出血量较大的鼻出血，经后鼻孔流入口咽，其中少量血液入口咽下则出现柏油样便，大量血液则又从口中呕出。

10. 舌衄

舌衄指舌体出血或出现血泡，见于虚火上炎、咬伤或肿瘤。

11. 肌衄

肌衄又称紫癜、皮下出血，是在皮层下的出血瘀斑。多由过敏性、特发性、老年性紫癜和钝外伤所致，也见于血小板减少等相关血液病和各种原因所致的维生素 K 缺乏症。拔火罐或刮痧疗法也会有皮下出血。皮下出血严重时，注意会同时有内脏出血。见图 6-2。

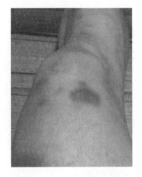

图 6-2 大腿皮下出血

12. 精液出血

精液出血又称血精，是指精液里有明显的血液成分，包括有血色、血丝甚至血块。多见于急性附睾炎、前列腺炎、精索炎、膀胱炎、尿道炎和睾丸癌。

13. 肛门出血

肛门出血是指从肛门流出的血液，多在排大便时明显。多由肛裂、痔核损破或局部炎症以及大肠癌所致。

附录：

表 6-1　望诊对贫血的观察

贫血程度	表现
轻至中度贫血	面色暗黄，眼睑黏膜颜色淡红发白（结膜炎会被掩盖），手掌和口唇淡白（涂了唇膏会掩盖唇色，手掌颜色则不会有假象，而且各种族的手掌颜色基本相同）
中至重度贫血	会因低蛋白血症而出现面色苍白、浮肿、呼吸加快等症状
严重贫血或短时间大量出血	会出现虚脱、昏迷、尿少等出血性休克征象

参考文献

［1］唐容川. 血证论［M］. 金香兰，校注. 北京：中国中医药出版社，2005.

［2］中医研究院，广东中医学院. 中医名词术语选释［M］. 北京：人民卫生出版社，1973.

［3］李奇林，蔡学全，宋于刚. 全科急救学［M］. 北京：军事医学科学出版社，2001.

（顾玉潜）

二、望汗

主编按语

望汗既易亦难。当患者大汗淋淋来求诊多汗症时，你一看就知，因为汗是出自表皮。可是，有的在特定时间和局部性出汗的情况，则要结合患者的叙述了。

除生理性出汗外，出汗的诱因还真不少。就说药物导致的多汗，过去的中医多是关注辨证，虚者慎用发汗之药，现在的中医，还要接诊不少因西药的副作用导致的多汗。所以，望汗还是很有现实意义的。

（一）医经概说

《素问·阴阳别论》载："阳加于阴，谓之汗。"这论述了汗证产生的机理。

《素问·经脉别论》言"故饮食饱甚，汗出于胃；惊而夺精，汗出于心；持重远行，汗出于肾；疾走恐惧，汗出于肝；摇体劳苦，汗出于脾"，明确提出汗证与各脏腑间的相关联系。

《灵枢·经脉》载："六阳气绝，则阴与阳相离，离则腠理发泄，绝汗乃出。"

《金匮要略·水气病脉证并治》指出："黄汗之为病，身体肿，发热汗出而渴，状如风水，汗沾衣，色正黄如柏汁，脉自沉……以汗出入水中浴，水从汗孔入得之，宜芪芍桂酒汤主之。"

《医林改错》载："竟有用补气、固表、滋阴、降火，服之不效，而反加重者，不知血瘀亦令人自汗、盗汗，用血府逐瘀汤。"

（二）正态常色

人体正常出汗分为不显汗和有效汗。不显汗指人处于静止状态时，人体排出汗液，但人感觉不出来；有效汗指在体力劳动、进食辛辣、环境炎热、情绪紧张等状态下可见身体排出液态汗液，汗液多遍布全身，量适中，汗出随特殊状态停止而自发停止。

（三）局部病变

1. 头汗

头汗可见头面局部多汗，出汗仅限于头部，多因中上焦热盛、迫津外泄，或虚阳上亢、津随阳泄，可见于植物神经功能紊乱。

2. 半身汗

半身汗可见一侧身体汗出，无汗出侧多为病变的部位，多因风湿、风痰瘀阻经络，多见于中风、截瘫。

3. 手足心汗

手足心汗可见手足心汗出，可因阳明热盛或阴经郁热，相当于局限性多汗症。

4. 心胸汗

心胸汗可见心胸部易汗出或出汗过多，多因心脾两虚或心肾不交所致，可见于心肌供血不足、心律失常、植物神经紊乱、甲状腺功能亢进等。

5. 阴汗

阴汗可见阴部汗出，多提示下焦湿热，多见于阴部湿疹、慢性前列腺炎、阴道炎等。

（四）关联病患

1. 自汗

自汗表现为醒后经常汗出，活动时明显，多因机体气虚或阳虚，可见于感冒、甲状腺功能亢进、植物神经功能紊乱、风湿病等。

2. 盗汗

盗汗表现为睡时汗出，醒则汗止。多由于阴虚阳亢引起，可见于结核病、佝偻病、嗜铬细胞瘤、淋巴瘤、系统性血管炎、妇女更年期等。

3. 绝汗

绝汗表现为大汗不止，如珠如油，多在病情危重情况下发生，是亡阴或亡阳的表现，可见于心衰、休克。

4. 战汗

战汗表现为恶寒战栗而后汗出，多提示正邪剧争，见于某些传染病的初、中期等。

5. 冷汗

冷汗表现为汗出，但伴有冷感，多因阳虚不足或惊吓所致，见于紧张或受惊的情况，病理上见于休克、低血糖、多汗症等。

6. 热汗

热汗表现为汗出，但伴热感，多提示里热证，多见于传染病早期、各系统急性感染性疾病、暑热症、惊厥、恶性肿瘤、过敏等。

7. 黄汗

黄汗表现为汗出，色如黄柏汁，多因风湿热邪所致，见于肝胆疾病、某些溶血性疾病和感染性疾病等。

8. 闭汗症

闭汗症表现为皮肤表面少汗或完全无汗，属中医"癃闭"范围，见于汗腺功能障碍如先天性外胚叶发育不良、硬皮病、烧伤、放射性皮炎等，神经系统损害如下丘脑肿瘤、中暑、高热、麻风、痛风等，以及特发性无汗如甲状腺功能减退症、尿毒症、肝硬化等。

附录：

表 6-2　汗证鉴别诊断

中医病名	鉴别要点		
	望诊特点	病因	西医病名
头汗	头部出汗	中上焦热盛、迫津外泄，或虚阳上亢、津随阳泄	植物神经功能紊乱
半身汗	一侧身体出汗，无汗出侧多为病变的部位	风湿、风痰瘀阻经络	中风、截瘫
手足心汗	手足心出汗	阳明热盛或阴经郁热	局限性多汗症
心胸汗	心胸部易出汗或汗出过多	心脾两虚或心肾不交	心肌供血不足、心律失常、植物神经紊乱、甲状腺功能亢进
阴汗	阴部出汗	下焦湿热	阴部湿疹、慢性前列腺炎、阴道炎

参考文献

　[1] 黄帝内经素问 [M]. 田代华，整理. 北京：人民卫生出版社，2005.

　[2] 张仲景. 金匮要略 [M]. 何任，何若苹，整理. 北京：人民卫生出版社，2005.

　[3] 王清任. 医林改错 [M]. 李天德，张学文，整理. 北京：人民卫生出版社，2005.

（陈四新）

三、望大便

主编按语

　　望察大便是一种检测消化道疾病和寄生虫感染最简单有效的方法，中西医都非常重视。如今，西医通过普查某年龄段人群的大便潜血，作为筛查大肠癌的有效办法；自 2005 年起，检查大便的钙卫蛋白，又成了检查克罗恩病或其他炎症肠病的有效办法。可见，大便提供的信息，不应该被忽视。

　　医务人员从不避污秽，但望察大便亦可通过透明包装物或拍照的方式达到目的。当然，有条件还是送检大便常规或选项为好。

（一）医经概说

　　《儒门事亲·斥十膈五噎浪分支派疏二十三》云："胃为水谷之海，日受其新，以易其陈，一日一便，乃常度也。"

　　《素问·灵兰秘典论》云："大肠者，传道之官，变化出焉。"

　　《景岳全书·传忠录》云："二便为一身之门户，无论内伤外感，皆当察此，以辨其寒热虚实……后阴开大肠之门，其通与不通，结与不结，可察阴阳之虚实。"

　　《医学摘粹》云："大便之利不利，关乎里之虚实也。闭者为实，若内外并无热证，则为阴结便闭也。通者为虚，若内外并无寒证，则为阳实热利。"

　　《医述》云："例如大便干结知其热矣，然有大便下利清水而为热者，人多忽之矣……又如大便干结知其热矣，亦有血枯津竭，用不得苦寒者。"

　　《证治汇补·秘结》云："如少阴不得大便以辛润之，太阴不得大便以苦泄之，阳结者清之，阴结者温之，气滞者疏导之，津少者滋润之，大抵以养血清热为先，急攻通下为次。"

《望诊遵经》云："庄生言道在屎溺，岂道果在屎溺耶，然就屎溺而言，亦可以见道，道固无不在也，是故诸书论大便，亦因之以诊病焉，愚谓屎以得黄色之正者为中，得干湿之中者为常。知其正，则知其偏，知其常，则知其变矣，设因饮食之殊，而有形色之异，亦其变之常也。"该文指出望大便是应注意观察大便的颜色、干湿，除此之外，还需注意大便的量、性状、是否有寄生虫及结石。

（二）正态常色

1. 大便量

正常人每日排便一次，量为 100 ~ 300 g，随食物种类、进食量及消化器官功能状态而异。

2. 大便颜色与性状

正常成人的粪便排出时为黄褐色圆柱形软便，婴儿粪便呈黄色或金黄色糊状便。

3. 寄生虫体

蛔虫、蛲虫及绦虫等较大虫体或其片段肉眼即可分辨，钩虫虫体需将粪便冲洗过筛方可见到。服驱虫剂后应查粪便中有无虫体，驱绦虫后应仔细寻找其头节。

4. 结石

粪便中可见到胆石、胰石、胃石、肠石等，最重要且最常见的是胆石，常见于应用排石药物或碎石术后。

（三）关联疾患

1. 鲜血便

鲜血便见于直肠息肉、直肠癌、肛裂及痔疮等。痔疮时常在排便之后有鲜血滴落，而其他疾患则是鲜血附着于粪便表面。

2. 柏油样便

柏油样便是指稀薄、黏稠、漆黑、发亮的黑色粪便，形似柏油，见于消化道出血。服用活性炭、铋剂等之后也可排出黑便，但无光泽且隐血试验阴性。若食用较多动物血、肝或口服铁剂等也可使粪便呈黑色，隐血试验亦可阳性，应注意鉴别。

3. 白陶土样便

白陶土样便见于各种原因引起的胆管阻塞患者，或 X 线钡餐检查后的大便。

4. 脓性及脓血便

当肠道下段有病变，如痢疾、溃疡性结肠炎、局限性肠炎、结肠或直肠癌，常表现为脓性及脓血便，脓或血的多少取决于炎症类型及其程度。阿米巴痢疾以血为主，血中带脓，呈暗红色稀果酱样；细菌性痢疾则以黏液及脓为主，脓中带血。

5. 米泔样便

粪便呈白色淘米水样，内含有黏液片块，量大、稀水样，见于重症霍乱、副霍乱患者。

6. 黏液便

正常粪便中的少量黏液与粪便均匀混合不易察觉。小肠炎症时增多的黏液均匀混于粪便中；大肠病变时因粪便已逐渐形成，黏液不易与粪便混合，来自直肠的黏液则附着于粪便的表面。单纯黏液便的黏液无色透明，稍黏稠；脓性黏液便则呈黄白色不透明，见于各类肠炎、细菌性痢疾和阿米巴痢疾等。

7. 稀糊状或水样便

稀糊状或水样便见于各种感染性和非感染性腹泻。小儿肠炎时粪便呈绿色稀糊状。大量黄绿色稀汁样便（3 000 毫升或更多），并含有膜状物时见于假膜性肠炎。艾滋病患者伴发肠道隐孢子虫感染时，可排出大量稀水样粪便。副溶血性弧菌食物中毒，排出洗肉水样便。出血性坏死性肠炎排出红豆汤样便。

8. 细条样便

排出细条样或扁片状粪便，提示直肠狭窄，多见于直肠癌，或痔疮手术后瘢痕狭窄。

9. 乳凝块便

乳儿粪便中见有黄白色乳凝块，亦可见蛋花汤样便，常见于婴儿消化不良、婴儿腹泻。

附录：

表6-3 细菌性痢疾、阿米巴痢疾、霍乱的鉴别诊断

西医病名	细菌性痢疾	阿米巴痢疾	霍乱
病因	由志贺菌引起的常见急性肠道传染病，以结肠黏膜化脓性溃疡性炎症为主要病变	溶组织内阿米巴原虫引起的肠道感染，以近端结肠和盲肠为主要病变部位	霍乱弧菌所致的烈性肠道传染病
症状、体征	以发热、腹泻、腹痛、里急后重、黏液脓血便为主要临床表现，可伴全身毒血症症状，严重者可有感染性休克和/或中毒性脑病	典型的阿米巴痢疾大便量中等，粪质较多，腥臭，血性黏液样便，呈果酱样。但更多的仅有稀散或水样便，臭，有时含黏液或血，间歇期大便基本正常。体征仅在盲肠、升结肠部位轻度压痛，偶有肝大伴压痛	临床表现轻重不一，典型病例病情严重，有剧烈吐泻、脱水、微循环衰竭、代谢性酸中毒和急性肾衰竭等。治疗不及时常易死亡，属甲类传染病

参考文献

[1] 汪宏. 望诊遵经 [M]. 李海波，校注. 北京：中国医药科技出版社，2018.

[2] 万学红，卢雪峰. 诊断学 [M]. 8版. 北京：人民卫生出版社，2013.

[3] 罗武. 中医诊治精要 [M]. 青岛：青岛出版社，1998.

[4] 张树生，肖相如. 中华医学望诊大全 [M]. 3版. 太原：山西科学技术出版社，2013.

[5] 陈灏珠，林果为，王吉耀. 实用内科学 [M]. 14版. 北京：人民卫生出版社，2013.

（吴彬）

四、望小便

主编按语

　　西医查小便，物理、生物、化学方面一应俱全，而且还在不断开发新项目。中医对小便的望诊，也应了解其色、尿量、透明度、沉淀物等，发现问题时也可西为中用，送尿检查相关项目。当然，也可探索观察尿液的新发现、新方法。如今就有医生从尿液泡沫大小来了解相关疾病。

（一）医经概说

　　《素问·经脉别论》云："饮入于胃，游溢精气，上输于脾，脾气散精，上归于肺，通调水道，下输膀胱，水精四布，五经并行。"

　　《素问·灵兰秘典论》云："小肠者，受盛之官，化物出焉……三焦者，决渎之官，水道出焉。膀胱者，州都之官，津液藏焉，气化则能出矣。"

　　《景岳全书·传忠录》云："凡小便，人但见其黄，便谓是火。而不知人逢劳倦，小水即黄。焦思多虑，小水亦黄。泻痢不期，小水即黄。酒色伤阴，小水亦黄。使非有或淋或痛，热证相兼，不可因黄便谓之火。"

　　《景岳全书·癃闭》云："小水不通，是为癃闭，此最危最急证也。水道不通，则上侵脾胃而为胀，外侵肌肉而为肿，泛及中焦则为呕，再及上焦则为喘。数日不通，则奔迫难堪，必致危殆。"

　　《丹溪心法·淋》云："痛者为血淋，不痛者为尿血。"

　　《素问·至真要大论》云："水液浑浊，皆属于热。"

　　《诸病源候论·虚劳小便白浊候》云："胞冷肾损，故小便白而浊也。"

　　《医学心悟·赤白浊》云："浊之因有二种：一由肾虚败精流注，一由湿热渗入膀胱。肾气虚，补肾之中，必兼利水，盖肾经有二窍，溺窍开则精窍闭也。湿热者，导湿之中，必兼理脾，盖土旺则能胜湿，且土坚凝则水自澄清也。"

　　小便排泄正常与否和膀胱、三焦、肾、肺、肝、脾、督脉、心等有密切关系。望小便应注意小便的量、颜色、澄清度。

（二）正态常色

1. 小便量

正常人每日尿量为 1 000 ~ 2 000 毫升。

2. 小便外观

小便外观：正常新鲜尿液清澈透明。尿液颜色受食物、尿色素、药物等影响，一般呈淡黄色至深黄色。

（三）关联疾患

1. 尿量过多

成人 24 小时尿量超过 2 500 毫升，称为多尿，暂时性多尿可见于水摄入量过多、应用利尿剂，糖尿病、尿崩症、慢性肾盂肾炎、慢性间质性肾炎、慢性肾衰的早期均可出现多尿。

2. 尿量减少

成人尿量低于 400 mL/24 h 或 17 mL/h，称为少尿，而低于 100 mL/24 h 或 12 小时无尿液排出，则称为无尿。休克、心力衰竭、脱水及其他引起有效血容量减少的疾病可引起肾前性少尿；各种肾脏实质性改变可引起肾性少尿；结石、尿路狭窄、肿瘤压迫可引起肾后性少尿。

3. 血尿

血尿多见于泌尿系统炎症、结石、肿瘤、结核、外伤等，也可见于血液系统疾病，如血友病、血小板减少性紫癜等。见图 6-3。

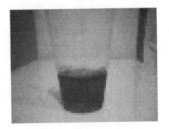

图 6-3　肉眼血尿

4. 浓茶色、红葡萄酒色或酱油色尿

浓茶色、红葡萄酒色或酱油色尿可为血红蛋白尿及肌红蛋白尿。前者主要见于严重的血管内溶血，如溶血性贫血、血型不合的输血反应、阵发性睡眠性血红蛋白尿等。后者常见于挤压综合征、缺血性肌坏死等。正常人剧烈运动后，也可偶见肌红蛋白尿。

5. 豆油样尿

豆油样尿指小便呈豆油样改变，常见于阻塞性黄疸和肝细胞性黄疸。

6. 脓尿

新鲜尿液呈白色混浊（脓尿）或云雾状（菌尿），见于泌尿系统感染，如肾盂肾炎、膀胱炎、前列腺和精索炎症、脓肿等。

7. 乳糜尿

乳糜尿可见于丝虫病及肾周围淋巴管梗阻。

8. 泡沫尿

泡沫尿指尿中泡沫增多，主要见于肾炎、糖尿病肾病时尿中蛋白增多所致。见图 6-4。

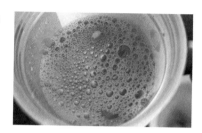

图 6-4　慢性肾炎的泡沫尿

附录：

表 6-4　泌尿道感染、肾小球疾病、丝虫病的鉴别诊断

西医病名	泌尿道感染	肾小球疾病	丝虫病
病因	各种病原体在泌尿系统异常繁殖所致的尿路急性或慢性炎症	各种原因引起双侧肾脏弥漫性或局灶性肾小球病变，以蛋白尿和/或血尿为特征的肾脏疾病。病因分为原发性、继发性和遗传性三大类	丝虫寄生于淋巴组织、皮下组织或浆膜腔所致的寄生虫病
症状、体征	新鲜尿液呈白色混浊（脓尿）或云雾状（菌尿），伴有尿频、尿急、尿痛、排尿困难等典型的尿路刺激征，甚则可出现发热、腰痛、耻骨上压痛等。尿常规可见白细胞及红细胞	尿中泡沫增多、尿色异常、尿量异常、排尿异常，并有水肿、腰痛、乏力及原发疾病症状。尿常规中可见尿蛋白，肾小球滤过率逐渐下降	尿液混浊如乳汁，或似泔水、豆浆，在膀胱内长期停留易凝结成块，阻塞尿道，发生排尿困难，并伴有淋巴结肿痛、发热、丝虫热、象皮肿等症状。血检可发现微丝蚴，也可以采用大剂量乙胺嗪做治疗性诊断

参考文献

［1］汪宏. 望诊遵经［M］. 李海波，校注. 北京：中国医药科技出版社，2018.

［2］万学红，卢雪峰. 诊断学［M］. 8版. 北京：人民卫生出版社，2014.

［3］罗武. 中医诊治精要［M］. 青岛：青岛出版社，1998.

［4］张树生，肖相如. 中华医学望诊大全［M］. 3版. 太原：山西科学技术出版社，2013.

［5］陈灏珠，林果为，王吉耀. 实用内科学［M］. 14版. 北京：人民卫生出版社，2013.

（吴彬）

下篇 《新编望诊歌诀》
及注释

新编望诊歌诀

中医四诊，以望先循，
窗明光亮，注礼迎人。

首诊会面，留心动态，
初次印象，合参形神。

坐不能卧，心喘肺胀，
卧不能坐，气血俱沉。

装表个性，衣知禀赋，
杖助步软，帽避风寒。

五官可正，表情孰定，
四肢举动，步态稳匀。

张弛有度，轻松心境，
眉舒淡定，魄没惊魂。

摇头叹气，总有忧疾，
顾左盼右，私隐待陈。

畏光头痛，脱骱痹痛，
瘤积鼓胀，骨蒸颧红。

肥疑痰饮，也疑激素，
瘦辨五夺，也辨人为。

侧听单聪，侧望斜视，
侧身看脊，侧颈肌斜。

眼分五轮，面分五色，
脏出五窍，发鉴枯荣。

毛辨雌雄，斑看深浅，
疹观分布，疮别阴阳。

人各有痣，观形察异，
溃疡变色，癌变黑瘤。

拔罐放疗，疤迹紫癜，
外伤见瘀，痒见搔痕。

舌象多变，每诊必记，
质苔各辨，兼看齿唇。

干咳照咽，涕塞窥鼻，
手电洞察，不漏悬垂。

掌按之处，多有痛隐，
急发剧痛，冒汗呻吟。

手抖多因，寒抖高热，
头抖肝豆，腿抖不宁。

单肢肿胀，不通寻堵，
对称浮肿，水潴血贫。

婴儿胎记，棕逆青顺，
三岁内指，三关现纹。

倦哭有因，哑诊细察，
并观家长，联想遗传。

鉴别黄疸，先看巩膜，
人种虽异，掌色相同。

体表肿物，记位量径，
淋巴突现，病变近寻。

面瘫对比，上下各异，
中风颅伤，多看瞳仁。

心衰望喘，泡痰脚肿，
肾病望肿，尿变不同。

肝郁望神，更年尤甚，
肺气望咳，也看排痰。

脾虚体弱，诸风俱惧，
血虚淡白，体倦表寒。

粪黑知血，尿白知浊，
二便鲜红，血证分明。

望形及态，望动及静，
望色及气，病位初呈。

递闻问切，仍能再望，
四诊合参，辨证方成。

（顾玉潜）

《新编望诊歌诀》注释

中医四诊，以望先循，
窗明光亮，注礼迎人。

注释：望诊应具备充足而无偏色的光线。出于对患者的尊重，见面时，医生既可起身迎人，亦可以以注目点头的方式向患者致意。其实，注目之礼，也就是望诊之始。

首诊会面，留心动态，
初次印象，合参形神。

注释：望诊在首诊中尤为重要，患者的动态形神，既是印象，更是望诊的重要资料。

坐不能卧，心喘肺胀，
卧不能坐，气血俱沉。

注释：不管是住院查房还是出诊家庭病床的望诊所见，主诉介绍其适应的体位情况，属于卧床不起，还是坐不能卧，是十分重要的。

装表个性，衣知禀赋，
杖助步软，帽避风寒。

注释：看着装打扮，可略知其性格职业和生活习性；看穿衣厚薄，可略知其禀赋耐受；拄杖扶行、包头戴帽等特殊情况，亦具有某种提示。

五官可正，表情孰定，
四肢举动，步态稳匀。

注释：当患者渐渐走近，就看到四肢活动和步态，五官和表情就更加清晰了。看五官，不但要看静态，还要通过其注视和说话望动态。

张弛有度，轻松心境，
眉舒淡定，魄没惊魂。

注释：看患者的整体综合心理状况，过度激越和过度低沉，都应引起注意。心理素质好的人，表情应是沉稳有度，反之则会影响病情的预后和转归。

摇头叹气，总有忧疾，
顾左盼右，私隐待陈。

注释：医者应善于察言观色。患者向你摇头叹气，是信任你或恳求于你的表示；当其有私隐陈述时，你则应领会尊重和倾听。

畏光头痛，脱骱痹痛，
瘤积鼓胀，骨蒸颧红。

注释：畏光可能是风邪头痛。脱骱即关节脱位。发现腹部膨胀突出，提示腹中有肿物或瘀积。颧红潮热则提示可能是虚痨之征。

肥疑痰饮，也疑激素，
瘦辨五夺，也辨人为。

注释：过度虚胖，大多痰湿之证，但亦要排除药物，尤其是类固醇引起的副作用。过度消瘦和进行性消瘦，《灵枢·五禁》称形肉已夺，分五夺（血夺、汗夺、泄夺、新产大血和久病之夺）或是人为过度减肥之故。

侧听单聪，侧望斜视，
侧身看脊，侧颈肌斜。

注释：望诊看见交谈时固定一侧倾听者，常因一侧耳听力下降；侧看者，可能是一边眼睛视力下降；侧身姿态者常因脊柱侧弯；侧脖子者常见于先天性肌斜颈。

眼分五轮，面分五色，
脏出五窍，发鉴枯荣。

注释：五轮、五色、五窍都是与中医五行学说相关。五窍通五脏是肝、心、脾、肺、肾对应目、舌、口、鼻、耳。

> 毛辨雄雌，斑看深浅，
> 疹观分布，疮别阴阳。

注释：体毛的分布男女有别，若望诊发现异常，则可能与性激素紊乱的疾病相关。望诊斑和疹，应结合皮损辨证。而对疮疡的治疗，更应先别阴阳。

> 人各有痣，观形察异，
> 溃疡变色，癌变黑瘤。

注释：可以说，每个人身上都会有痣的，只不过分布和品种数量不同，不是病症。但是，当发现痣点的颜色变异。迅速增大或溃疡渗出等情况时，则不属正常，甚至会是黑色素瘤之类的癌变。

> 拔罐放疗，疤迹紫癜，
> 外伤见瘀，痒见搔痕。

注释：望诊观察表皮，还要注意是体内发出的还是人为抓挠的、蚊虫叮咬的，或者是放射治疗的、拔火罐的，还是晡晒所致的。

> 舌象多变，每诊必记，
> 质苔各辨，兼看齿唇。

注释：舌诊是中医望诊的一大特色，许多异常征象都提示不同病证。舌诊过程中，亦不应漏了看齿和唇。

> 干咳照咽，涕塞窥鼻，
> 手电洞察，不漏悬垂。

注释：望诊时应备有一支不碍视线的笔形聚光电筒，可以看咽、看鼻、看耳、看眼。

> 掌按之处，多有痛隐，
> 急发剧痛，冒汗呻吟。

注释：望诊见患者以手掌按着的部位，可能就是那里存在不适或痛症，若是急发的和剧痛者，则还兼有其他痛苦的表象。

> 手抖多因，寒抖高热，
> 头抖肝豆，腿抖不宁。

注释：抖症也称震颤，最多见于手，甲状腺功能亢进症、帕金森病、脑血管病以及中毒等，都会有手抖。头抖则勿忘了排除肝豆状核变性病；腿抖则勿忘不宁腿综合征。

> 单肢肿胀，不通寻堵，
> 对称浮肿，水潴血贫。

注释：四肢任何一肢全肢肿胀，应考虑到血管或淋巴管的堵塞；若是对称的双手或双脚肿胀，则属水肿，就不是局部病变所致的了。

> 婴儿胎记，棕逆青顺，
> 三岁内指，三关现纹。

注释：胎记是先天性的，分色素型和血管型，青色预后较好，棕色则勿轻视。3岁以内的儿童，切诊改为望诊的望食指的指纹。

> 倦哭有因，哑诊细察，
> 并观家长，联想遗传。

注释：小儿不会表达，其异常的疲倦和异常的哭叫，都要找出原因。看小儿病，若是父母同来，应趁机看其体型体质，联想小儿的先天禀赋。

> 鉴别黄疸，先看巩膜，
> 人种虽异，掌色相同。

注释：排除黄疸，宜先看眼球巩膜有否黄染，再看皮肤。看皮肤颜色，宜看手掌或脚掌，因为该处皮色较浅淡，而且不管是什么种族，其掌色都大致相似。即使晡晒，也晒不到掌部。

> 体表肿物，记位量径，
> 淋巴突现，病变近寻。

注释：发现体表肿物，其体积形态，应记于病历，还可拍摄留待下次复诊比较。发现某处表浅淋巴结肿大，则应循该处淋巴引流区域寻找异常情况。

面瘫对比，上下各异，
中风颅伤，多看瞳仁。

注释：面瘫分周围性面瘫和中枢性面瘫。前者不能皱眉头，额纹消失；后者可以皱眉头，额纹不消失，但伴有偏瘫。急性颅脑外伤和脑血管病变时，应密切观察瞳孔的改变，注意其缩小或扩大或变形，一侧改变还是双侧改变。

心衰望喘，泡痰脚肿，
肾病望肿，尿变不同。

注释：心源性哮喘下肢常有浮肿，咳泡沫痰，典型时呈粉红色，多在夜间发作。肾病多见肿，而且都先现面部，再看尿色、尿量和尿液与血液的相关检查，就大致分辨出是什么类型的肾病了。

肝郁望神，更年尤甚，
肺气望咳，也看排痰。

注释：肝郁是中医的证名，与西医的肝病不同。望诊可见情志抑郁、面失光彩、胸胁不舒、腹肋胀满，在妇女更年期尤甚。肺气不宣、肺气不降、肺气不足等都是中医的病证名称，在望诊中，都应兼察咳状和痰状。

脾虚体弱，诸风俱惧，
血虚淡白，体倦表寒。

注释：脾虚畏寒避风之状，患者的神态、举动、衣着等，都可在望诊中察觉。而血虚更可在望面色、唇色、掌色和舌质中了解。

粪黑知血，尿白知浊，
二便鲜红，血证分明。

注释：排柏油样大便是上消化道出血的典型症状；尿液白浊则提示膏淋、劳淋或感染淋球菌的淋病。不管是大便或是小便，若见到鲜红，则应循血证思考。

望形及态，望动及静，
望色及气，病位初呈。

注释：望诊，神形都要兼看，动态和静态都要留神，必要时还要患者做特定动作。望面色血色的同时，不应忽略了呼吸气息。望诊内容很丰富，若能全面收集，那么对发病部位就能有初步的梗概了。

递闻问切，仍能再望，
四诊合参，辨证方成。

注释：中医是四诊合参的，不应厚此薄彼，但是，望诊是四诊之首，所以一定要打好四诊的基础。望诊是没有特定时段的，在接下来的三诊时间内仍可兼望，甚至请患者配合，加以细望详察，这样做，才可更准确地辨证论治。

（顾玉潜）

编 后 记

新书即将付梓之时，正遇新型冠状病毒肺炎肆虐神州大地。我的几位恩师在危急面前，表现出坚定不移、勇于担当的魄力。

国医大师孙光荣教育弟子要严格把握两条原则：一是防重于治，治疗中西医并重。首先，要重视预防，党中央、国务院以及各省市都出台了系列防控措施，在这里我就不必重复了。关键是做好自身预防保护措施［包括戴口罩、不串门、慎饮食、常保暖（尤其是足、腹）、勤洗涤、稳睡眠等，即"守正防邪"］。二是要重视西医检测和防治方法，中西医并重。尽管目前西医尚未有针对性的、有效的药物治疗此疫，但绝不要贬低或排斥西医，也不要自吹自擂中医百病皆治、手到病除，更不要自我怀疑中医防治的技术与方药，因为中医运用异病同治、同病异治的临床思维方法是完全能够挽狂澜于既倒的。

冼绍祥院长身先士卒，亲赴临床一线，带领全院上下齐心抗击疫情。他提出充分发挥中医药在防治疫疠方面的优势，发挥中西医互补优势，准确用药，提升临床疗效，降低病死率，降低危重症发生率，提高治愈率。

顾玉潜老师正好从澳大利亚回来讲课，本来可以离开广州，但他坚持留下来，并运用自己精湛的医术不遗余力地为老百姓服务。他提醒说：冬春季节的流感容易与当前疫情混淆，必须善于运用望诊。他还强调了四个基本要求：一是养足神；二是平下心；三是时间保证；四是环境保证。

人类与疾病做斗争是永恒的主题，疫情促使全国人民团结一致，激发了医务工作者无穷的力量，也警示我们时不我待，只争朝夕，为国家多做贡献。

在此，我希望新书能够成为广大读者学好中西医望诊知识的桥梁。同时，由于水平有限，书中错漏之处承蒙多多指正。

文末，我谨以彭坚老师的教导"面对传染病的猖獗，我们应当有所准备"，共勉。

顾颖敏

2020 年 1 月 30 日

［书中图片多由顾玉潜、顾颖敏、何万辉、蒋淑明、吴彬、吴咏妍、钟士元等医生拍摄、提供，其中皮质醇增多症（皮肤紫纹）、天疱疮、气性坏疽、干性坏疽、糖尿病足图片由广州医科大学附属中医医院内分泌科提供。］